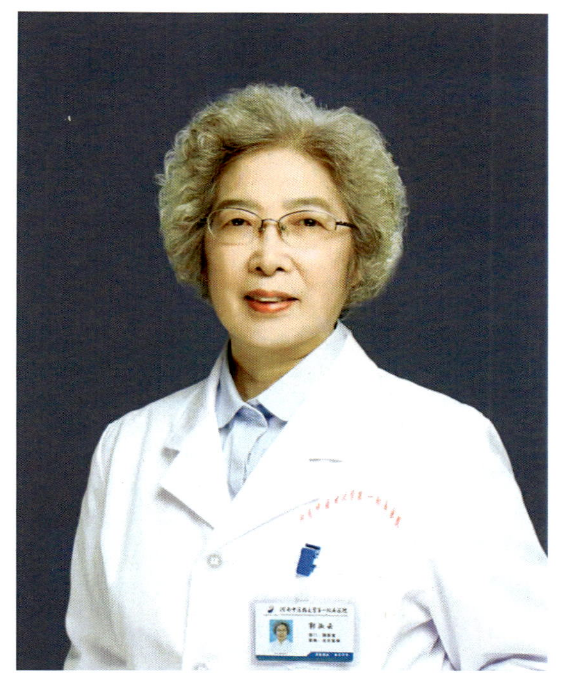

郭淑云简介：郭淑云，女，1953 年 12 月生。河南中医药大学（河南中医药大学第一附属医院）医学硕士，教授，国家二级教授，主任医师，博士研究生导师。河南省教育厅学术技术带头人，河南省优秀专家，河南省文明教师，河南省首届名中医，第五批全国老中医药专家学术经验继承工作指导老师，全国名老中医药专家传承工作室指导老师。河南省中医、中西医结合脾胃病专业委员会常务委员，中国医药教育协会消化道疾病专业委员会常务委员，中华消化身心联盟河南省委员会首届理事，河南省营养保健学会爱心善行工作委员会常务理事。1974 年就读于河南中医学院中医系，1982 年考取研究生，师从国家级名老中医、首届国医大师、原河南中医学院院长李振华教授。发表文章 70 余篇，主编参编著作 27 部，先后获得河南省科技进步二等奖，河南省中医管理局、河南省教育厅科技进步一等奖等 14 项，获国家发明专利 1 项。

在 40 余年的临床工作中，郭淑云教授不断学习，努力进取，对中医药学领域的新动向及各家名老中医的经验兼收并蓄，融会贯通，特别是在脾胃、肝胆、胰腺、肠道等消化系统疑难疾病的诊治方面，形成了自己的诊疗经验特色和学术观点。

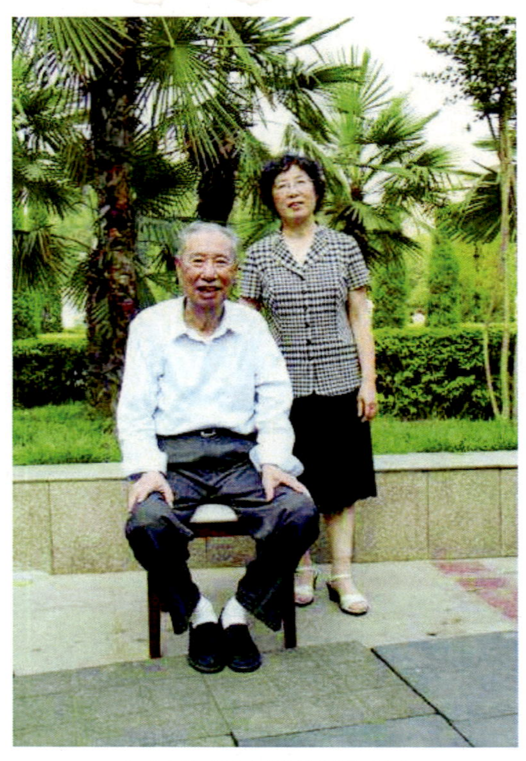

与恩师国医大师李振华合影

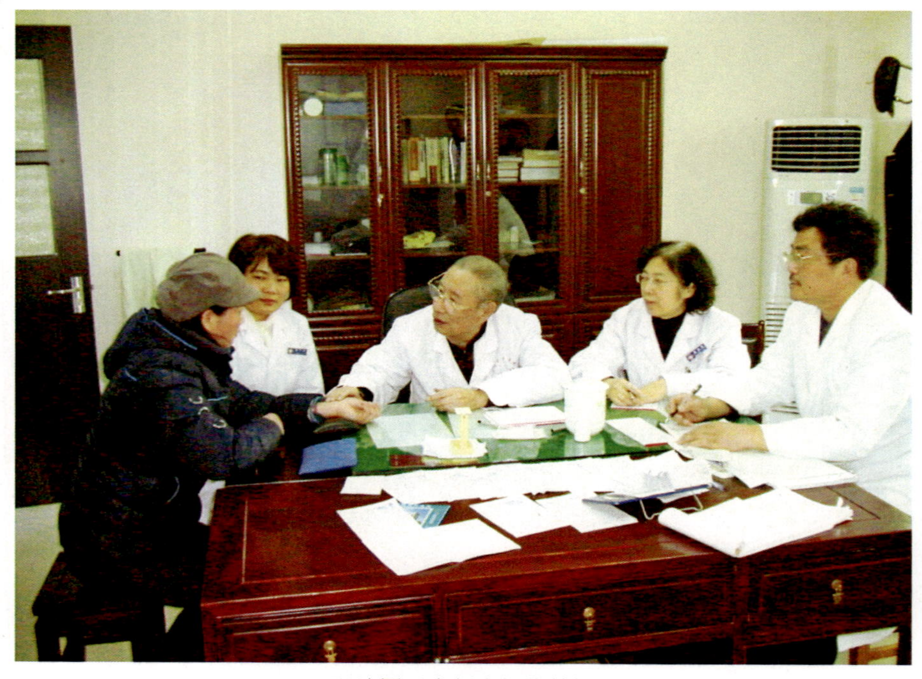

跟诊国医大师李振华教授

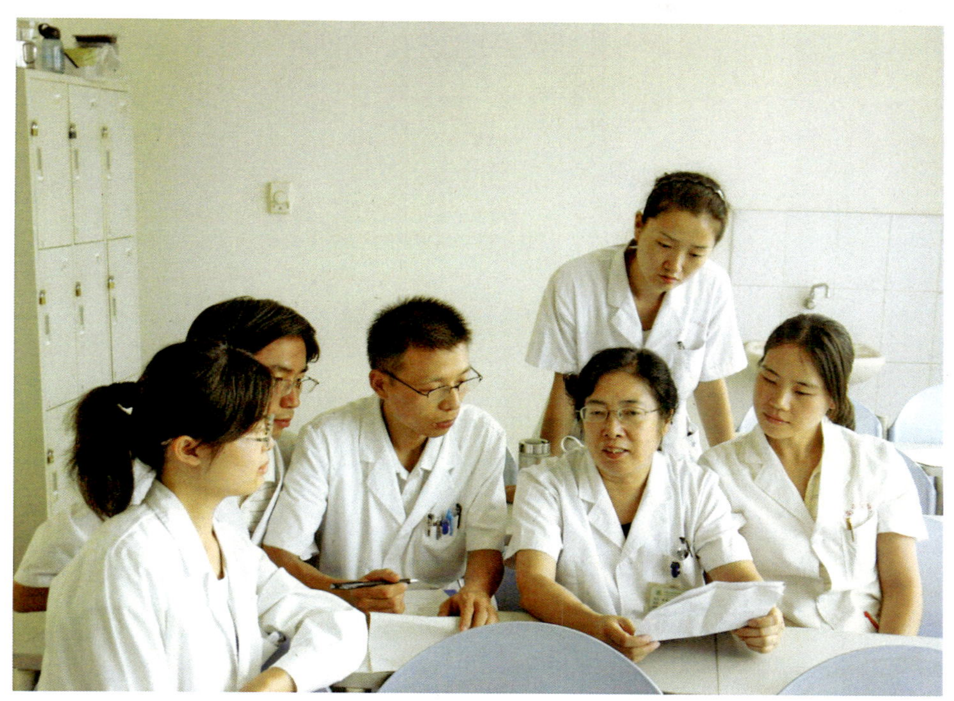

郭淑云教授带教研究生（一）

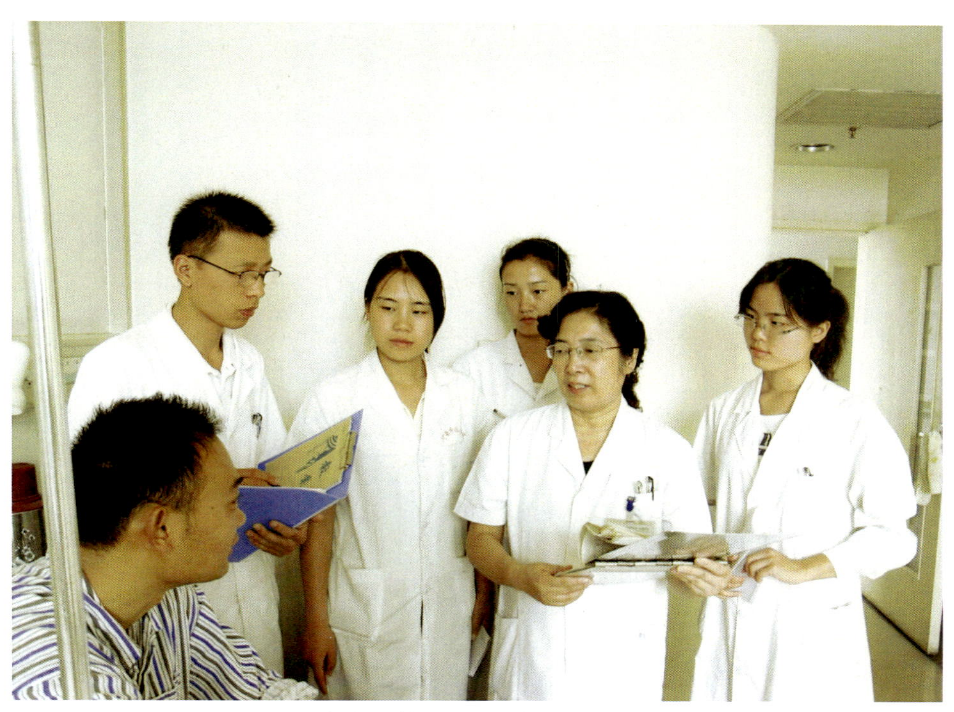

郭淑云教授带教研究生（二）

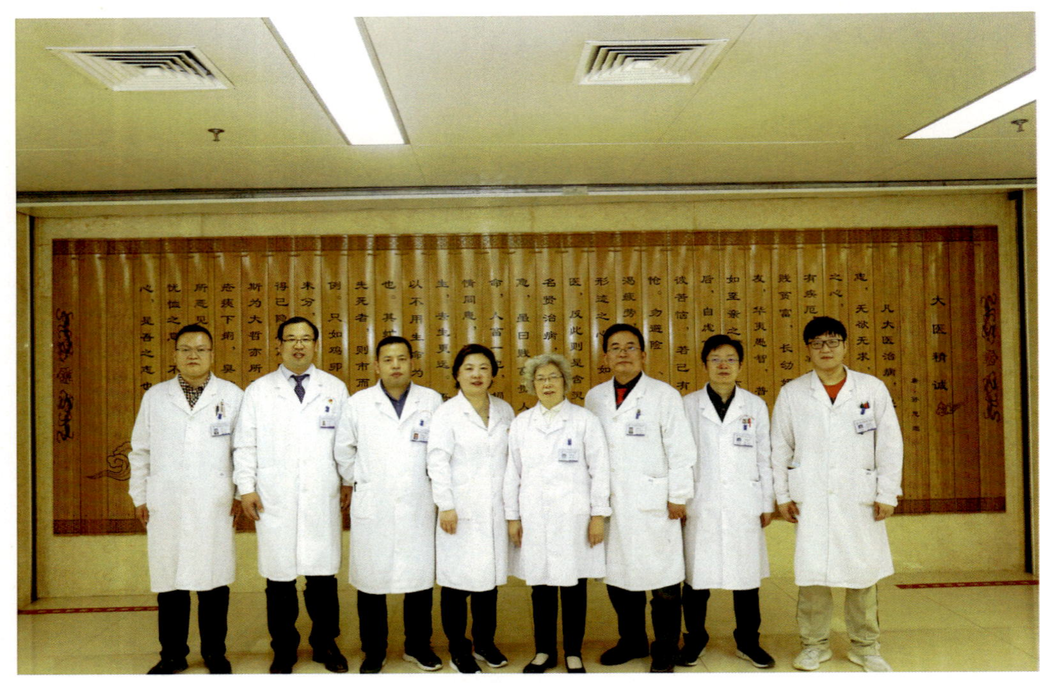

郭淑云教授及其学术团队合影（一）

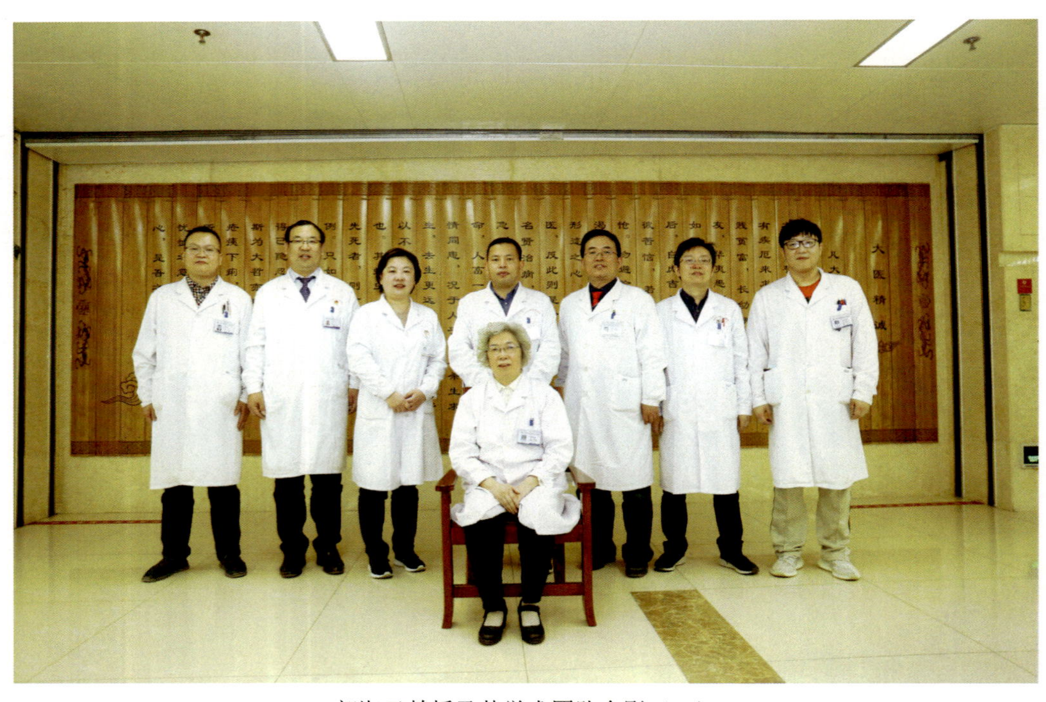

郭淑云教授及其学术团队合影（二）

郭淑云医论医案选

郭淑云　邵明义　李墨航　主编

科 学 出 版 社
北　京

内 容 简 介

本书分两大部分内容。第一部分“医论篇”，体现了郭淑云教授在临床上的部分学术观点、诊治疾病的感悟与体会，凡 20 篇；第二部分“医案篇”，选录了临床常见的脾胃系、肝胆系疾病，凡 20 余种，并在个案中阐述诊疗辨证思路，集经方、时方、个人的经验方药、用药特色及配伍技巧于一体，内容精练翔实，理法方药丝丝入扣；每案之下附有按语，详述辨证解析、治则确立及用药经验，其中不乏独特之见解，具有较高的参考价值和临床实用性。

本书可供中医临床工作者、医学院校学生及中医爱好者参考阅读。

图书在版编目（CIP）数据

郭淑云医论医案选 / 郭淑云，邵明义，李墨航主编. —北京：科学出版社，2021.6

ISBN 978-7-03-068839-2

Ⅰ. ①郭… Ⅱ. ①郭… ②邵… ③李… Ⅲ. ①医论-汇编-中国-现代 ②医案-汇编-中国-现代 Ⅳ. ①R249.7

中国版本图书馆 CIP 数据核字（2021）第 095614 号

责任编辑：鲍 燕 王立红 / 责任校对：王晓茜

责任印制：徐晓晨 / 封面设计：陈 敬

科 学 出 版 社 出版

北京东黄城根北街 16 号

邮政编码：100717

http://www.sciencep.com

北京虎彩文化传播有限公司 印刷

科学出版社发行 各地新华书店经销

*

2021 年 6 月第 一 版 开本：787×1092 1/16

2021 年 6 月第一次印刷 印张：12 3/4 插页：2

字数：299 000

定价：79.00 元

（如有印装质量问题，我社负责调换）

本书编委会

主　编　郭淑云　邵明义　李墨航

副主编　秦善文　王宇亮　李富成

　　　　　郭洪涛　张　果

编　委（按姓氏笔画排序）

王宇亮　王花花　冯军安

吕　娜　朱智琦　孙林波

李　静　李富成　李墨航

张　果　邵明义　赵瑞霞

秦善文　郭洪涛　郭淑云

符　宇　曾震军

序　言

中华民族之生生不息繁衍数千年，与中医药在防病、治病、保健等方面起到了极为重要的作用密不可分；而中医药之所以流传千余年而不衰，除了其特有而确切的疗效外，也与中医药的世代传承与发扬息息相关，而著书立说便是重要的方法和途径。

郭淑云教授为全国名老中医药专家传承工作室指导老师，从事中医内科脾胃肝胆系疾病的诊治工作40余年，师承首届国医大师李振华先生，在长期的临床工作中形成了自己独特的临证思辨方法和用药特色。本书围绕其多年来诊治脾胃肝胆系疾病的体会，将相关的部分学术观点和诊治脾胃肝胆系疾病的病历进行了整理。所载病案依据患者的临床病症，或以经方、时方加减论治，或以其经验方药与用药体会施药，集先贤的辨证论治与个人用药方略于一身。书中病历详细记载了患者的主证、病史、中西医临床诊断、治法方药及治疗过程，在按语中详细论述临证中的辨证用药思路。

基于笔者的理论水平与临床经验有限，在编写中难免有疏漏之处，敬请读者予以斧正。

在本书的编写过程中，得到了熊艳、胡鹏飞、郭慧霞、贾沛霖等的帮助和支持，在此表示感谢！

编　者

2020年8月

目　　录

医论篇

医案篇

医 论 篇

一、谈临证治疗中的五个相结合

在医学飞速发展的现代社会，作为中医专业人员，我们不但要勤奋不懈地深研承古，还要孜孜不倦地开拓创新，才能不断进取。在临床诊治疾病的过程中，我们面对诸多疾病，其中不乏疑难病、危重病。有易治者，也有难疗者；有可治者，亦有不可医者；还有看似不可治而经过悉心医治，使之由重转轻、由危转安者。基于此，郭淑云教授依其临证体会，总结出五个相结合，并将其指导运用于临床，可使患者得到更为快速、正确、有效的治疗。这五个相结合分别是中医辨证与西医辨病相结合、宏观辨证与微观辨证相结合、辨证论治与专方专药相结合、整体用药与局部用药相结合、中药内服与外治疗法相结合。

（一）中医辨证与西医辨病相结合

郭淑云认为，疾病的治疗既需辨病，更当辨证。她通过实践发现，仅凭辨证论治难以对疾病做出正确诊断，如胃癌和胃炎患者均表现为胃痛，如果均按胃痛进行辨证施治，其效果及预后必然不同。借助胃镜等检查，若确诊为胃癌早期，则可帮助我们制定更为科学的治疗方案为患者尽快手术，进行适宜的放化疗，同时配合中医的辨证论治，如此，既不会贻误病情，又使治疗更加完善。因此，郭淑云在临床上先通过辨病对疾病的病因、病机演变及转归预后有一个总体的认识，再辨病与辨证相结合，确定最佳的治法。在辨病的基础上进一步辨证，能够提高治疗的准确性和用药的针对性。在中、西医诊断清晰的情况下采用中医治疗时，郭淑云在临床中采取辨证论治的方法进行治疗，因辨证论治是中医学的精髓，不单纯依据西医的诊断结果与诊疗模式拘囿中医的辨证选方与用药，用中药治疗有很好疗效的则不应用西药。如胃痛一病，中医常将之分为外邪犯胃、饮食停滞、肝气犯胃、脾胃湿热、瘀血停滞、脾胃虚寒、胃阴亏虚七型进行辨证施治，前五型属实证，后两型属虚证。但以临床所见，特别是慢性胃病者，常几种证型相互兼夹，出现既有脾胃阳虚，又兼有气滞血瘀或饮食积滞等证，并常出现寒热错杂、虚实并见等种种复杂证候，因此，更当遵从中医辨证论治的指导原则依证施药。

如上消化道溃疡之胃痛多为虚实夹杂之证，因于实者多为气滞、血瘀、痰湿互结，因于虚者则以脾胃气虚为主，其中十二指肠球部溃疡以脾胃虚寒证为多见。西医治疗主要以 H_2 受体拮抗剂或质子泵抑制剂为主，抑制胃酸保护胃黏膜；中医在辨证施治时则注意溃疡面的修复、保护以促使其愈合，对于反酸、烧心者，郭淑云常选用乌贝散（乌贼骨、浙贝母）、瓦甘散（煅瓦楞子、炙甘草）等药。

慢性萎缩性胃炎，多属中医之“胃痞”，罹病多因脾胃气虚，运化失职，气血不畅，使胃络瘀阻，胃失所养而致。该病多为本虚标实之证，其基本治法为健脾补中，活血化瘀，以促进萎缩性腺体的逆转和恢复，常用黄芪、党参、茯苓、山药、莪术、三棱、丹参、延胡索等药。

胆汁反流性胃炎之胃痛常为肝气郁滞，疏泄失常，肝气挟胆汁横逆犯胃，使胃失和降所致。故常以疏肝利胆、和胃降逆为法，使肝郁得疏自不横逆犯胃，胃气得以和降则平逆胆汁的反流。常用金钱草、延胡索、川楝子、旋覆花、半夏、竹茹、枳壳、陈皮、降香、左金丸（黄连、吴茱萸）等药。

（二）宏观辨证与微观辨证相结合

郭淑云认为中西医是截然不同的两种理论体系的医学，在临床诊治疾病方面各有其长。中医学注重宏观辩证思维，而西医学注重微观本质的研究，能够在微观的层次上认识机体的结构、功能和代谢特点。临证时，郭淑云时常将患者脉证与内镜下表现相结合，进行综合辨证施治。即以中医整体观为指导的“宏观辨证”与借助现代先进检测手段的“微观辨证”相结合，中西合参，既遵循中医整体辨证原则，又充分运用现代医学理论及检测手段，师古而不泥古，承新并于开拓，使传统辨证更趋准确、完整、客观。借助胃镜的更深入观察，使中医望诊范围得到进一步延伸和扩大。在宏观辨证的基础上，通过胃镜的“微观辨证”，将胃黏膜相作为中医“望诊”范畴应用于临床，可帮助医生对局部的病变进行更直接、更深层次的观察与分析。郭淑云善于在中医“宏观辨证”的基础上，结合胃镜下胃黏膜相的“微观辨证”确定胃痛的瘀血指征，认为胃镜下浅表性胃炎的点、片状红斑，或充血、水肿、糜烂；消化性溃疡及其周缘的充血、水肿、糜烂等；萎缩性胃炎黏膜的暗红色树枝状血管网和蓝色血管网；以及不典型增生、结节、息肉等，都是血瘀的证候。郭淑云认为胃黏膜色泽鲜红、充血、水肿、糜烂，与“疮疡”类似。在治疗该证时，连翘、蒲公英、败酱草为常用药。连翘被称为“疮家圣药”，蒲公英、败酱草亦有解毒消痈疗疮之效，若在中医辨证为“热甚”或属“湿热”证者选用之，药物能够直接作用于病变局部的表面，取效甚佳。

综上所述，郭淑云倡导中西医结合下的宏观辨证与微观辨证的有机结合，强调中医为体，西医为用。临证不能以理化检查的结果作为中医辨证用药的依据，治疗时当以辨证论治理论指导而施方用药。

（三）辨证论治与专方专药相结合

郭淑云认为，辨证论治是中医学的精华，是在辨明病因病机的基础上对其进行相应的论治；专方专药是根据中医千余年来的临床经验总结出的对某种病证具有特殊疗效的方剂或药物，进一步完善了辨证论治。临证中若忽视辨证施治，只强调专方专药，由于缺失了中医学在诊治中的精髓，常致法不对症，治不中病；而对于某些疾病，若只辨证论治，忽略专方专药有时亦难取效。所以，辨证用药可发挥中医所长，着重调整机体功能以应对病情之变化；而针对特定病证运用专方专药，则对提高疗效大有裨益。清代徐大椿曰："药不过一二味，治不过一二症，而其效则甚捷""凡人所患之症，止一二端，则以一药治之，药专则力厚，自有奇效。若病兼数症，则必合数药而成方"。岳美中亦指出："研究探讨更多更有效之专方专药，是不断丰富与发展辨证论治具体内容之重要途径之一，……专方专药与辨证论治貌似对立，但实际上是统一的，……较妥当之论治当是专方专药与辨证论治相结合""专病专证专方专药与辨证论治相结合，才是较有成效与可靠的措施"，指出了辨证论治与专方专药在临床诊治疾病相结合中的重要作用。

郭淑云根据多年来从事脾胃肝胆系统疾病的诊治经验，认为辨证论治与专方专药两者在临证中各司其用、各行其能，各有其长而具有了互补性，临证中不可偏废，若能正确配合应用，常常取效快捷，收到事半功倍之效。如在治疗呕吐、呃逆、嗳气及某些特有的病证方面，常取此法获效甚佳。她认为古典医籍所载之专方专药俯拾皆是，应用由来已久，其选药精当、疗效卓著已在大量临床实践中得到了认可。如在专方的应用方面，治挛急疼痛之芍药甘草汤，治痰饮呕吐之小半夏汤，治泛酸烧心之瓦甘散、乌贝散等；在专药上，张仲景对于黄疸热重于湿证之茵陈蒿汤，湿重于热证之茵陈五苓散，阴黄证之茵陈术附汤，证虽不同，但三方均以茵陈为君药专用于黄疸的治疗；其他如治疗呃逆、嗳气的柿蒂、刀豆子、旋覆花，治疗阿米巴痢疾的鸦胆子，具有催吐作用的瓜蒂散等皆是专药专用。但必须指出的是，在临床上，应用专方治疗与之相应的病证时，由于药物组成、剂量大小及各药之间的配伍比例相当精巧严谨，在符合原证的情况下，不必独出心裁予以更改，若原方主治不能完全涵盖证候时，则应辨证施治予以加减。此外，对于一些疑难杂症，临证时无对应之古典专方专药，而以常用方药治疗少效或无效时，也需根据病证，自拟经临床多次验证的治疗该病而效著之方药，此亦可视为自身经验的专方专药。

案 1. 呃逆

刘某，男，59 岁，2017 年 12 月 20 日来诊。因感寒、情绪焦虑引起呃逆频作 8 天，经服西药解痉剂及中药、针灸、穴位封闭等诸法效差。现患者呃逆频作，晨起醒来时大呃，夜间寐时小呃，由于频繁呃逆颠顿，以致胸胁肌肉掣痛，常欲以双臂及手掌紧抱胸胁，以求呃逆时肌肉抽掣减轻而缓解疼痛，望之舌质淡红，苔薄白，脉略弦。方药：炒白芍 30g，炙甘草 10g，丁香 10g，柿蒂 20g，刀豆子 30g，白僵蚕 10g。3 剂，每天 1 剂，水煎服。患者服 1 剂后呃逆即止，3 剂药尽出院，未再复发。

【按语】本案患者因外感寒邪，内侵于胃，复因情绪焦虑，使肝失疏泄，横逆犯胃，致胃失和降，气逆动膈而呃逆。治宜温中散寒，缓急解痉。方用医圣张仲景缓解挛急之名方芍药甘草汤调和脾胃，敛肝柔肝，缓急止痉；丁香、柿蒂、刀豆子为止呃之专药，与芍药甘草汤联用更具辛散温通、温中和胃、降逆止呃之功；辅以白僵蚕以助止痉之力，诸药相合，寒散郁解痉止而呃除。

案 2. 上腹疼痛

王某，男，31 岁，2017 年 4 月 25 日来诊。每于凌晨 3～4 时上腹紧缩样疼痛，因疼痛难忍而翻身滚动，数人难以按捺，当地医院曾多次以哌替啶、氯丙嗪、异丙嗪同用亦未能控制，细问患者为剧烈的紧缩挛急之痛，即以行气化瘀、解痉止痛法为主治之。方药：芍药甘草汤合金铃子散、丹参饮加减。炒白芍 60g，炙甘草 15g，延胡索 15g，川楝子 10g，丹参 30g，檀香 5g，砂仁 5g（另包后下），生山药 30g。3 剂，每天 1 剂，水煎服。第 1 剂服后当夜及次日凌晨均未发生疼痛，3 剂尽服而疼痛一直未再发作。

【按语】本案以紧缩挛急样疼痛为特点，考虑为胃痉挛所致，方用芍药甘草汤以酸甘化阴，调和肝脾，缓急止痛；川楝子、延胡索合用为金铃子散，其中延胡索既行血中之气，又行气中之血，专于活血散瘀，行气止痛，合川楝子疏肝泄热，解郁止痛；丹参饮为治疗气滞血瘀互结于脘腹之专方，方中重用丹参活血祛瘀，然血瘀气亦滞，故辅以檀香、砂仁温中理气止痛，三药合用气血并治，使气行血畅，挛解而痛自除；方中加生山药乃养护胃气之意。三方合用，祛瘀通络，疏理气滞，刚柔相济，缓急解痉之功卓著，故效若桴鼓。诚如清代医家徐大椿所云："世又有极重极久之病，诸药罔效，忽服极清淡之方而愈。此乃其病本有专治之方，从前皆系误治，忽遇对症之药，自然应手而痊也。"

案3. 剧烈呕吐

吴某，男，53岁，2017年9月19日来诊。患者于20天前因胃脘灼痛，纳差，呕吐泛酸，口干苦，周身乏力，溺黄便溏入院。胃镜检查提示为胆汁反流性胃炎，以中药疏肝泻热、和胃止痛为主治疗后，胃脘灼痛、口干苦等症基本消失。患者因多日纳食甚少，甚感体虚而急于恢复身体，便过饮鱼汤等食物致呕吐频频，片刻不能自已，日进食不足两许。投清热化湿、降逆止呕之剂无效，持续已3天。其形瘦身疲，声微而喘，动辄心慌，舌质暗淡，苔薄乏津，脉弱而数。此乃久病暴食，使脾土复损，胃之气阴大伤，虚气上逆，致呕吐频作。治宜健脾养阴，和胃降逆，清理虚热为法。方药：生山药90g，太子参30g，石斛20g，竹茹20g，枳壳6g。嘱患者将所煎药液每次不拘量、不拘时、少量频服，1剂于1天内服完。次日诊视，患者呕吐已止，继进3剂，诸症已失，渐思饮食，食量逐增。上方加焦三仙各10g以防食滞，再进5剂而愈。

【按语】该患者胃脘症状方消，脾胃尚虚，胃难纳谷，暴食后致剧烈呕吐且无休止，致脾胃气阴益伤，胃失濡养，和降失常，又复增呕势。张景岳云："又或虽有停滞，而中气虚困不支者，是又所急在虚，不得不先顾元气，而略兼清理。"遵其法以补虚为主治之，方以生山药、太子参健脾补气益胃为主；石斛、竹茹生津止呕为辅；以少量枳壳防补而壅滞之弊，药证相符，使脾气得健，胃得濡养，和降如常，故1剂即吐止。

在本案治疗中取大量生山药，具有补脾胃、助消化、补虚劳、益气力之功，生山药为平补脾胃的要药，然其作用和缓，对此急症重症，非量大不足以收功；竹茹甘能和胃，寒能清热，为清胃止呕之专药，二者联用，相得益彰。

（四）整体用药与局部用药相结合

整体用药是中医治病的基本治法之一，主张把人体看成一个有机整体进行辨证施治；局部用药可使药物直达病灶部位，具有吸收快、见效迅速的特点。郭淑云临证非常重视整体用药与局部用药相结合，例如，在辨证治疗口腔溃疡时，除口服用药外，常配合自拟的口腔溃疡散（冰片、青黛、五倍子）局部外敷，疗效益彰。再如，对于发病部位在直肠及乙状结肠的溃疡性结肠炎，常以中药内服和灌肠相结合，以清热解毒、收敛祛腐、托里生肌为治则，药如黄芪、白及、血竭、儿茶、青黛、三七粉、马齿苋等，水煎浓缩灌肠，直接作用于病变局部，可促进溃疡愈合，提高临床疗效。

案. 舌溃疡

张某，男，25岁，2018年6月15日来诊。诉舌体有溃疡，时常发作已8年，每于夏季尤甚，痛时舌体如火烧火燎，不能咀嚼食物，只能以流食为主，时感心烦急躁。望之见舌尖舌边有三处如黄豆大或绿豆大之溃疡，舌质红，苔黄稍腻，脉稍数。辨证为湿热内盛，蕴蒸于上；治宜清化湿热法为主。方药：连翘 15g，蒲公英 30g，败酱草 20g，地丁 15g，紫草 15g，竹叶 10g，野菊花 15g，茯苓 15g，生山药 25g。7 剂，每天 1 剂，水煎服。令患者徐徐含服。另予青黛 6g，冰片 2g，五倍子 3g。1 剂，共研细粉，外撒局部。7 天后患者来诉，3 剂药尽，舌体火烧火燎感消失，现口腔溃疡基本愈合，特感外撒的药粉疗效尤佳，因其母亲患口腔溃疡，其母仅口含外撒药粉未服汤药，口腔溃疡亦很快愈合。

【按语】依其脉证，本案患者由湿热上蒸所致，治以清热化湿法，取连翘、蒲公英、败酱草、地丁、紫草、竹叶、野菊花以清化湿热，清上导下；但令患者在服汤药时徐徐含服，不但起到整体的疗效，亦达到局部治疗的作用，同时以中药为末，外撒局部以清火、解毒、凉血，起到燥湿、敛疮、止痛的作用。

临床上，郭淑云治疗溃疡性结肠炎亦常根据其不同的发病阶段及主要病机所在，灵活运用“清、通、补、敛”等法则，采用口服汤药辨证论治结合局部灌肠，使疗效更加显著。

（五）中药内服与外治疗法相结合

外治法是指与内治法相对而言的一种治法，其机制仍是建立在中医学基础理论之上，正如清代吴师机《理瀹骈文》所云：“外治之理即内治之理，外治之药亦即内治之药，所异者法耳。”即治疗的方法不一，但治疗的机制则一，因我们在临床上面对的病证或单一或多种；病情有轻浅有危重，病况有简单有复杂，治疗有易治有难疗。对于轻浅单一的病证医者常随手可愈，而对于病情复杂或危重的疾病，一种治法的力度常显得较为单薄而难以圆满或较快取得预期疗效，医者常需多法并治以较快取得疗效，甚至可救危急于顷刻。据此，郭淑云在临证中有时也常联合中医外治法而获佳效。如在以下几种情况发生时，她常配合外治疗法。

1. 突发病证，急施外治

临证时，对于某些突发的急症，尤其在一时无法获得药物时，常可采用外治法。如因饮食寒凉引起突发的胃痛、腹痛，可用局部艾灸、温熨的方法；因受凉引起的呃逆可饮适量的热水、热粥或针灸治疗；对于因暑天突发的晕厥，除将患者及时抬至阴凉处外，为促其苏醒可以指掐患者人中、合谷等穴位；对于过去曾经诊断明了的功能性疾病，如消化不良引起的胃胀、嗳气等施以针灸等，甚至未经口服给药即可获取疗效。但需注意的是，对于有些病证，一定要在专科医生指导下运用这些外治法。如排除一些急腹症、急性心脏疾病、脑血管意外等病而需要及时救治者，则必须在明确诊断的基础上予以紧急救治，不可仅以单纯的外治法而延误患者的病情，甚至危及患者生命。因此，运用此法时，必须是具有医疗经验的医生方可稳妥实施。

2. 难治疾病，必合外治

有些较为难治且严重的疾病，如胃下垂、食管贲门失弛缓症等病，临床仅以服药治疗，一般取效甚慢，而联合适宜的外治，常可取得较单一内服药物治疗更快且好的疗效。郭淑云在临床上遇到严重的胃下垂患者，常与穴位埋线的方法相结合，因重度胃下垂患者，仅能进少量食物，略增饮食即撑胀不适，即使口服汤药亦只能量小量少，往往是病重药轻而难以达到治疗目的。为了较快取效，郭淑云常配合穴位埋线。再如食管贲门失弛缓症是临床难治的一种疾病，患者食物难进，即使汤水下咽时也甚为困难，郭淑云有时配合脐针治疗，亦常获取较单纯口服药物更好的疗效。如患者范某，自诉于去年 12 月开始不明原因逐渐出现咽下困难，自觉食物进入胃中极其缓慢，时常出现呕吐。在西安某医院胃镜检查提示“慢性糜烂性胃炎，食管贲门失弛缓症”，给予奥美拉唑胶囊、莫沙必利片等药疗效不佳；后至河南某医院钡餐造影亦诊断为“食管贲门失弛缓症”，给予硝苯地平片，并建议做“食管黏膜下肌层切开术”，患者及家属因惧怕而来诊，望以中药获效。现症：咽下困难，时常呕吐，饮食量极少。郭淑云给予健脾和胃降气解痉中药，炒白芍、郁金、柿蒂、刀豆子、炙甘草等配合脐针治疗 1 周后复诊，食物经贲门通过困难明显减轻，可较顺利吞咽食物，2 周后症状基本消失。贲门失弛缓症是临床较为难治的疾病，难在贲门不弛缓开张而使食物不下，口服药物依然。如此，采用外治脐针疗法，避免了经食管的途径用药而达到联合治疗的目的。

3. 复杂疾病，巧施外治

对于一些复杂且不能重剂用药的疾病，外治也不失为一种好的治疗方法。郭淑云曾治疗一位肾移植术后者，患胆汁反流性胃炎伴糜烂，症见胃痛、胃胀、口苦、头痛、失眠等。自述 17 岁时饮食不规律、饥饱失调，加之多吃寒凉食物等而患胃病，稍多食即痛，兼有头痛、失眠；同时，因在 26 年前 10 月份产后 9 天到院中洗涮婴儿衣物引起半边身体从头至脚发凉，因听说产后疾病当在产后治疗，故为此又生了 3 个孩子，期望在产后一个月中将病治愈，曾采用了汗法、热蒸法等，并服多种药物，但终未治愈；又自述可能是因服用抗风湿药 1 年后引起肾衰竭而行肾移植术。因系肾移植患者，故郭淑云在用药时十分谨慎，药味宁少勿多，剂量宁小勿大，唯恐损及独肾；而药味过少剂量过小又虑药轻而不能愈病，便给予督灸联合脐灸取其外治之法，避免胃肠吸收给肾带来负担。7天后患者复诊述胃痛、胃胀、口苦、头痛等症均消失，已不失眠，督灸后半边身体及后背凉、颈椎不适等症大为减轻，自述疗效非常好。

4. 危重病症，联手外治

临证中，对于一些危重病证，单一的服药治疗已远远不能应对其复杂病况，而联合外治方法常可增加疗效。诸如重症胰腺炎患者出现明显的腹胀、腹痛，在常规服药治疗的同时，常配合易医脐针山泽通气+乾+水火既济的治法，或采用封包局部外敷的措施等，则能更快更明显地缓解腹痛、腹胀，减轻患者痛苦。如肝癌引起的腹水、腹胀，常以麝香为引经药，配合利水消胀的中药敷于神阙穴上，通过神阙穴的刺激与调节，可以直接促进药物的吸收，加快药效。又如因为脐部角质层最薄，无脂肪组织，和筋膜、腹膜直接相连，更有利于药物的透皮吸收，同时，脐下腹膜有丰富的血管网，药物透脐后，直接扩散到静脉网或腹下静脉分支而进入人体循环。对于肝硬化合并消化道出血、肝性脑病的患者，因为肠腔内有大量的败血存留，若不及时排出，则会加快发生或加重肝性脑病。这时，采用一些通腑泄浊、醒脑开窍的中药直肠滴入，一方面药液刺激肠壁血管神经，排出腐秽败血；另一方面部分药液吸收后可以进入体循环发挥醒脑开窍的作用，还可促进患者尽早排便，以减少有毒物质重吸收而增加继发感染的机会等。而对于病情危重，出现胀痛、呕不能食等情况，予以针灸、灌肠、药物局部外敷等多种治疗措施，通过多途径、多方位的治疗，或可促进疾病由重转轻，甚者由危转安。

5. 汤药难服，尝试外治

对有些不能口服汤药或需要禁食禁水的患者，如手术后腹胀无矢气而需要促进肠道蠕动者可采用针刺法，对于在危重阶段或临终阶段的患者，往往水米不进，汤药难入，而患者及家属又有强烈的救治愿望，亦可以尝试外治法，如针灸等，选取培补脾肾，升发胃气的腧穴等，也可起到促使病情稳定的作用。

总之，外治疗法诸如针刺、各种灸法、刮痧、穴位埋线、脐针等亦是建立在中医学的八纲辨证、脏腑辨证、五行辨证等理论指导下的治疗方法，是中医治疗疾病行之有效的另一种途径和方法。在临床中，时常可以弥补由单一内服药存在的不足，故在中医内服药的基础上，必要时与适宜的外治疗法相结合也是中医治疗的一种不可或缺的特色疗法。

二、师承大师教诲，治疗慢性胃病须脾胃肝脏腑同治

郭淑云于 1982 年考取河南中医学院研究生，师从首届国医大师、原河南中医学院院长李振华教授。李老出生于中医世家，精通经典，学识渊博，医术精湛，不仅是闻名遐迩的教育家，还是德艺双馨的中医学家，擅长治疗脾胃病、急性热病及疑难杂症，晚年则精心研究脾胃病。由于脾胃同居中焦，共为表里。胃主受纳、腐熟水谷。胃气以降为和，胃腑以通为用，通降有常，则糟粕下行，胃肠得以盈虚更替。脾主运化、转输水谷精微；脾以升则健，脾气上升则精气乃能转输上承，化为气血，充养周身。因此，饮食物的消化、吸收、排泄是脾胃纳与化、升与降共同作用的结果。若脾失运化、升清，则妨于胃之受纳、降浊；而胃不腐熟、和降，亦碍于脾之运化、升清。故李老提出治疗慢性脾胃病“治脾需兼治胃，治胃亦必兼以治脾，脾胃病不可单治一方”的理论观点。中医学又认为脾胃与肝关系密切。脾胃得肝之疏泄条达，则纳运健旺，清升浊降，而肝得脾胃所化生的气血以荣养，疏泄才能正常。因此，肝病常可犯及脾胃，而脾胃之病亦每累及肝。脾胃气虚，气血化生不足，使肝体失养，则可影响肝之疏泄，以致土虚木郁；或由中虚，脾胃升降纳化失司，以致痰、湿、食、瘀等壅滞中焦，气机不畅，阻遏肝之疏达，则使土壅木郁；而肝气郁滞，疏泄不利，又可横犯脾胃，使脾胃功能失司，基于这一脏腑密切相关的理论学说，李老又提出治疗“脾胃病必须紧密联系于肝”的学术思想，同时，由于慢性胃病在临床发病或治疗过程中常受情绪、饮食等因素的影响，故脾、胃、肝三脏腑的病变在发病或治疗的过程中其病机时时处于动态变化之中。因此，在临床辨证、施药及药味、药量的增减上，亦必随着证候的变化而调整，以达到使脾、胃、肝三脏腑的功能处于相对动态平衡状态而使疾病得以痊愈。故李老倡导“慢性胃病当脾胃肝三脏腑动态辨治”的理论学说。受李老这一学术思想的影响，郭淑云教授在治疗慢性胃病时，亦常时时明察其肝脾的证候，灵活权变三者在发病过程中彼此出现的轻重缓急之不同证候，明辨主次，因证施药而获良效。

案. 痞满

许某，女，45 岁，2015 年 9 月 15 日来诊。

主诉：胃脘胀满疼痛反复发作已 8 年余。

现病史：自述于 8 年前因经常饮食饥饱无常，工作忙碌，压力颇大，渐致胃脘胀满疼痛且反复发作。6 年前胃镜检查提示：慢性糜烂性胃炎，经服多种中西药物，如莫沙必利片、兰索拉唑胶囊、荆花胃康胶丸等可取一时之效，近日因饮食不节致胃病加重，

胃镜检查提示：慢性萎缩性胃炎？病理检查示：慢性萎缩性胃炎（中度）伴肠化（中度）、异型增生（轻度）。现胃胀、时有隐痛，连及两胁胀而不舒，情绪不畅，每天勉强进食约100g，食之无味，疲惫无力，面色萎黄，形体偏瘦。舌质淡，舌体胖大有齿痕，苔薄白而润，脉细弦无力。

中医诊断：痞满（脾虚肝郁胃滞证）。

西医诊断：慢性萎缩性胃炎伴肠化、异型增生。

治法：健脾疏肝，和胃降逆。

方药：香砂温中汤加减。炒白术15g，茯苓15g，陈皮10g，姜半夏10g，枳壳10g，木香12g，砂仁8g（另包后下），香附12g，乌药10g，延胡索12g，刘寄奴15g，炒麦芽20g，炒神曲10g，炙甘草5g。15剂，每天1剂，水煎服。

二诊：2015年9月30日。脘胁胀满明显减轻，胃痛发作间隔延长，已有食欲，食量增加。上方加党参15g，继服15剂。

三诊：2015年10月15日。稍感胃脘胀满，隐痛消失，两胁无不适，饮食明显增加，周身较前有力。舌质淡，体胖大，边有齿痕，苔薄白而润，脉细弦稍无力。

方药：党参15g，黄芪15g，炒白术15g，茯苓15g，陈皮10g，姜半夏10g，枳壳10g，木香12g，砂仁8g，香附12g，刘寄奴15g，炒麦芽15g，炒神曲10g，炙甘草5g。15剂，水煎服。

以上方为基础，随病证稍有加减调治半年，脘胁胀满、胃痛等症未再发作。胃镜复查提示：慢性浅表性胃炎，病理复查示：（胃窦）黏膜慢性炎。

【按语】该患者饮食失宜伤及脾胃，使脾失健运，胃失和降而致胃脘胀痛、纳差等症；脾虚化源不足，使肝失所养，加之患者工作压力颇大，使肝失疏泄而两胁胀痛；气血亏虚，失于充养，则消瘦乏力，面色萎黄；舌脉均为脾虚肝郁胃滞之象。以香砂温中汤加减治疗，首方以炒白术、茯苓、炙甘草补中健脾；陈皮、姜半夏、枳壳、木香降气和胃；砂仁化湿醒脾；香附、乌药疏肝解郁，合延胡索化瘀止痛；炒麦芽、炒神曲、炙甘草消食和胃；刘寄奴与化瘀药同用可增化瘀止痛之功，与消食药为伍，可添化食开胃之效。药后脘胁胀满明显减轻，郁滞稍得消散，食滞得消。二诊后续加党参、黄芪二药，偏重健脾补虚培本，以此为基础并随症加减治疗半年，终使本病得以逆转。

三、跟随李老学习治疗湿热证

李振华教授在临证中，对诸多疑难病证有独到见解，特别对湿热证成因的认识和治法使郭淑云受益颇深，影响并指导着她对湿热证的治疗。湿热证可见于黄疸、痢疾、泄泻、臌胀、暑温、湿温等多种疾病，其起病缓慢，病势缠绵，病多难治。由于湿热证病机复杂，临床多有误治而使病情加重者。李老认为：在湿热证的成因中，虽有外邪致病的因素，然其本在于土德不足，脾虚生湿，湿阻气机而化热，终成湿热互结之证。而脾虚之本是脾气虚、脾阳虚。湿为有形之邪，属阴，属寒；湿邪易于阻滞气机，损伤阳气；同时，湿郁又可化热，而热为无形之邪，属阳；湿与热合，而成湿热之证，湿热证又为实证。如此探求湿热证的病机及生成的缘由则为阴、阳、虚、实、寒、热，实质不同的病机矛盾交织蕴结在一起所致。此外，湿热证又可在不同的病位出现不同的疾病，而成为棘手难治之证，所以叶天士云："湿热缠绵，病难速已"，甚则辨治稍有不慎，极易出现失治、误治。据此，李老根据多年临床辨治经验，提出如下观点：

（1）湿热证病机上的阴、阳、虚、实、寒、热互结，在临床中不是对等的，应先注意其各自的偏盛及患者的年龄、体质和用药等情况而出现不同的病机演化，临床当观其脉症随证治之，这是治疗湿热证总的指导思想。

（2）湿热证以清热祛湿为基本原则，根据病程的不同阶段、湿与热的侧重，而辨其热重于湿或湿重于热。湿为阴邪，湿和热病机实质不同，用药必须适当。清热需用苦寒之品，但过用则热祛寒生而伤脾气，可转为寒湿，加重病情，故临床中因过用清热药物而失误者多见。祛湿当温阳利湿，佐以芳香淡渗，然不可过用温药以致助热而使病进。

（3）在治疗一般湿热证时，李老还特别强调湿热证之病位和苦寒清热药之归经。如治疗湿热证在上焦肺者多用黄芩，在中焦脾胃者多用黄连、黄芩，在下焦肾与膀胱者多用黄柏，在肝胆者多用栀子、茵陈、龙胆草等。

（4）在治疗湿热证之湿盛于热时，李老在祛湿药物中喜加理气而又不过燥之品。如郁金、枳壳、乌药等，因气行则湿行，理气不仅促进祛湿的功效，同时使湿祛而热无所依存。此外，在清热祛湿时还应重视加用健脾之品，因脾健则从根本上祛除湿邪的再度复发，又可防止湿伤阳气而转为脾气下陷的变证。湿热证治疗后期热势渐清，而湿邪不能速解，加之脾气未复，往往表现为余邪缠绵不尽，脾虚不运等证，旧病易于复发，此时仍需继服健脾益气之药调治，以巩固疗效。饮食亦需清淡易消化，不可饮食过多或食生冷、膏粱厚味以加重脾胃负担，甚则损伤脾胃导致食复。

案. 黄疸

刘某，女，33 岁，2005 年 2 月 23 日来诊。

主诉：身黄、目黄、小便黄已 4 月余。

现病史：1998 年因输血而患乙肝。去年 10 月因劳累出现腹胀、纳差、厌食油腻、口苦恶心、周身困乏等症，之后出现肌肤、小便发黄，到郑州某医院住院治疗，查TBIL 82μmol/L，ALT 510U/L，AST 336U/L；乙肝五项：HBsAg、HBeAb、HBcAb均阳性。诊断为“慢性乙型肝炎（活动期）”，治疗30余天，服用中药茵陈蒿汤（茵陈、栀子、大黄、丹参、郁金等）、输注甘利欣等药物，黄疸未见减轻而出院。现白睛、肌肤黄染，腹胀以下午为甚，胸脘满闷，全身乏力，恶心不思食，厌油腻，口苦，小便黄。舌体稍胖大，舌质稍红、边有齿痕，苔黄腻，脉弦滑。2005年2月15日肝功能化验结果：TBIL 88μmol/L，DBIL 51.3μmol/L，IBIL 36.7μmol/L，ALT 581U/L，AST 402U/L。

中医诊断：黄疸（脾胃虚弱，湿热内蕴证）。

西医诊断：慢性乙型肝炎（活动期）。

治法：健脾和胃，化湿清热，理气退黄。

方药：茵陈五苓散加味。茵陈15g，白术10g，茯苓15g，泽泻12g，桂枝6g，香附10g，郁金10g，厚朴10g，砂仁6g，广木香6g，焦三仙各15g，青皮10g，甘草3g。10剂，每天1剂，水煎服。

嘱卧床休息，饮食清淡，忌食辛辣、生冷、油腻之品。

二诊：2005年3月4日。肌肤、小便发黄减轻，腹胀基本消失，饮食增加，周身较前有力，舌体稍胖大，舌质红，苔黄腻，脉稍弦滑。2005年3月3日肝功能化验结果：TBIL 54μmol/L，DBIL 27.5μmol/L，IBIL 26.5μmol/L，ALT 112U/L，AST 88U/L。临床症状及肝功能化验均好转，说明脾气渐旺，胃气渐充，湿热渐化，加太子参15g以气阴双补。15剂，每天1剂，水煎服。

三诊：2005年3月20日。身黄、小便黄已退，余症继减，舌质正常，苔薄白，脉缓。2005年3月18日肝功能化验结果：TBIL 20μmol/L，DBIL 8.3μmol/L，IBIL 11.7μmol/L，ALT 50U/L，AST 46U/L。食多仍腹胀，脾虚尚未恢复，仍应以初诊方加减出入，黄疸已退，可去茵陈。

方药：党参15g，白术10g，茯苓20g，泽泻12g，郁金12g，厚朴10g，砂仁6g，丹参20g，青皮10g，延胡索10g，焦三仙各12g，甘草3g。30剂，每天1剂，水煎服。

四诊：2005年4月22日。诸症消失，饮食恢复病前食量，四肢有力，已恢复工作。肝功能检查各项仍正常。舌质正常，苔薄白，脉象正常。2005年4月20日肝功能化验结果：TBIL 16μmol/L，DBIL 7.3μmol/L，TBIL 8.7μmol/L，ALT 33U/L，AST 20U/L。疾患已瘥，为防复发，给予健脾和胃，疏肝理气之剂，日服半剂，以资巩固。

方药：党参15g，白术10g，茯苓15g，泽泻12g，桂枝5g，广木香6g，砂仁6g，厚朴10g，郁金10g，甘草3g。10剂，每天半剂，水煎服。

【按语】患者罹患黄疸已2月有余，经治不效，且因过服寒凉药物，使脾阳受损，湿热留滞，胆液被阻，上注于目睛、外溢于肌肤、下渗于膀胱而致目黄、身黄、小便发黄；湿困脾胃，纳化失司，故脘闷腹胀，恶心不思食。舌体稍胖大，舌质稍红、边有齿痕，苔黄腻，脉弦滑，为脾胃虚弱，湿盛于热之象。治疗时李老遵“祛湿当以温药和之”及“治湿当重健脾”的原则，药取白术健脾益气，使水湿不致停聚；桂枝辛温助阳，助膀胱气化；又因黄疸的消失与小便的通利与否密切相关，小便利则湿邪得以下泄而黄自退，“诸病黄家，但利其小便”，故以茯苓、泽泻淡渗利湿，通利小便；茵陈、郁金清肝利胆退黄；香附、青皮、厚朴、广木香疏理气机，使气行则湿行；砂仁、焦三仙温通行滞，化湿和胃；甘草调和诸药。诸药为伍，共为健脾温中、祛湿清热、利胆退黄之剂。虽诸症消失，肝功能检查各项指标正常而痊愈，为防复发，以健脾和胃，疏肝理气之剂以资巩固。

李老认为，湿热证的病机是阴、阳、虚、实、寒、热矛盾的互结，以及遵从“黄家所得，从湿得之”“湿邪源于脾虚”“湿为阴邪”等理论观点。在本案的治疗中，十分注意“祛湿当以温药和之”“治湿当重健脾”及酌加理气之药，使“气行则湿行”“湿祛热无所存”而收良效。

郭淑云师承大医教诲，在临床上治疗湿热证应用清利湿热或清化湿热时，必应用适量的健脾药物。其寓意有三：一则健脾有利于祛湿，二则脾健则从根本上祛除湿邪产生的根源，三则防止清化湿热之药损及脾阳，伤及脾气。

四、病发在肝，治重在脾

郭淑云教授在治疗肝病时尤重治脾，多获良效，总结出“病发于肝，治重在脾”的临床经验，提出了“在肝病治疗中应重视脾胃”的学术思想。这一学术思想贯穿于其治疗肝病的始终，即在肝病发生、发展的各个阶段均要注意调治脾胃、顾护脾胃、勿伤脾胃。

如在肝炎急性期，治疗多以解毒疏肝与健脾和胃并重，以“清肝健脾和胃方”治之。该方的主药为金钱草、黄芩、蒲公英、板蓝根、虎杖、香附、郁金、生白术、生山药、茯苓、生薏苡仁、佩兰、砂仁、炒麦芽、神曲、鸡内金、甘草；在肝炎慢性期，治疗多以调肝养肝与健脾和胃并施，以“疏肝健脾和胃方”治之。该方的主药为柴胡、郁金、香附、佛手、乌药、香橼、党参、生白术、生山药、茯苓、生薏苡仁，佩兰、炒麦芽、神曲、鸡内金。在肝硬化代偿期，多以疏肝、健脾、养血、化瘀、软坚并举，尤重健脾与养血，常用“软肝消积方”治之。该方的主药为香附、郁金、赤芍、生牡蛎、穿山甲、鸡内金、党参、白术、茯苓、山药、熟地黄、当归、枸杞子。在肝硬化失代偿期，多以疏肝、化瘀、软坚、健脾、温肾、利水并施，尤以健运脾胃为要，以“疏肝健脾活瘀利水方”治之。该方的主药为香附、郁金、大腹皮、穿山甲、党参、黄芪、生白术、炒白术、赤小豆、茯苓、炒山药、当归、鸡内金、车前子、泽泻、猪苓。临证时，以上方药还需结合病证酌情予以加减。

对于脾脏的治疗，郭淑云依其生理特性与病理特征，常用“运脾”“燥脾”“醒脾”“温脾”等治法，并择取相应的方药（见“谈谈脾胃系病中的治脾五宜”）。同时，依据国医大师李振华老师的经验，在治疗脾脏的同时必兼治胃，根据临床病证或予消食和胃，或予降气和胃，或予温胃散寒，或予清胃泻热等。在治疗肝病时常常是肝脾胃三脏腑并治。其治肝之法有：①疏肝：指疏达肝气之法，常用柴胡、郁金、香附、青皮、佛手等药。②敛肝：指敛抑肝气之法，常用白芍、乌梅、五味子等药。③养肝：即滋养肝脏之法，常用当归、熟地黄、女贞子、五味子等药。④清肝：即清肝热之法，常用夏枯草、龙胆草、茵陈、郁金等药。⑤泻肝：肝火过盛，治以清泻兼用，常用大黄、龙胆草、黄连、青葙子等。在临床上，其治肝诸法常依据具体情况，三三两两同时并用，如养肝柔肝法、疏肝清肝法等，因证而施。

五、谈治疗脾胃肝胆系疾病中的治肝五法

基于肝病的症状与病机特点，常出现肝气郁滞、肝气横逆、肝阴不足、肝经湿热、肝火过盛五种证候，临证时，郭淑云常运用以下治法。

（一）疏肝：肝气郁滞，治以疏达为宜

疏肝指通过疏理肝气使肝气疏达的一种治疗方法。《素问·灵兰秘典论》说：“肝者，将军之官，谋虑出焉”；《素问·六元正纪大论》载：“木郁达之”。肝在五行属木，喜条达、主疏泄，能够调畅气机、调节情志与气血津液的运行，并通过其升发、条达的作用以助脾胃的升降及胆汁的分泌和排泄，从而促进脾胃的运化和受纳，所以肝的疏泄功能不及则可出现情志郁滞、气机不畅，以及脾胃功能失常的表现，甚则气滞血瘀。治疗上当以疏肝为主，常用柴胡、郁金、香附、青皮、佛手等药物。其中，柴胡为疏肝要药，《药品化义》谓：“柴胡性轻清，主升散，味微苦，主疏泄，若用二三钱，能祛散肌表……”故临床中郭淑云常用柴胡 10g 左右以疏肝，如以其升阳则用 6～9g，取其清热则用 15g 以上。《本草备要》载郁金：“宣，行气解郁，泻，泄血破瘀……凉心热，散肝

郁”，有疏肝清热化瘀的作用。香附理气解郁，止痛调经，《本草纲目》载：“香附之气平而不寒，香而能窜，其味多辛能散，微苦能降，微甘能和，乃足厥阴肝、手少阳三焦气分主药，而兼通十二经气分。生，则上行胸膈，外达皮肤；熟，则下走肝肾，外彻腰足……得木香，则流滞和中；得檀香，则理气醒脾；得沉香，则升降诸气；得芎䓖、苍术则总解诸郁……得厚朴、半夏则决壅消胀；得紫苏、葱白则解散郁气，得三棱、莪术则消磨积块。”《本草正义》载香附：“虽含温和流动作用，而物质既坚，则虽善走而亦能守，不燥不散，皆其特异之性，故可频用而无流弊。”故用之以理气解郁。佛手疏肝解郁，理气和中，燥湿化痰，《本草便读》载：佛手“理气快膈，惟肝脾气滞者宜之。”以上疏肝行气之药郭淑云常喜用之，但理气药多用久用，每易辛燥伤阴，耗散元气，故她在临床诊治疾病时，十分注意诊查有无“耗气伤阴”的症状而随时调整治法和药物。

（二）敛肝：肝气横逆，治以敛柔为急

敛为收起、约束之意。肝主疏泄，具有调畅气机、疏理脾土以助运化、调节情志等作用。如肝之疏泄太过，肝气横逆，则见情绪急躁易怒、胁肋胀痛等症；逆犯脾胃，则致脘腹胀满，嗳气频作等症，治疗当对疏泄太过之肝气加以收敛，药用酸甘之品如生白芍、乌梅、木瓜等。白芍味苦酸，性凉，有养血柔肝、缓中止痛、敛阴收汗之效，实为敛肝之要品。清代黄宫绣《本草求真》载：“气之盛者，必赖酸为之收，故白芍号为敛肝之液，收肝之气，而令气不妄行也。”清代张山雷《本草正义》亦载：“芍能助脾土而克肝木”，即《难经》所谓：“损其肝者缓其中。”木瓜与乌梅同为酸收之品，《本草再新》言乌梅“敛肝和脾胃，活血通经”。二者同用常能起到酸收敛肝之效。柔肝寓含滋柔、柔养之意，常与敛肝药或养肝药同用。《类证治裁》言：“肝为刚脏，职司疏泄，用药不宜刚而宜柔，不宜伐而宜和。”故肝脏以柔为补，药如玉竹、女贞子等。女贞子味苦甘，性平，功效补肝肾，强腰膝，《本草再新》记载女贞子有“养阴益肾”之功，临床上郭淑云常以柔肝与敛肝药物并用，以增加其敛肝的功用。

（三）养肝：肝阴（血）不足，治以滋养为用

肝藏血，主要指肝有储存血液和调节人体血量，以及收摄血液，防止出血的作用。肝所储存的血液，为人体活动提供能量，濡养脏腑组织，维持其正常功能。《灵枢·本神》载：“肝藏血，血舍魂”，肝血充足则魂有所舍，自易安然入眠；肝藏血功能正常，有利于维持人体阴阳平衡，防止肝阳过亢，《素问·五脏生成》载：“故人卧血归于肝，肝受血而能视，足受血而能步，掌受血而能握，指受血而能摄。”肝血不足常出现不能

濡养的证候，如肝血虚，魂无所舍导致失眠、多梦、惊悸等；肝血不足，不能上注于目，出现视物模糊，双目干涩等；血虚不能养筋，出现肢体麻木、震颤、抽搐等症。辨证为肝阴亏虚、肝血不足。治疗上当以滋养肝血为要，药用熟地黄、炒白芍、当归、枸杞子等。熟地黄功效滋阴，补血，入手足少阴、厥阴经，为养阴补血要药。《药品化义》载："熟地，藉酒蒸熟，味苦化甘，性凉变温，专入肝脏补血。"炒白芍较生白芍而言药性稍缓，以养血敛阴为主。炒后长于养血敛肝，多用于肝旺脾虚之脘腹痛者。当归有补血和血、调经止痛、润燥滑肠之效，《汤液本草》载：当归"入手少阴，以其心主血也；入足太阴，以其脾裹血也；入足厥阴，以其肝藏血也。"《本草正》亦载：当归"其味甘而重，故专能补血，其气轻而辛，故又能行血，补中有动，行中有补，诚血中之气药，亦血中之圣药也。"故用其滋养肝血而不留瘀。枸杞子味甘性平，滋肾、润肺、补肝、明目。《医学入门》言其能"疗肝风血虚，眼赤痛痒昏翳"。临证中，对于肝阴虚者，郭淑云常用白芍、乌梅、甘草等以酸甘化阴。

（四）清肝

肝经之热，既有肝经实热，又有肝经郁热与肝经湿热，肝经郁热治以清散并举；肝经湿热当以清化（清利）为要。

1. 肝经郁热治以清散并举

所谓清肝者，即清肝之热也，主要用于肝气郁而化热之证。肝为风木之脏，以升发条达为特性，若感受外邪或受其他脏腑影响则会令肝气郁滞，郁久生热，治疗当以清肝为法，以达清除肝脏邪热之效。《素问·刺热论》载："肝热病者，小便先黄，腹痛多卧，身热。热争则狂言及惊，胁满痛，手足躁，不得安卧。"常用药物有夏枯草、薄荷、蝉衣、菊花、桑叶、蔓荆子、垂盆草、败酱草等，其常与辛散的药物并用，因辛散之品有发散、行气之效，气散则郁热易消，如柴胡、香附等，以获得更好的清解肝热效果。夏枯草味苦辛，性寒，入肝胆经，功效清肝火、散瘀结，为清肝经郁热之品。《本草求真》载："夏枯草，辛苦微寒。按书所论治功，多言散结解热，能治一切瘿疬湿痹，目珠夜痛等症，似得以寒清热之义矣。何书又言气禀纯阳，及补肝血，得毋自相矛盾乎？讵知气虽寒而味则辛，凡结得辛则散，其气虽寒犹温，故云能以补血也。是以一切热郁肝经等症，得此治无不效，以其得藉解散之力耳。若属内火，治不宜用。"

2. 肝经湿热当以清化（清利）为要

湿热之邪的来源有外感及内伤之分，外感之湿多由于气候、居处潮湿、涉水淋雨等导致湿邪侵袭人体；内湿则为脾失健运，水湿内停；二者又常相互为患。湿邪日久不去，则蕴而化热；或素体热盛，湿从热化，酿生湿热；或治疗过程中妄投温燥之品，则湿趋热化，导致湿热内蕴。肝经湿热，主要为湿热之邪蕴于肝经，出现肝经湿热；或循经下注，出现下焦湿热的证候；或波及于胆，形成肝胆湿热；或肝经湿热乘于脾土，则湿热蕴于中焦脾胃，致使肝胆脾胃湿热为患。临证则表现为胁肋胀痛，黄疸，口苦，口干，脘腹胀闷，胃脘灼热疼痛，反酸，呕恶，带下色黄，淋证等。临床常用龙胆草、蒲公英、黄连、苦参等治疗。湿热蕴于中焦脾胃，当以清化为要，药用黄连、栀子、金银花、蒲公英、厚朴、白豆蔻等；湿热蕴于肝经或肝胆，当以清利为要，常用龙胆草、栀子、黄芩，如湿热较甚，出现身、目、小便黄染，又当加用清热利湿退黄之品如茵陈、金钱草、大黄等，取茵陈蒿汤之意；湿热循经下注所致的淋证，治以清热利湿通淋为主，可用滑石、通草、黄柏等利湿清热。

蒲公英入肝胃经，有清热解毒之效，《本草经疏》载："蒲公英……其味甘平，其性无毒。当是入肝入胃，解热凉血之要药。"郭淑云善用蒲公英，对于肝经郁热或胃火较盛者常用蒲公英20～30g以清其湿热。

（五）泻肝：肝火过盛，治以清泻兼施

泻肝常用于肝火亢盛、上炎的证候。因肝为刚脏，喜条达而恶抑郁，但每因情志刺激或其他病邪侵袭，以致肝气郁结，继而化火，或肝经素有积热，或嗜食肥甘油腻积而化火，或他脏之火乘侮于肝等，出现肝火过盛的证候。如肝火炽盛则易出现面红目赤，烦躁易怒，大便干结，吐血、衄血等；肝火乘犯脾胃则出现胁痛，吞酸等症（左金丸主症）；肝火灼肺则出现痰黄、咯血等症。治疗上常以清肝泻火为主，药如大黄、龙胆草、黄连、青葙子等。其中龙胆草性味苦、寒，入肝胆经，功效清热燥湿，泻肝胆火，《滇南本草》言其"味苦，性寒。泻肝经实火，止喉痛"，因其过于苦寒，用量不宜过大，常以10～15g为宜。黄连苦寒，善泻三焦之火，《本草正义》载："黄连大苦大寒，苦燥湿，寒胜热，能泄降一切有余之湿火，而心、脾、肝、肾之热，胆、胃、大小肠之火，无不治之。上以清风火之目病，中以平肝胃之呕吐，下以通腹痛之滞下，皆燥湿清热之效也。"大黄味苦性寒，归脾、胃、大肠、肝、心包经，功效泻下攻积，清热泻火，凉血解毒，逐瘀通经，利湿退黄。《本草新编》载："大黄……其性甚速，走而不守，善荡涤积滞，调中化食，通利水谷，推陈致新，导瘀血，滚痰涎，破症结，散坚聚，止疼痛，败痈疽热毒，消肿胀，俱各如神。"故郭淑云常用之以泻肝火。

另如肝火过盛每易伤阴，临床可酌加生地黄、知母等养阴清热之品。

此外，尚有镇肝、潜肝等法，在消化系统疾病中应用相对较少，此处不再赘述。

六、谈谈脾胃系病中的治脾五宜

对于脾胃系病中脾脏病的治疗，郭淑云依其生理特性与病理特征，常用“运脾”“燥脾”“醒脾”“温脾”“升举脾气”等治法，总结了脾胃病中的治脾五宜，并择取相应方药，取效尚佳。

（一）运脾：脾气亏虚，当宜运补施之

郭淑云师承国医大师李振华教授临证经验，对于脾胃虚证需采用“通补、行补、运补”，而不“纯补、峻补、壅补”的治则。因脾主运化水谷精微与水湿，如脾失健运，则会出现脘痞腹胀，口淡无味，食少纳呆，倦怠乏力，面色萎黄，大便溏泄，或四肢浮肿，小便短少，舌苔白腻，脉虚缓等。李振华教授根据多年治疗脾胃病的经验，常用香砂六君子汤运脾。因胃以通为贵，脾以运为健，尤喜通利而恶壅滞是其生理特性。胃为多气多血之乡，脾乃运化水湿之脏。李老说：“脾胃虚馁，则气易滞、湿易聚、痰易生……多成本虚标实之证乃其病理特征”，是故调治脾胃虚证当以通补为法，补药须佐宣通。他运用香砂六君子汤加味在药性上动静结合，守走并用。方中主以党参、白术、茯苓、炙甘草取四君子汤义，共奏补中益气、健脾养胃之功，立足补虚。辅以小量陈皮、半夏助胃之降，行胃之滞；木香、砂仁助脾之运，疏脾之郁；俾脾胃斡旋，升降有序。四君得四辅，则益增培补之功；四辅配四君，使补中寓行、补而不滞，成为通补、运补之剂。运脾实质上是在促发、恢复脾胃的健运功能。所以郭淑云亦深有体会：“欲健脾者，旨在运脾，欲使脾健，则不在纯补、壅补、峻补，而贵在运补、通补、行补”，强调了健脾的关键所在。

（二）燥脾：脾湿过盛，当宜温燥胜之

燥脾法针对的是脾虚不能运化水湿而言，脾喜燥恶湿，外感湿邪或脾运失司，湿邪内生，困遏脾土，则致脘腹胀闷，大便时溏时泻，水谷不化，稍进油腻之物则大便次数增多，舌淡苔白，脉濡缓。其病机关键为“湿盛困脾”，故其治疗原则为“取其燥能胜湿，以燥湿健脾”。在治疗上，郭淑云常用健脾二陈汤，即在二陈汤基础上加用党参、佩兰、荷叶、白术、苍术等。《丹溪心法附余》载：“此方半夏豁痰燥湿，橘红消痰利气，

茯苓降气渗湿，甘草补脾和中。盖补脾则不生湿，燥湿渗湿则不生痰，利气降气则痰消解，可谓体用兼赅，标本两尽之药也。今人但见半夏性燥，便以他药代之，殊失立方之旨。”方中半夏辛温性燥，善能燥湿化痰，且能和胃降逆；陈皮理气行滞，燥湿化痰；茯苓健脾渗湿，健脾以杜绝生湿之源；党参、白术健脾补气，加生薏苡仁、苍术、佩兰、荷叶有燥脾芳香化湿、利湿的作用。

（三）醒脾：脾为湿困，当宜芳化醒之

醒脾是用芳香化湿醒脾药物，祛除湿邪，发醒脾气以使健运，治疗脾为湿困所致的纳呆不食、口淡黏腻、身困乏力等病证。因此治疗上当以化湿醒脾、促进脾运为法。郭淑云在临证中常采用醒脾和胃汤治疗，即在白术、茯苓、山药等的基础上采用佩兰、藿香、苍术、白蔻仁、草果仁等药以芳香化湿醒脾。方中佩兰、藿香、苍术为君药，气味芳香，性平，功用相似，芳香化湿，祛陈腐，为醒脾之要药；陈皮、茯苓、白术为臣药，益气健脾，助君药化湿醒脾；白蔻仁、草果仁为佐药，化湿行气和中，与君、臣药共同益气健脾，化湿行气，以达醒脾之功。《内经》云“治之以兰，除陈气也”所指的即是佩兰。

（四）温脾：脾虚脏寒，当宜热药煦之

温脾即温中祛寒健脾，是用温补的药物治疗脾胃虚寒证的方法。脾为阴土，喜温喜燥，脾的功能有赖于脾之阳气，故脾的运化功能障碍主要是由于脾脏的阳气虚损，失于升清，运化无权所致；脾的统血功能有赖于脾阳的固摄、推动作用，故脾的病理变化主要表现在脾阳的亏虚。如脾阳虚，则可出现纳差、腹胀、大便溏、四肢厥冷，或痰湿、水湿内生等一系列症状，方药选用温中健脾汤，即在健脾益气的基础上配合吴茱萸、桂枝、干姜、高良姜等。对于脾胃阳虚的病证，若无温阳药物应用则难以取效，药以吴茱萸之辛热温脾、益肾、暖肝以祛寒，温阳以止泻，为治脾肾阳虚之常用药；桂枝温通十二经脉，助阳化气；干姜温阳守中，健运脾阳，为暖中焦之主药；高良姜归脾胃经，散寒止痛，温中止呕；党参、茯苓、白术补气健脾，使全方在补脾的基础上加以温脾，达到更好的益气温脾之功效。《本草经疏》载：“吴茱萸……辛温暖脾胃而散寒邪，则中自温、气自下，而诸证悉除。”《本草汇言》载：“高良姜，祛寒湿、温脾胃之药也。”

（五）升举脾气：脾虚气陷，当宜升提举之

升举脾气是针对脾虚气陷证的一种治法，临床上常见病因多为饮食失宜，或劳倦过

度，或久病体虚，或素体瘦弱等，可见脘腹重坠胀满，纳少食不下，食后胀甚，肢体倦怠，神疲乏力，少气懒言，形体消瘦，久泻、脱肛，舌苔淡白，钡餐造影常提示胃下垂等。对于本证常需采用健脾益气升提之法，李东垣《脾胃论》中之“补中益气汤”和《内外伤辨惑论》中之“升阳益胃汤”，均可依据临床证候加减用之，若在方药中体现其升举清阳的作用非黄芪、防风、升麻、柴胡等药不足以为之，郭淑云在用健脾益气药的同时，必酌加上述药物，以取升举之力。

七、谈胃病中的“有形之瘀”与“无形之瘀”

胃病，常见于西医学中的急、慢性胃炎，胃、十二指肠溃疡，功能性消化不良、胃癌及胃病术后等以上腹部胀痛等为主要症状者。郭淑云教授在对胃病的诊治时十分重视血瘀在其发病中的作用，依胃病血瘀证的病证特点，提出了从“一症三望辨有形之瘀”和从“无形之症辨无形之瘀”的辨瘀观点和方法。

（一）从“一症三望”辨“有形之瘀”

郭淑云教授认为，有形之瘀多为传统上对血瘀证的认识，表现为瘀血停滞于局部的病症，如痛若针刺，痛处固定不移，甚或触之有形等，可通过中医四诊来诊断。临证中，郭淑云常通过宏观与微观相结合的辨证方法，分别从有出血症状的病史、望胃镜下胃黏膜相、望钡餐造影、望舌的表现，提出了胃病的有形血瘀：

1. 以有出血症状病史辨瘀

如消化性溃疡的患者，在溃疡活动期，溃疡局部常见有出血的症状，量少可见黑便（便血），量大可致吐血。出血后离经之血溢于脉外，积于体内形成血瘀。或治出血时，妄投寒凉，或过于止涩，使离经之血凝敛涩滞于局部而致血瘀。

2. 从望胃黏膜相辨瘀

郭淑云在诊治胃病中，非常注重对胃镜下胃黏膜相的观察，使望诊的范围得以延伸。她认为糜烂性胃炎胃黏膜相呈现的点片状红斑、充血、糜烂；消化性溃疡周缘的充血、水肿、糜烂；慢性萎缩性胃炎胃黏膜相所呈现暗红色或蓝色树枝状血管网的征象以及病理所查的非典型增生，胃镜下所见的息肉等，大都存在血瘀的病机。

3. 从望钡餐造影辨瘀

反复发作的十二指肠球部溃疡常可通过钡餐造影观察到局部变形、狭窄，治疗时当酌用活血化瘀药。因临床可见部分患者虽有变形、狭窄的存在，但尚未影响到食物的通过，当其食用辛辣刺激食物或饮食过饱等伤及胃腑，致使狭窄、变形处发生糜烂、充血、水肿时，则会加重原病变处狭窄的程度，从而导致不完全性梗阻的发生，以致胃脘胀痛，呕不能食，而妥当的应用活血化瘀药，常可使水肿充血消散，梗阻解除，病症缓解。

4. 从望舌象辨瘀

血瘀证的患者常有舌质暗，有瘀点瘀斑，并且随着血瘀证的加重，这种舌象表现亦益加明显。

（二）从“无形之症”辨“无形之瘀”

郭淑云认为“无形之瘀”是对中医瘀血证症候上的进一步完善，是指血液运行迟缓、不畅所引起的一种病变状态，患者通常无明显的“瘀血”体征表现，医者也无法直观的看到血瘀的症候。临证中，郭淑云常从病程较长、疼痛发生的时间、腹胀的特点，将“无形之瘀”所致的“无形之症”总结为三个方面：

1. 以久病辨瘀

诸病虚损，使胃络亏虚，血脉失充，血行迟缓而致瘀，或因气血阴阳失调导致血行运行不畅而致瘀。清•叶天士说：“病久入络”，又曰：“痛久而屡发，必有凝痰聚瘀。”临床所见慢性胃病的病程短则数月，长则数年，以时常发作为特点。故于临床上，郭淑云对于胃病较久者，常据其病情，酌用活血化瘀药治疗而取效颇佳。

2. 以疼痛发作的时间及程度辨瘀

中医学认为夜属阴，静者为阴，故在夜间阴气偏盛之时，人又处于静卧寐眠的状态，气血运行相对迟缓则会加重血瘀的程度，从而引发或加重疼痛的程度，故郭淑云在临证时对常在夜间发生的疼痛或疼痛加重者，酌用活血化瘀药治疗。

3. 以胀满的体征辨瘀

血瘀所致的胃脘胀满是患者自觉脘腹胀满，而医者查体却未诊查到胀满体征。郭淑云认为，对于胃病而言，气滞和血瘀的病位不一样，气滞的病位在胃肠道之空腔脏器中，因此，气滞可以使其膨大，故常望之显形，叩之呈鼓音；而血瘀的病位在脉络中，故难以诊查到胀满的征候，而病人却自感胀满，当考虑血瘀证的存在。早在汉代，医圣张仲景即云："腹不满，其人言我满，为有血瘀。"(《金匮要略·惊悸吐衄下血胸满瘀血病脉证治第十六》)。

（三）"无形之瘀"与"有形之瘀"的量变关系

临床上，二者在某些因素的影响下，常可相互转化而存在着一定的量变关系。一般而言，从发病时间与病情的轻重程度上看，无形之瘀相对较轻较缓，如十二指肠溃疡患者夜间隐隐作痛，或胃病日久，缠绵发作的胃脘隐痛等；有形之瘀病情相对偏急偏重，如急性胃黏膜病变之红肿热痛、糜烂出血者，或十二指肠球部溃疡变形致幽门不全梗阻所致的胀痛等，疼痛往往较重。从二者的关系上看，当患者用药不及时或失治误治时，部分无形之瘀可发展为有形之瘀，而使病情加重，如部分十二指肠球部溃疡入夜疼痛发作或加重的无形之瘀，若反复发作导致十二指肠球部溃疡瘢痕形成，导致局部变形狭窄、甚者梗阻时则可发展为有形之瘀。而临证若用药及时恰当，一些有形之瘀亦可向无形之瘀转化，或逐步向愈，如临床许多镜下望之充血、水肿的糜烂性胃炎，或消化性溃疡周缘的充血、水肿；萎缩性胃炎胃黏膜相呈现暗红色或蓝色树枝状血管网征象，以及镜下所见息肉，舌质紫黯、瘀斑等，随着活血化瘀药的应用可使其得以不同程度的减轻或消失。此外，无形之瘀与有形之瘀的形成亦会因不同疾病发病的不同特点而形成，如反复发作的十二指肠溃疡、糜烂性胃炎或慢性萎缩性胃炎多为有形之瘀，或有形之瘀与无形之瘀并见的情况，而功能性胃肠病多表现为无形之瘀，在临床上，郭淑云强调对于无形之瘀者尤当注意审辨，而妥当用药。

（四）对胃病血瘀证的辨证用药

根据胃痛血瘀证病机特点，郭淑云常用失笑散、金铃子散和丹参饮为主方加味治疗。如针对胃黏膜相中有充血、糜烂或出血的血瘀证胃病者，可选用失笑散（《太平惠民和剂局方》），方中五灵脂散瘀止痛，蒲黄止血活血；由于该方以活血止血、化瘀止痛为特点，用于既有出血又有血瘀的病症最佳。对于情志致病，肝气犯胃之气滞血瘀证，气瘀并重者，选用金铃子散（《太平惠民和剂局方》），方中延胡索活瘀止痛、川楝子疏肝行气，因川楝子大量恐伤肝脏，用量宜在10克以内。若以瘀血为主之脘腹疼痛者选用丹参饮（《时方歌括》），方中主药丹参活血祛瘀止痛，佐以檀香、砂仁使气行而有助于血行，治疗以血瘀为主者。临证时，郭淑云依据其病机的特点，三方既常单独选用，更常联合应用。对于血瘀重证，还常加适量的莪术、三棱、郁金、川芎等药，以增强活血化瘀药的药效，同时，还根据引起血瘀病因，或因气虚、气滞、阴虚、阳虚、痰浊等不同，联用补气、行气、化痰、养阴、温阳等法，以治病必求其本。

（五）病案举例

案. 胃痛

刘某某，男，32岁，2018年12月3日来诊。

主诉：胃病反复发作10余年，胃痛再发、不能进食半月余。

现病史：自述在上初中、大学时经常食干硬食物引起胃病，2010年9月与2016年7月两次分别因食辛辣等食物引起剧烈胃痛而被疑为“胃穿孔”“十二指肠溃疡所致的梗阻”，分别做两次修补术。一年前因在外工作几乎天天吃卤面引起胃病复发，渐致胃脘阻隔不畅，食物不下，来我处治疗，服中药三剂后胃脘阻隔不畅消除。近期在江西工作几乎每餐辛辣饮食，于半月前一次食特辣的火锅后，再度出现持续1周的胃部不适，继之疼痛，饮食不下，黑便，在当地医院做胃镜示：十二指肠球部溃疡并梗阻，医院给予艾普拉唑肠溶片、莫沙必利片、阿莫西林胶囊等药治之，但仍不能食，因去年底曾因不完全性梗阻来我处服中药三剂效果特佳，现患者又急从江西赶来诊治。现在症：胃痛胀，不能饮食，自诉近十余天仅靠饮牛奶和水维持，因未进饮食亦无大便，望之面色萎黄，形色憔悴，若大病状。急查血常规、腹部平片，结果提示：血常规正常，腹腔未见液平面，说明梗阻在胃而不在肠道。舌质稍暗，苔稍厚腻，脉弦细弱。

既往史：曾于2010年9月、2016年7月分别两次行胃修补术。

中医诊断：胃痛，呕吐（脾胃气虚，气血瘀阻）。

西医诊断：十二指肠溃疡并梗阻，胃穿孔术后。

治法：先以活瘀化痰，降逆止呕为主。

方药：枳术汤、失笑散合二陈汤加减。

枳实 20g，白术 20g，五灵脂 9g，蒲黄 9g，茯苓 15g，姜半夏 12g，陈皮 12g，三棱 10g，莪术 10g，炒麦芽 30g，鸡内金 10g，白及 8g。4 剂，颗粒剂冲服。

二诊：2018 年 12 月 7 日。述服药一天后胃脘已通，胀痛大减，可进软食。要求带水煎药回江西继服。上方去白及加乌药 12g。14 剂，水煎服。

后电话随访患者，自述服上方月余后已无不适，嘱其慎食酸辣甜硬等食物，并规律饮食，以免再发。

【按语】本患者因饮食失宜，罹患胃病多年，并分别做过两次胃及十二指肠修补术，郭淑云认为“久病多瘀”乃属“无形之瘀”、术后出现的瘢痕、狭窄及十二指肠溃疡所致的局部充血、糜烂、水肿导致局部狭窄、梗阻不通为“有形之瘀”据此观点，在本案的辨治中，活血化瘀的方药必不可失，因血活瘀散可使病变局部充血、水肿消散，而有利于胃脘的通降。同时，该患者久罹胃病，多日未食，中气大虚，治取张仲景的枳术汤义，以枳壳下气消痞，白术健脾助运，二者一运一降，健脾畅胃，促进脾胃功能；五灵脂、蒲黄为名方失笑散，可化瘀止血，治疗溃疡局部的充血、糜烂者尤佳；茯苓、姜半夏、陈皮为二陈汤方去甘草以健脾化湿，和胃降逆；再以三棱、莪术活血逐瘀；炒麦芽、鸡内金化积消食；白及收敛止血、消肿生肌，对于溃疡面的止血消肿、促进愈合起到甚为重要的作用。诸药为伍，集健脾化湿、降气活瘀、和胃消食为一炉，使脾胃得健，气机得畅，血瘀得散，胃脘得畅而使病愈。

八、健脾活瘀方治疗慢性萎缩性胃炎脾虚血瘀证

慢性萎缩性胃炎是消化系统的难治病之一，属中医学“胃痞”范畴，临床以胃腺体萎缩、胃黏膜变薄、黏膜肌层增厚等为主要病理特征，现已公认为是胃癌前状态中最常见的一种，尤其在与肠上皮化生同时存在时。郭淑云在长期对慢性萎缩性胃炎的观察治疗中，总结出脾胃气（阳）虚是本病重要的发病基础，胃络瘀阻是其重要病机，益气补中、健脾养胃、活血化瘀、通络消痞是基本治则，并自拟“健脾活瘀方”治疗本病。

（一）对慢性萎缩性胃炎主要病机的认识

1. 脾胃气（阳）虚是慢性萎缩性胃炎重要的发病基础

慢性萎缩性胃炎虽病机复杂，且多虚实夹杂，然溯本求源，脾胃气（阳）虚为其发

病的基本病理基础。这是因为，胃腑以通为用，胃气以降为和，然这一功能需脾之运化与升清功能正常方可进行。若久病失养，年老体衰；或素体亏虚，中气不足；或饮食不节，饥饱失常；或误服攻下克伐之剂戕伤中气；或外邪侵袭，寒伤中阳；或思虑过度，情志内伤；或劳倦过度等，皆可损伤脾胃，使脾胃纳化失司，气血生化乏源，胃络失养而致黏膜腺体萎缩。此外，又因慢性萎缩性胃炎多是在原有胃病的基础上迁延日久，反复不愈，渐进演变而来，病程日久，不仅脾气亏虚，且亦多见脾阳虚馁之象，如胃脘痞满或隐痛、喜温喜按、泛吐痰涎、神疲乏力、畏寒气短等症状，故脾胃气（阳）虚不仅为本病的发病基础，并常贯穿于整个发病过程中。

2. 胃络瘀阻是慢性萎缩性胃炎的重要病机

慢性萎缩性胃炎多在慢性胃炎的基础上反复不愈、久病不已发展而来，久病不但多虚且多瘀，临证所见，形成胃络瘀阻的成因多为两大方面：

（1）由虚致瘀：若素体脾胃虚弱，或久病失养等致气虚无力推动血行；或素体脾胃虚寒无以温煦，寒凝胃络；或过食辛辣化燥生热，使阴虚津枯，阴血黏稠等，均可因虚而致胃络瘀阻。

（2）由实致瘀：气血运行于周身，贵乎流通调畅。若郁怒伤肝，肝气犯胃；或过食生冷，寒积胃脘；或暴饮暴食，食积于胃；或过饮烈酒，湿热中阻；或过食肥甘，酿生痰浊等壅塞中焦，均可影响脾胃的纳、化、升、降，日久由气及血，由经入络，气血俱病，络道不利，气血壅滞不行而致瘀。胃络瘀阻，既可使胃腑功能进一步失调，脾胃升降失常；又可因胃络瘀阻，血行不畅，脏腑失养，使脾胃愈加虚弱；脾胃气虚，无力斡旋气机之升降、推动血液之运行，致血瘀益甚，如此因虚致瘀，由瘀致虚，形成不良循环，而致病情迁延难愈。

（二）慢性萎缩性胃炎脾虚血瘀证的治疗

由于脾胃气（阳）虚是慢性萎缩性胃炎的发病基础，胃络瘀阻是其重要病机，故健脾益气，活血通络为其重要的治疗原则。

1. 益气补中，健脾养胃

慢性萎缩性胃炎的发生是多种病因致胃失受纳腐熟，脾失运化输布，使气血生化乏源，胃体失于濡养而致。故益气补中，健脾养胃为基本治则，同时辅以和胃降气法，使脾升胃降，脾胃功能正常；气血生化有源，胃体得养，则胃黏膜萎缩之疾可望恢复。现代医学实验表明，健脾益气方药可提高胃黏膜修复能力，提高胃壁防护作用，并可修复黏膜的萎缩、肠上皮化生与异型增生，故健脾益气法为治疗慢性萎缩性胃炎的首要治则。通过对本病伴肠化和（或）异型增生患者的治疗，发现益气补中，健脾养胃法不仅可以改善患者的症状，还可使胃黏膜按正常细胞分化，有效干预并扭转肠上皮化生及异型增生，从而有效降低或阻止本病向胃癌发展的风险。

2. 活血化瘀，通络消痞

慢性萎缩性胃炎常可因诸多因素导致因虚致瘀或因实致瘀，而胃络瘀阻，使胃黏膜失养，导致并加重了本病的发生，故活血化瘀、通络消痞也是治疗本病的必施之法，正如清代叶天士《临证指南医案》所载："初为气结在经，久则血伤入络……必理血分……兼通络瘀。"通过活血化瘀，疏通络脉，使局部气血通畅，水谷精微得以输布，胃腑得养，而有利于疾病之逐渐向愈。现代医学研究证明，活血化瘀可以改善微循环，加快血流速度，改善组织营养，促进局部炎症吸收、萎缩腺体修复、肠上皮化生或异型增生消退。

综上所述，针对慢性萎缩性胃炎脾胃气（阳）虚，胃络瘀阻之病机，合理、灵活地运用益气补中、健脾养胃、活血化瘀、通络消痞之治则，标本兼顾，补其不足，攻其有余，使脾胃功能恢复，气旺血行，脉络通达，进而达到治愈本病的目的。

（三）健脾活瘀方药组成及方义分析

健脾活瘀方由党参、白术、茯苓、黄芪、山药、丹参、檀香、砂仁、三棱、皂角刺、炙甘草等组成。方中党参、白术、茯苓、炙甘草为四君子汤，以益气补中，健脾养胃，与黄芪、山药同用，加强益气健脾、补虚培本之力，立足补虚促运，从本论治；三棱为血中气药，与丹参、檀香、砂仁为伍，以活血祛瘀，行气和胃；皂角刺本为托毒排脓，活血消痈之品，然据郭淑云临床体会，其疗脘腹胀满，消谷消痞之力较强。诸药合用，既可健脾益气、促进纳运，又可活血通络、行气消痞。全方具有补而不滞、通不伤正、通补兼施、扶正祛邪的特点，体现了辨证论治的特色。

（四）病案举例

案 1. 胃痞

李某，男，38 岁，2015 年 5 月 12 日来诊。

主诉：胃脘胀满 6 天余。

现病史：患者经常饮食不规律，加之劳累，6 天前出现吞咽食物不畅，纳差，稍食即饱，餐后胃脘胀痛，嗳气后胀痛感好转，间断服用奥美拉唑胶囊、莫沙必利片和中成药荆花胃康胶囊、开胸顺气丸等，症状时轻时重。2015 年 3 月下旬，因进食凉调菜肴，上述症状相继出现，且日益加重，经服雷贝拉唑胶囊等西药效果不佳，在河南某医院检查胃镜提示：食管正常；慢性萎缩性胃炎。病理提示：（胃窦）中度慢性萎缩性炎，伴肠上皮化生。现症：胃脘胀满，时有疼痛，餐后加重，按之胀痛益甚，嗳气，不思食，饮食较前减少过半，周身乏力，大便溏薄，每天 2～3 次，舌质暗淡，舌体稍胖大，苔白腻，脉缓无力。

中医诊断：胃痞（脾虚血瘀，气滞食积证）。

西医诊断：慢性萎缩性胃炎伴肠上皮化生。

治法：健脾益气，活血通络，降气消食。

方药：健脾活瘀方加味。党参 15g，黄芪 12g，炒白术 20g，茯苓 15g，炒山药 30g，三棱 10g，丹参 30g，皂角刺 10g，檀香 6g，砂仁 10g，枳壳 12g，制半夏 6g，厚朴 10g，焦三仙各 12g，炙甘草 5g。10 剂，每天 1 剂，水煎服。

二诊：2015 年 5 月 23 日。胃脘胀痛减轻，食量有所增加，嗳气未减，大便基本成形，每天 1～2 次。上方加丁香 10g，柿蒂 20g。20 剂，每天 1 剂，水煎服。

三诊：2015 年 6 月 15 日。诸症明显减轻，饭后偶有嗳气，大便基本成形，每天 1～2 次。上方党参加量至 20g。20 剂，每天 1 剂，水煎服。

四诊：2015 年 7 月 6 日。诸症基本消失，食量基本复常，乏力明显改善，此后依据脉症，上方药稍加调整，每天 1 剂。服药近半年，胃镜复查提示：慢性浅表性胃炎。病理检查：胃黏膜慢性炎。

【按语】本例虽然发病时间不长，却有长期饮食不节、劳累伤脾损胃的病史，终致脾胃纳化失司，脾虚无以化生精微以充四肢，胃气壅滞，血行不畅，瘀滞中焦，而致胃脘胀满疼痛、嗳气、乏力等症状，治宜健脾活血为主，理气消积为辅，以健脾活瘀方加味。方中党参、黄芪、炒白术、茯苓、炒山药、炙甘草健脾益气，以促运化；三棱、丹参活血化瘀，通络止痛；檀香、制半夏、枳壳、厚朴行气解郁，降逆消胀；焦三仙、砂仁、皂角刺醒脾开胃，消食化积。诸药合用，补中寓通，标本兼治而使病患逐渐向愈。

案 2. 胃痞

刘某，男，64 岁，2016 年 11 月 7 日来诊。

主诉：胃脘胀满、隐痛，反酸时常发作 27 年余，胃脘不适复发 1 个月。

现病史：患者经常不能按时就餐，饥饱无常，27 年前即觉空腹及进食后胃脘不适，自购西药胃得乐、硫糖铝、丽珠得乐、奥美拉唑胶囊及中成药香砂养胃丸等间断服用，1年前曾出现胃脘胀满、隐痛、反酸、嗳气等症状，于广州某医院胃镜检查提示：糜烂性胃炎，服西药及中成药而诸症缓解。1个月前因进食不当致呕吐、胃脘胀痛等症加重，于河南省某医院胃镜检查提示：慢性食管炎；慢性萎缩性胃炎伴颗粒样增生。病理检查提示：（胃窦）中度慢性萎缩性炎伴中度肠化，经服西药症状不能缓解。现症：胃脘胀满，喜暖畏寒，夜间胃脘痛甚，发作频繁而影响睡眠，时有嗳气、反酸，食量减少，大便溏薄，每天2次左右，体重下降约2kg，身体倦怠，舌质暗淡，苔薄白，脉弱无力。

中医诊断：胃痞（脾胃阳虚，胃络瘀阻，胃失和降证）。

西医诊断：慢性食管炎；慢性萎缩性胃炎伴肠上皮化生。

治法：健脾益气，活血通络，和胃降逆。

方药：健脾活瘀方加减。党参15g，黄芪18g，炒白术20g，茯苓15g，炒山药30g，桂枝6g，炒白芍15g，干姜10g，三棱10g，延胡索15g，丹参30g，皂角刺10g，降香12g，砂仁10g，枳实15g，木香15g，刀豆子30g，炒麦芽30g，炙甘草5g。14剂，每天1剂，水煎服。

二诊：2016年11月22日。胃脘胀满明显减轻，喜暖畏寒稍有改善，夜间胃脘疼痛、嗳气消失，时有反酸，食量增加，大便稍溏薄，每天1次，身体倦怠明显好转，舌质暗淡，苔薄白，脉稍弱。上方去刀豆子，黄芪加量至25g，继服21剂。

三诊：2016年12月13日。胃脘胀满基本消失，喜暖畏寒明显改善，时有反酸，食量增加，大便正常，每天1次，时感体倦，舌质暗淡，苔薄白，脉稍弱。上方去降香，加海螵蛸15g，煅瓦楞子15g，继服21剂。

四诊：2017年1月4日。胃脘胀痛、反酸未作，已无明显的喜暖畏寒，食量可，余无其他不适，舌质稍暗淡，苔薄白，脉稍弱。上方加减调治半年，胃镜复查提示：慢性浅表性胃炎。病理检查提示：胃黏膜慢性炎。

【按语】该患者因长期未按时就餐，饥饱无常，伤及脾胃，以致脾胃阳虚。中阳不足，失于温养，胃络瘀阻则夜间胃脘痛甚，喜暖畏寒；脾虚胃弱，升降失常，则胃脘胀满、嗳气、反酸；纳化失司，则食量减少，大便溏薄；身体倦怠，舌质暗淡，苔薄白，脉弱无力，乃气虚血瘀，形体失养之征。方药以健脾活瘀方加味，方中以党参、黄芪、炒白术、茯苓、炒山药、干姜、桂枝、炒白芍、炙甘草寓四君子汤与黄芪建中汤之义以温中散寒，健脾养胃；三棱、延胡索、丹参、降香、枳实、木香、刀豆子活血化瘀，和降胃气；皂角刺、砂仁、炒麦芽醒脾开胃，消食化积。诸药为伍，共达温中补虚、行气化瘀、健胃消食之效。由于本病病程较长，难以短期获愈，故临床上即使病证得以消除，也需依法治疗半年以上，以使本病在胃镜黏膜相及病理上得到治愈。

九、胆汁反流性胃炎肝气犯胃证的论治

胆汁反流性胃炎是消化系统的常见病、多发病，且发病率呈上升趋势，约占慢性胃炎的14.5%。临床多表现为胃脘胀痛，口苦嗳气，反酸烧心，纳差等，胃镜下可见黏液糊呈淡黄色或黄绿色。中医无此病名，但古籍中之“呕胆”“胆瘅”“胃脘痛”“胃痞”“口苦”等病证之描述多属于本病范畴。郭淑云根据多年的临床观察，认为本病的发生虽病位在胃，但与肝胆功能失调密切相关，如清代叶天士所谓“肝为起病之源，胃为传病之所”，故临床辨证以肝气犯胃证者最为多见，本篇依此予以论治。

（一）对胆汁反流性胃炎肝气犯胃证病因病机的认识

1. 情志和饮食失宜是引起本病的主要因素

郭淑云通过临床观察，认为胆汁反流性胃炎的病因与情志、饮食等因素最为有关，常因此引起本病的复发或加重。唐代杨上善释《素问・奇病论》曰：“胆为肝腑，肝为内将其人有谋虑不决，伤胆，气上，胆溢，从咽入口，口苦，名曰胆瘅”；《灵枢・四时气》曰：“善呕，呕有苦，长太息……邪在胆，逆在胃，胆液泄则口苦，胃气逆则呕苦，故曰呕胆”，指出了抑郁焦虑等不良情绪能使肝之疏泄失司，致胆汁不循常道，上逆入胃而引起本病。《医学正传・胃脘痛》载：“致病之由，多由纵恣口腹，喜好辛酸，恣饮热酒煎煿，复食寒凉生冷……故胃脘疼痛”，阐述了饮食不节、恣食辛辣等物伤及脾胃的致病之由。总之，依据先贤理论及临床观察，郭淑云认为本病发病的因素多为情志失和，致使肝脏疏泄失常，胆气横逆犯胃，使胃气郁滞上逆为病；或因饮食失宜，酒食不节，嗜食肥甘厚味，致湿热内蕴于脾胃，熏蒸于肝胆，使肝气郁阻，胆汁排泌失常，随胃气上逆而致本病。临床所见，随着现代生活和工作节奏的加快，情志和饮食因素在本病发病中的作用亦愈加突出。

2. 肝失疏泄，胆气上逆，胃失和降为本病最常见的病机

肝主升发疏泄，肝之余气泄于胆，化生胆汁；胆附于肝，主储藏与排泄胆汁。肝脏疏泄正常则胆汁的分泌和排泄正常，以助脾胃的运化与吸收。胃主受纳、腐熟水谷；脾主运化、转输水谷精微；食物的正常腐熟、消磨有赖胆汁的疏泄以助其运化及肝的升发、畅达以助其升降。胃以降为和，脾以升为健。胃气的通降依赖肝气的疏泄条达，同时，

肝胆亦需脾胃化生的气血以荣养，功能乃得正常。因此，肝胆脾胃在胆汁的分泌、排泄及食物运化、吸收方面必得相互配合、相互为用，否则常可出现五行中所谓的“木不疏土”“肝木乘土”“土不荣木”“土郁木壅”等失衡之证。对于本病而言，临床最常见的病因即是情绪郁怒或饮食失宜致肝失疏泄，胆气上逆，使胃失和降，脾失健运以致胆汁逆流入胃，进而使本病发生。

（二）本证当从肝胆胃三脏腑辨证治疗

由于本病证由肝气犯胃所致，病机涉及肝胆胃三脏腑，故治当从肝胆胃三脏腑论治，因只有肝的疏泄功能正常，胆汁方能下输肠道，胃气才能正常和降，方以柴胡舒肝散（柴胡、醋香附、川芎、枳壳、白芍、陈皮、炙甘草）加减。

方中柴胡疏肝利胆，使气机调畅，升清降浊，胆汁归于常道而为君药；醋香附、川芎疏肝理气，行气活血，两者助柴胡解肝经之郁，增行气之效而为臣药；陈皮、枳壳善理脾胃气滞，又可燥湿和胃；白芍养血敛阴，柔肝止痛为佐药；甘草调和诸药为使药。诸药合用，共奏疏肝利胆、和胃降逆之功。

临证还可根据病情酌加青皮、佛手、郁金、川楝子等药以疏肝解郁；胃气郁滞，胃失和降甚者可加降香、甘松、木香等；脾虚者可加党参、太子参、茯苓、山药等；纳差食少者加麦芽、神曲、鸡内金等；呕恶者加姜半夏、砂仁、生姜等；反酸明显者加白及、海螵蛸、煅瓦楞子等；大便秘结干燥者，加决明子、火麻仁、郁李仁等；肝胆郁滞化火者加黄芩、金钱草等。

需注意的是：

（1）基于肝主疏泄，喜条达，肝为刚脏，宜柔不宜刚的生理特点，需结合病情的轻重，掌握好疏肝药物的用量。因疏肝理气药物大多温燥，用药后病证减轻即当逐步减量，以免过用久用而致化燥伤阴。柴胡疏肝散方中之白芍，既可养血柔肝，又可防止肝阴耗伤，与甘草为伍乃芍药甘草汤，还可解痉止痛，常与疏肝药物伍用。

（2）畅情志、慎饮食，预防本病的加重与复发。由于情志和饮食失宜在胆汁反流性胃炎的发生发展及转归中起着极为重要的作用，故叮嘱患者尤应注重畅情志、调饮食，在情绪上戒郁怒、烦闷；在饮食上勿过饱及食酸辣甜硬油腻的食物，并当避免吸烟、饮酒等不良生活习惯等，如此，对于促进本病的治愈及防止复发至关重要。

十、健脾和胃汤与功能性消化不良

功能性消化不良（FD）主要表现为上腹痛、早饱、餐后腹胀、嗳气、上腹烧灼感、恶心、呕吐等，可单独或以一组症状出现，在相关检查中若没有查到可以解释上述症状的器质性疾病的依据，即可诊断为本病。依据其临床证候表现，当属于中医学的“痞满”“胃痛”“反胃”“嘈杂”等范畴。郭淑云认为本病的发生主要在于脾胃气虚，胃失和降，饮食停滞；亦有因情志因素引起肝气郁滞，肝气犯胃者，但仍不离乎脾虚。

主症：脘腹胀满或胃脘隐痛，饮食减少，食后不易消化。

次症：嗳气，反酸烧心，少气懒言，疲乏无力，大便稀溏。

符合主症三项，次症两项以上者即可诊断为本病。治疗方药：健脾和胃汤为主方。党参、黄芪、白术、茯苓、山药、枳壳、陈皮、三棱、炒麦芽、神曲、鸡内金、山楂、炒牵牛子。每天 1 剂，水煎分两次早晚服。

方义分析：方中党参、黄芪、白术、茯苓、山药健脾益气，补中养胃；枳壳、三棱、炒牵牛子、陈皮行气消积，除痞止痛；神曲、炒麦芽、山楂、鸡内金运脾消食，化积和中。诸药合用，共奏健脾养胃，行气消食，化积止痛之功。

辨证加减：兼两胁胀痛者，加香附、郁金、乌药。腹胀较甚者，加木香、甘松、厚朴。时欲呕吐者，加砂仁、姜半夏、竹茹。嗳气者，加柿蒂、刀豆子。大便溏薄者，加炒薏苡仁、芡实、诃子。胃脘疼痛者，加延胡索、川楝子、丹参。泛酸烧心者，加海螵蛸、煅瓦楞子、浙贝母、炙甘草。

案 1. 纳差

王某，男，68 岁，2015 年 6 月 7 日来诊。

主诉：纳差不思食，食后腹胀 2 年，加重 1 个月。

现病史：患者自述于 2 年前因饮食过多等出现消化不良，口服莫沙必利片、复方消化酶胶囊、复方阿嗪米特片等药病情时轻时重，1 个月前因饮食稍有不慎而病情加重，20 天前入住某医院治疗，经肝肾功能、血糖血脂、心电图、B 超等多项检查未见异常，胃镜检查亦未发现溃疡等器质性病变；口服达吉胶囊、多潘立酮片、多酶片等数种药物均取效甚微。现患者倦卧于床，言语低微，形体消瘦，自述无饥饿感，不思食，食后脘腹胀甚，时有嗳气，疲乏无力，难以行走，舌质淡，苔白，脉弱。

中医诊断：纳差（脾胃气虚，饮食停滞证）。

西医诊断：功能性消化不良。

治法：健脾益气，和胃消食。

方药：健脾和胃汤加味。党参 12g，黄芪 12g，太子参 15g，生白术 15g，生山药 20g，茯苓 15g，枳壳 15g，三棱 8g，莪术 8g，炒麦芽 30g，山楂 10g，神曲 10g，鸡内金 10g，炒牵牛子 2g，陈皮 12g。7 剂，每天 1 剂，水煎服。

二诊：2015 年 6 月 14 日。家人来诊诉服上药 3 剂后，患者胃脘部胀满减轻，有食欲感而食量增加，嗳气消失，精神好。上方继服 7 剂。

三诊：2015 年 6 月 22 日。患者来诊诉饮食已正常并出院，现食欲如常，胃胀满消失，近几日晨起散步亦觉身体有力。上方去陈皮，7 剂，每天 1 剂，水煎服。后随访患者诸证未作。

案 2. 胃痞

李某，男，52 岁，2016 年 12 月 5 日来诊。

主诉：胃胀纳差 8 月余。

现病史：患者诉自今年 4 月以来饮食稍有不慎即感胃脘胀满，纳差，时感乏力，便溏。今年 10 月份胃镜检查结果提示：未见溃疡、糜烂等病变；肝肾功能、B 超、甲状腺功能等检查未见异常，以往曾服中西多种药物未有好转。现症：胃胀，纳差不思食，进食胀甚，时感恶心，气短嗜卧，周身乏力，大便溏薄，每天 3～4 次。舌质淡，苔薄白，脉稍弱。

中医诊断：胃痞（脾胃气虚，饮食停滞证）。

西医诊断：功能性消化不良。

治法：健脾止泻，消食和胃。

方药：健脾和胃汤加减。党参 15g，黄芪 12g，炒白术 20g，茯苓 20g，炒山药 25g，枳壳 15g，三棱 10g，炒麦芽 30g，神曲 10g，鸡内金 12g，炒牵牛子 2g，陈皮 10g，姜半夏 8g，炒薏苡仁 30g，芡实 20g，诃子 15g。7 剂，每天 1 剂，水煎服。

二诊：2016 年 12 月 13 日。已有食欲感，饭后稍感胃胀，恶心消失，气短乏力减轻，大便已成形，质软，每天 2 次。舌质淡，脉稍弱。上方去陈皮。7 剂，每天 1 剂，水煎服。

三诊：2016 年 12 月 21 日。胃胀消失，饮食正常，未再恶心，身体较前有力，大便成形，每天 1 次，舌质淡，脉象较前有力。上方去姜半夏、诃子。7 剂，每天 1 剂，水煎服。

【按语】郭淑云认为，功能性消化不良多由脏腑功能不足所致。五脏之中究之脾胃，故当从脾胃入手辨治。中医学认为：脾胃为后天之本，为气血生化之源；胃主受纳、腐熟水谷，脾主运化水谷精微，以荣养周身。若因饮食不节、劳倦过度、七情失调等皆可致脾胃虚弱，纳化失常，失其升清降浊功能而罹患功能性消化不良，出现上腹部胀满疼痛、食欲不振、早饱、嗳气、恶心、烧心、吐酸等症。基于脾胃虚弱，纳化升降失常是功能性消化不良的基本病机，故治当以健脾益气、和胃消食等为主要治则，使脾胃健旺，恢复其正常的纳化升降功能则本病可愈。

健脾和胃汤由党参、黄芪、白术、茯苓、山药、枳壳、陈皮、三棱、炒麦芽、神曲、鸡内金、炒牵牛子组成。方中党参、黄芪、炒白术、茯苓、炒山药益气健脾，治脾虚食少等症，《药品正义》载："党参力能补脾养胃，润肺生津，健运中气，……健脾运而不燥，滋胃阴而不湿……鼓舞清阳，振动中气……（太子参）治脾虚腹泻，怠惰嗜卧，四肢困倦"；药理实验表明，太子参具有抗疲劳、抗缺氧、抗炎、抗衰老等增强免疫力的作用，其25%醇提物能降低人体脾虚的发生率。炒山药健脾益胃，固肾益精，用于脾虚气弱之食少便溏或泄泻等证，《本草正》载："山药，能健脾补虚，滋肾固精，治诸虚百损，疗五劳七伤"；药理实验表明山药含有淀粉酶、多酚氧化酶等物质，有利于脾胃消化吸收的功能，能增强T淋巴细胞的活性，提高网状内皮系统的吞噬能力，增强机体的免疫功能。炒麦芽消食，和中，下气，治食积不消，脘腹胀满，食欲不振，《滇南本草》载麦芽"宽中，下气，止呕吐，消宿食，止吞酸吐酸，止泻，消胃宽膈"；药理实验表明麦芽含淀粉酶，具有助消化作用，麦芽煎剂对胃蛋白酶的分泌有促进作用。山楂消食积，治肉积、痞满、吞酸，《日用本草》载其"化食积，行结气，健胃宽膈"；药理实验表明山楂含脂肪酶，能促进脂肪消化，并能增加胃消化酶的分泌，以促进消化，对胃肠功能有一定调节作用，对松弛的大鼠胃平滑肌有增强作用。陈皮气香味温，能行能降，具有理气运脾，调中快膈之功，《名医别录》载其"主脾不能消谷，气冲胸中"；药理实验表明陈皮所含挥发油对胃肠道有温和的刺激作用，可促进消化液的分泌，排除肠管内积气，显示了芳香健胃的效用等。上述药物具有健脾益气，健胃消食之功和补而不滞、通而不峻之特点。郭淑云根据临床观察，认为本方药对于脾胃虚弱、饮食不消、胃失和降之功能性消化不良有较好疗效。

十一、润肠通便浓缩丸治疗慢性功能性便秘的诊疗体会

慢性功能性便秘为临床常见病证，以排便时间延长、大便干结或艰涩不畅为特征。20余年前，郭淑云在滋养阴血以润肠道、通腑导滞以保津液、降气化瘀以通为用的基础上研制出"润肠通便浓缩丸"（何首乌、油当归、大黄、枳实、桃仁等）用以治疗慢性功能性便秘效果颇佳，且远期疗效巩固，现简述郭淑云治疗慢性功能性便秘的几点临床体会。

（一）滋养阴血以润肠道

祖国医学认为：久病、产后或年高体弱之人，或过用汗、利、燥热之品，或劳役过

度、房室劳倦等，皆可导致阴津不足、血液亏虚。阴亏血虚不能下润大肠，使肠道干涩，则致大便干燥，甚至秘结不通，故阴亏血虚是便秘的重要因素之一，如明代秦景明《症因脉治・大便秘结论》载："久病伤阴，阴血亏损，高年阴耗，血燥津竭，则大便干而秘结。若血中伏火，煎熬真阴，阴血燥热，则大便亦为之闭结"；明代孙文胤《丹台玉案・秘结门》亦载："衰老之人多患结，以其血不足而大便干燥也"，指出阴血亏虚，津液涸竭，无以濡润肠道而致便秘，治疗应从滋津液、养阴血着手，犹如河水充盈，干涩得除，则舟穑自行。润肠通便浓缩丸中之何首乌、油当归滋养阴血，润肠通便，使肠道阴血充足，燥结得润，则便秘得除，此乃治本之法。正如明代王伦《明医杂著・枳实丸论》载："津血枯涸而大便难耳，法当滋补化源。"元代朱丹溪《丹溪心法・燥结》载："燥结血少不能润泽，理宜养阴。"

案. 便秘

王某，男，53 岁，1998 年 9 月 11 日来诊。述便秘已 6 年，4～5 天 1 次，艰涩难下，伴腹胀纳差，口干，心悸头眩，查舌质稍红，脉细涩，服用酚酞片等药可取一时之效，停药后反而益甚。按证凭脉，当属阴血不足，肠胃积热。即予润肠通便浓缩丸，每次 6g，每天 2 次，温开水送服。半天后，患者大便即通，余证随减，嘱其继服，并定时登厕，养成按时排便的习惯。半年后随访，患者便秘已除。

（二）通腑导滞以保津液

临床常见素体阳盛，或嗜酒及辛辣厚味，或过服辛热之药，或热病之后，余热留恋等以致肠胃积热，耗伤阴津，燥结成实，则便秘不下。正如隋代巢元方《诸病源候论・大便不通候》篇载："大便不通者，……热气偏入肠胃，津液竭燥，故令糟粕否结，壅塞不通也"；明代虞抟《医学正传・秘结论》篇载："饮食失节，或恣饮酒浆，过食辛热，饮食之火起于脾胃，……以致火盛水亏，津液不生，故传道失常，渐成结燥之证"，说明内热为病之因，津亏为病之果，而成便秘之证。譬如盛夏炎炎，河床干涸，则致舟穑不行，法当泻热存阴。润肠通便浓缩丸中之大黄味苦性寒，泻火清热，釜底抽薪，复加何首乌等滋润之品以助之，则标本兼治，使内热除，津液足，舟穑行，便秘除。

案. 便秘

刘某，男，38 岁，1999 年 6 月 19 日来诊。平时喜食辛辣之物，患便秘已 5 年余，3～4 天 1 次，每次努挣多时而下，近半年并发痔疮、肛裂，粪便中常带鲜血，伴腹胀时痛，口干口臭，心烦易怒，舌质红，苔黄乏津，脉滑数。常服三黄片、牛黄解毒片等可缓解一时便秘，但停药后诸证依然。中医辨证当属肠胃积热，阴津亏虚。方药予润肠通便浓缩丸。每次 6g，每天 2 次，口服。1 天后大便软润而下，嘱其减药半量以巩固疗效，并戒食辛辣之品，多食瓜果蔬菜。半年后随访，排便已复正常。

（三）降气化瘀以通为用

平素若常忧愁思虑过度，或久坐少动，或久咳气逆，或术后肠道粘连等皆可导致胃肠气机壅滞，血行不畅，通降失常，糟粕内停而成便秘。明代秦景明《症因脉治·大便秘结论》载："诸气怫郁，则气壅大肠，而大便乃结。"清代尤怡《金匮翼》载："气闭者，气内滞而物不行也"，犹如河床不畅，则舟穑不得通行。法应降气化瘀，化滞消积，正如《名老中医医话·张羹梅医话》载："治顽固性便秘宜理气活血。"润肠通便浓缩丸中枳实、桃仁降气化瘀，润肠通便，使肠道结散瘀消，舟穑行驶无窒滞之患，则便秘可除。

案. 便秘

张某，女，47 岁，1998 年 5 月 6 日来诊。自述患便秘 8 年，粪质干燥，大便 3～4 天 1 次，后重窘迫，欲便不得，情志不畅，胸脘痞满，腹胀纳差，舌苔薄黄，脉弦，曾多处求医未能根治。方药：润肠通便浓缩丸。每次 5g，每天 3 次，口服。3 天后，患者喜来告，服药次日大便即顺畅而下，且日行 1 次，余症亦日渐减轻，要求继服以求巩固治疗。

【按语】慢性功能性便秘为临床常见病证。近年来，随着社会的老龄化、生活节律的加快及饮食结构的改变等，本病的发病率呈上升趋势，多数患者便意感淡漠或消失，食欲不振。若体内有毒物质在肠道停留时间过长，日久常诱发头晕、头痛、烦躁易怒、口舌生疮等症；长期用力排便，则易引起痔疮、肛裂、便血等并发症，不少高血压、冠心病、哮喘患者等每因便秘而诱发或加重病情，甚至导致急性心肌梗死、脑血管意外而危及生命。

中医学认为，慢性功能性便秘病因有多种，其病机变化亦有殊归，然阴血亏虚，燥热内结，气滞血瘀在临床最为常见，且常相互夹杂，互为因果，故治当滋养阴血，泄热通腑，降气化瘀，润肠通便并举方能显效。润肠通便浓缩丸组方精练，体现了上述病机的组方治则，方中以何首乌、油当归补益津血、濡润肠道；大黄清热泻火、导滞通腑；枳实、桃仁降气化瘀、润肠通便。诸药为伍，共奏滋阴养血、润燥开结、化瘀通便、泄热解毒之功，具有补泻相兼、寓泄于润之中、通便而不伤正、养润而不留滞的特点，故常获桴鼓之效。又因祛实寓于滋养之中，从本图治，故而远期疗效满意。

需要注意的是，在治疗本病时，一定要告知患者多饮水、多食水果、多运动、每天顺时针揉按腹部，养成定时排便的习惯；对于病程日久的顽固性功能性便秘，在服药见效时采用逐渐递减润肠通便浓缩丸，以逐步减量的服药方法，可使便秘得愈而远期疗效巩固。

十二、慢性痢疾复杂病机证治的点滴体会

慢性痢疾为临床常见病证，其中尤以罹患缠绵数年者，病机演变复杂，诊治棘手。郭淑云临证多年，辨治该类患者数十人，取效满意，现将体会总结如下。

（一）寒热错杂者宜和其寒热

痢久湿热未净，阳气已伤，或素体阳虚，复感湿热，皆可导致寒热错杂之证。治若纯投清利则阳气愈虚而湿热未必尽除；纯投温热则湿热更盛而阳气未必尽复，故治当温清并用以和其寒热，使阳气得复，湿热得清，病趋向愈。正如《医传心旨·痢疾要旨》所载："久痢寒热错杂者多，故古方俱寒热并用，如乌梅丸、温脾丸之类是也。所谓用古人之法，不可执古人之方，寒热虚实因人而施，方为善治。"

案. 痢疾

王某，女，42 岁，1997 年 3 月 27 日来诊。自诉患痢疾 3 年，经服西药、中成药、中药汤剂始终未愈，现每天解黏液便 5～7 次，少腹部隐痛，喜温喜暖，遇寒冷腹痛痢重，里急后重，大便不畅，便意未尽，口苦，舌质红，苔黄腻，脉濡数。依据脉证当属脾阳虚衰，湿热内蕴。治宜温运中阳，清利湿热。方药：理中汤合白头翁汤加减。党参 15g，炒白术 15g，炒山药 20g，吴茱萸 10g，干姜 10g，黄连 10g，秦皮 15g，白头翁 15g，马齿苋 30g，当归 10g，木香 5g。每天 1 剂，水煎服。服药 6 剂，大便每天 3 次，不成形，黏液减少，诸症已轻，舌质稍红，苔薄黄，唯感腹中稍凉，上方去秦皮，吴茱萸增量为 15g，继服 10 剂。三诊时大便已基本成形，黏液几乎不见，食量增加，诸症基本消失，予 20 剂巩固疗效。

（二）虚实并存者宜调其虚实

痢疾初起，湿热壅盛，气血瘀滞，而过用清利疏导之剂，或久患痢疾，体质素虚，

祛邪未尽，以致正虚邪恋，出现虚实夹杂之证。对其治疗，若单以清利导滞则愈加伤正损脾；若单以扶正健脾则复助长邪实，故临证宜审慎详察以调其虚实，治疗大法为通补兼施，方不致虚虚实实之误。

案. 痢疾

王某，男，53 岁，1998 年 10 月 20 日来诊。2 年前因饮食不慎而致急性痢疾，因未彻底治愈，至今仍时发时止。现排黏液稀便，每天 4～5 次，肛门坠胀，气短乏力，纳少，腹胀，左下腹时有刺痛感，情绪郁闷时病证加重，舌质暗淡，苔薄白，脉弦细。细加辨证当为脾虚气结，瘀血阻络。治宜益气健脾，行气化瘀。方药：四君子汤合芍药汤加减。党参 15g，苍术 10g，白术 10g，茯苓 15g，薏苡仁 30g，枳壳 10g，槟榔 10g，木香 10g，当归 15g，白芍 15g，延胡索 15g，生甘草 5g。每天 1 剂，水煎服。服药 8 剂，大便每天 2 次，腹痛大减，便中黏液减少，肛门坠胀已除，效不更方，继服 15 剂后，大便基本成形，便中黏液消失，纳食增加，气短乏力日渐减轻，上方去槟榔、延胡索，继服 18 剂，诸症基本蠲除，原方量扩大 10 倍，研为细粉，制为水丸，每服 6g，每天 3 次，巩固治疗。

（三）阴虚湿热者宜养阴清肠

湿热痢久，热重于湿，邪热劫伤阴液；或素体阴虚，复患热痢；或湿热痢疾妄投辛香行气之品耗伤阴津等，皆可导致阴虚湿热之证，正如清代孔毓礼《痢疾论》所载："大凡痢久津竭，真阴未有不虚，所谓痢多亡阴也。"对于本证，若独予养阴则湿热羁留愈甚，独予清热利湿则阴液更加耗亡，故治应养阴清肠并举，使热清阴充，以竟全功。

案. 痢疾

马某，男，47 岁，2000 年 4 月 9 日来诊。慢性痢疾时常发作 4 年，多方求医未能根治，现大便每天 6 次左右，便中夹杂赤白黏冻，量少黏滞，里急后重，少腹隐痛，口干，手心发热，舌红苔黄腻，脉细数。据证凭脉当属阴虚湿热。治宜滋养阴液，清利湿热。方药：驻车丸加减。当归 15g，白芍 18g，阿胶 15g（烊化），五味子 12g，玉竹 15g，天花粉 15g，黄连 10g，木香 10g，枳壳 10g，马齿苋 30g，地锦草 30g，生地榆 20g，槐米 15g，地骨皮 12g。水煎服，每天 1 剂。服药 9 剂，大便每天 2 次，赤白黏冻减少，排便较前畅利，里急后重、少腹隐痛等症基本消失，上方去地骨皮，继服 15 剂。大便每天1～2次，便中赤白黏冻已除，病情基本稳定，上方去阿胶、枳壳，再服25剂，调治善后。

（四）阴阳两虚者宜益阴温阳

久痢便带脓血不愈，或禀赋不足、劳役过度，复患下痢不止，或湿热痢久，耗损阴液，或过投清利湿热之剂损伤阳气等，以致阴血亏虚，阳气不足，形成阴阳俱虚之候。此时，若专事滋补则阳气更惫；专事温补则阴血愈竭，故当滋养阴血，温补阳气，使阴血得生，阳气复长，阴平阳秘，而沉疴得愈。

案. 痢疾

马某，男，49岁，1998年11月3日来诊。患慢性痢疾已8年。初因饮食不洁致急性中毒性痢疾，经抢救而愈。3个月后复因饮酒及食生冷之品复发，大便每天8～9次，里急后重，便带脓血，服泻痢停及输液等诸症已消，但此后稍有饮食不慎即发。近1年来痢无休止，遍服中西药物，痢终未瘥。现大便每天7～8次，里急后重，便带脓血及少量血液，伴里急后重，虚坐努责，手足心热，烦渴，少腹持续绵绵作痛，喜暖熨温食，但食量甚少，腰膝酸软发凉，面色萎黄发暗，神情倦怠，语声低微，舌质淡苔白，脉细数无力。据证分析当属阴血俱亏，脾肾阳虚。治宜滋养阴血，温补脾肾，佐以调气行血。方药：黄连阿胶汤合真人养脏汤加减。党参12g，炒白术10g，莲子肉10g，阿胶12g（烊化），熟地黄10g，当归12g，炒白芍12g，干姜8g，肉豆蔻10g，补骨脂8g，诃子5g，上肉桂粉1g（冲），砂仁5g，炒麦芽20g，枳壳15g，木香10g，黄连10g，芥穗炭12g，炙甘草3g。每天1剂，水煎，冲服鸡子黄1枚。服药10剂，大便略成形，每天2次，脓性黏液量减，血液几乎不见，腹痛、里急后重、手足心热等症均有不同程度的减轻，上方略作增减续服15剂，大便每天1次，成形，便中带血及腹痛里急消失，饮食增加，精神好转，但大便中仍有少量黏液，时感口渴，上方去上肉桂粉、芥穗炭，加石斛12g，继服22剂后，患者喜来告曰，大便成形、略软，余症均失，为求善后，上方去鸡子黄，原量扩大10倍，共研极细粉，每次6g，每天3次，开水煮沸服用，同时嘱其注意饮食宜忌。次年随访病未复发。

（五）体会

(1) 郭老师临床体会，若痢疾病久，常常存在寒热错杂、虚实并见等种种复杂病机。

对于寒热错杂者，应辨明虚寒、寒湿，或湿热、热毒；对于阴虚湿热证，病程较短者多表现为湿热为主，阴虚次之，病程较长者则多以阴虚为主，湿热次之；对于阴阳俱虚者，应辨明是以阴血亏虚为主，还是阳气亏损为主，视其现症之孰主孰次而审证投药，抓主兼次，或七温三清，或三温七清，或半温半清；或清除湿热为主，滋养阴液为辅，或滋养阴液之中少佐清利湿热之品；或以大补阴血为主，兼以温阳，或重以温阳兼益其阴血等；亦有寒热虚实并见之病机更为复杂者，临证当灵活权变，方可契中病机，而获满意疗效。若墨守成规，必“故病未已，新病复起”（《素问·移精变气论》）。

（2）在甄别阴阳、虚实、寒热时，当以舌质舌苔最为重要。应详审舌体之胖大瘦小，有无裂纹齿痕；舌质之红绛暗淡；舌苔之厚薄滑腻；苔色之黄白灰黑；舌面津液之多寡。正如《医门棒喝·伤寒论本旨》所载：“观舌本，可验其阴阳虚实；审舌垢，即知其邪之寒热深浅也。”此外，在辨别症状方面，着重察看大便黏液之黏稠或清稀；里急后重之爽与不爽；便血之鲜红或暗红；腹痛喜按或拒按；口渴欲饮或不欲饮等。舌症相参，结合病史之久暂、体质之强弱、脉象之虚实迟数等，即可明辨复杂病机，以此遣方用药，多能爽而不谬。

十三、运用枳术汤与枳术丸加味组方治疗脾胃病证

郭淑云在临床上治疗脾胃病，尤喜以张仲景的枳术汤与刘完素的枳术丸为组方中的引领药物，加味治疗脾胃纳运升降失常引起的诸多疾病。

（一）枳术汤与枳术丸之别

张仲景的枳术汤出于《金匮要略·水气病脉证并治》，其载：“心下坚，大如盘，边如旋盘，水饮所作，枳术汤主之。”该方由“枳实七枚，白术二两”组成，方中以枳实为主，行气散结消痞；白术为辅，健脾化饮利水。二药相伍，行不伤正，补不留邪，治疗脾虚气滞，失于输转，以致水气痞结于胃部而致的胃脘胀满。

张元素的枳术丸将枳术汤中白术、枳实的比例做了调整，并改汤为丸，名为枳术丸。其学生李东垣在《内外伤辨惑论》记载：“治痞，消食，强胃。白术二两，枳实麸炒黄色，去穰，一两，上同为极细末，荷叶裹烧饭为丸，如梧桐子大，每服五十丸，多用白汤下，无时。”方中以白术为主，重在健脾益气，以助脾运；枳实为辅，降气化滞，消痞除满；并配荷叶烧饭为丸，取其芬芳升清，助白术以增健脾益胃之功。治疗脾胃虚弱，气机停滞，食少不化之脘腹痞满证。

（二）枳术汤与枳术丸的应用

1. 枳实（枳壳）、白术的用药

枳术汤与枳术丸中枳实、白术的剂量不同，决定了治疗不同的病机侧重点与病证。胃主受纳腐熟水谷；脾主运化水谷与水湿；胃主降浊，使糟粕得以下行；脾主升清，将水谷所化生的精微以布散周身；故脾胃的功能失常表现在纳运升降的异常，导致气虚、气滞、食积、水饮等不同的病机与证候。白术归经脾胃，功在补中健脾，燥湿利水，主治脾虚失运，水湿内停诸证，诸如食少便溏，倦怠乏力，痰饮水肿等症；枳实归经脾胃大肠，功在破气消积，化痰除痞，主治食积停滞，腹痛便秘，泻痢不畅，痰浊阻滞，胸脘痞满等症；而枳壳归经、功用与枳实相同，但作用较缓，以行气宽中除胀为主。基于上述二方中枳实（枳壳）、白术的功能及作用特点，郭淑云在药物的应用上，若以胃气滞等偏实证为主者，重用枳实；若以脾气虚为主者，重用白术。在炮制和剂量上，结合生白术不燥，大剂量有润肠作用的特点，常用于治疗易于便秘的患者（或治疗虚秘），可用15～70g；炒白术燥湿健脾，有止泻作用，常用于治疗泄泻；枳实用于相对病重体壮之胃肠积滞证，枳壳用于相对病轻体弱之胃肠气滞证；枳实偏走于下，主治病位偏于肠，枳壳偏走于上，主治病位偏于胃，剂量可在10～30g；若清阳不升，湿浊困脾者，用荷叶。总之在临证中，还须依不同的病证、病体灵活应用，忌一概而论。

2. 以枳术汤与枳术丸为主的临床组方应用

由于临床脾胃病种类繁多，病机复杂，先贤一些医家多在二方的基础上加味组方治疗。受其影响，郭淑云在治疗脾胃病时，尤喜以此二方作为治疗脾胃病的引领药物，用不同的组方治疗脾胃功能失常所导致的诸多疾病。根据临床常见的病证，设立以枳术为主的系列组方加减用药：

（1）枳术健脾方（枳术汤与六君子汤组合加味）：白术、枳实（枳壳）、党参、黄芪、茯苓、山药、陈皮、木香、炙甘草等。

功能：补中益气，健脾助运为主。

主证：纳差食少，气短乏力，面色萎黄，手足不温，大便溏薄，舌质淡，苔薄白，脉虚弱等。

（2）枳术行气方（枳术汤与自拟疏肝畅胃汤组合加味）：白术、枳实（枳壳）、郁金、香附、木香、陈皮、厚朴等。

功能：疏肝和胃，行气消胀为主。

主证：脘胁胀满，胸闷善叹息，嗳气少食，每因情志不畅而诱发，舌质淡，苔薄白，

脉稍弦等。

（3）枳术活瘀方（枳术汤与金铃子散、丹参饮组合加味）：白术、枳实（枳壳）、丹参、延胡索、川楝子、莪术、三棱等。

功能：行气化瘀，通络止痛为主。

主证：病程较久，脘腹刺痛，痛有定处，按之痛甚，或入夜尤甚，或有吐血便血病史，舌质暗，有瘀斑瘀点，脉涩等。

（4）枳术消食方（枳术汤与三消饮组合加味）：白术、枳实（枳壳）、茯苓、麦芽、神曲、鸡内金等。

功能：健脾和胃，消食除胀为主。

主证：脘腹胀满拒按，纳差食少，嗳腐吞酸，或呕吐不消化食物，或大便不爽，苔厚腻，脉滑等。

（5）枳术化痰方（枳术汤与二陈汤组合加味）：白术、枳实（枳壳）、党参、茯苓、半夏、陈皮、炙甘草等。

功能：健脾行气，燥湿化痰。

主证：胸脘痞闷，不思饮食，或恶心呕吐，呕吐物多为清水痰涎，头眩心悸，舌苔白滑，脉虚弦。

（6）枳术止呕方（枳术汤合小半夏汤加味）：白术、枳实（枳壳）、姜半夏、姜竹茹、砂仁、生姜等。

功能：健脾和胃，降逆止呕。

主证：呕吐，或饮食不慎即吐，或脘腹胀满，嗳气厌食，舌质淡，苔白或厚腻，脉濡弱滑实。

（7）枳术止酸方（枳术汤合瓦甘散、乌贝散）：白术、枳实（枳壳）、海螵蛸、浙贝母、煅瓦楞子、甘草等。

功能：健脾和胃，降逆制酸。

主证：胃胀，纳差，反酸，烧心，舌质淡，苔白或腻，脉或弦或弱。

（8）枳术通腑方（枳术汤合行气润肠药加味）：白术、枳实（枳壳）、厚朴、乌药、决明子、莱菔子、紫菀等。

功能：益气润肠，顺气导滞。

主证：大便干结，或不甚干结，或欲便而不得出，或便而不爽，虽有便意，但临厕努挣乏力，便难排出，便后乏力，舌淡，苔白或腻，脉稍细或弱。

临证时，郭淑云运用上述以枳术汤与枳术丸意加味组合的小处方结合临床病证，或二方为伍，或三方并用，方证相合，辨证而施，常取佳效（见医案篇相关章节中）。

十四、从脾虚的角度谈单纯性肥胖的论治

肥胖症是一种由多种因素引起的慢性代谢性疾病，以体内脂肪堆积过多和（或）分布异常而可能导致健康损害的一种慢性代谢性疾病。单纯性肥胖是指其中无明显的内分泌和代谢性疾病等病因引起的肥胖，是导致2型糖尿病、心血管病、高血压、中风和多种癌症的危险因素，严重影响人体的健康，因此防治肥胖日益受到人们的重视。郭淑云在临证中曾诊治数例单纯性肥胖患者，以其诊治体会结合中医理论及先贤论述，认为本病的发生与先天禀赋、过食过量、过食肥甘、嗜卧少动及年老体衰，引起脏腑气血阴阳功能失调，导致痰浊、水湿、膏脂等积聚于体内所致，正如《素问·通评虚实论》所载："甘肥贵人，则高粱之疾也"；《金匮要略·血痹虚劳病脉证并治》所载："夫尊荣人骨弱肌肤盛"；清代陈修园亦曰："大抵素禀之盛"等。其病机可涉及五脏，但最主要病变脏腑在脾。本篇仅对脾脏功能失调引起的单纯性肥胖予以论述。

（一）对肥胖症病机的认识

1. 脾胃气虚，运化失常是基本病机

郭淑云认为脾胃气虚是单纯性肥胖最根本的病机。脾主运化，胃主受纳，脾胃为后天之本、气血生化之源。《素问·经脉别论》载："食气入胃，散精于肝，淫气于筋，……饮入于胃，游溢精气，上输于脾，脾气散精……"饮食物主要通过胃的受纳、脾的运化生成水谷精微，并通过脾的散精作用而布散以营养全身，故脾胃功能正常与否与肥胖的关系最为密切，正如清代沈金鳌《杂病源流犀烛》所载："其人人之肥者……而气必虚"；清代陈士铎《石室秘录·肥治法》所载："肥人多痰，乃气虚也，虚则气不能营运，故痰生之，则治痰焉可独治痰哉？必须补其气，而后兼消其痰为得耳"。临床所见，先天禀赋不足，或饮食不节，过食肥甘，以致脾胃受损，中焦运化失常，水谷精微不能布散，反而成为痰湿之源，纳食愈多，痰湿愈甚，化为膏脂留滞体内而成肥胖。再者，脾之运化功能须赖肾阳的温煦蒸化，脾胃气虚日久，先天失养于后天，使肾阳不足，蒸腾气化失常，无以化气行水，则水湿留滞更重，气机运行不畅，复使膏脂形成增多，肥胖更甚。

2. 因虚致实，虚实夹杂是病机特点

郭淑云认为，单纯性肥胖多为本虚标实证。脾胃气虚，鼓动无力，水液运化失常，

水湿停聚体内，日久化生痰浊，因此，“肥白人多痰湿”（朱丹溪《丹溪治法心要》）。气虚运行无力，气机停滞，气行则血行，气虚、气滞均不能推动血液运行，则致血瘀。金代刘完素《素问玄机原病式》载：肥人“腠理致密而多郁滞，气血难以通利”，正是对肥胖气虚血瘀的描述。再者因气滞血瘀，致痰湿日久化热，则可出现痰热、湿热、瘀热等。因此，本病在发生发展过程中，虚实又常夹杂出现，如气虚湿阻、阳虚水停、湿热困脾、气虚血瘀等。总之，本病常由脾虚、肾虚，或者心肺气虚，产生水湿、痰湿、气滞、血瘀、湿热等，而湿、痰、瘀、滞、热等病理产物的存在，又复加重脾、肾、心、肺等脏器功能失调，出现因虚致实，因实致虚，虚实相互影响，夹杂为病等证候。

（二）论治经验

1. 健脾理气，调畅中焦气机

单纯性肥胖患者常出现食少腹胀，大便溏薄，肢体倦怠等症状，其根本原因为脾胃气虚，中焦气机不畅，故健脾理气，调畅中焦气机为治疗之根本，郭淑云常以枳术丸为基本方，白术补脾气，除胃湿，枳实泄胃痞，消胀满，适应脾胃纳运升降的生理特性，临床应用中常根据患者大便情况选用生白术、炒白术，若大便溏者，选用炒白术，大便干结或不畅者，选用生白术，且白术用量较大，一般在 30g 以上。再者重视肝主疏泄功能在调畅中焦气机中的作用，肝属木，主疏泄，调畅气机及分泌胆汁，肝脏疏泄功能正常，脾气运化功能才能健旺，反之则致脾气壅滞，肝胃不和或肝脾失调，以致气滞痰湿聚集于体内发为肥胖，故健脾的同时应时刻不忘疏肝，以使肝气条达，脾气健旺，胃纳正常，中焦气机调畅。

2. 除痰湿贯穿治疗始终

单纯性肥胖者痰湿体质占绝大部分，多与脾运不健有关，多有身体重浊，腹大胀满，头沉胸闷，恶心，多痰等症，舌体多胖大，边多有齿痕，苔厚腻等，故利湿除痰应贯穿治疗始终，并根据气滞、血瘀、郁热等兼夹情况，合理配伍行气、活血、清热等药物。利湿化痰常以二陈汤为基础方，并善用茯苓，不论有无热象，若有身困，头沉，苔厚等证候即可使用，而且量大才能有较好效果，用量常在 30g 以上。郭淑云认为茯苓有很好的健脾利水功效，契合本病病机，并结合临床病证，健脾利湿选用党参、山药、薏苡仁、苍术、车前子、泽泻、白扁豆等；行气选用青皮、香附、郁金、木香等；活血选用丹参饮、失笑散；清热选用黄芩、黄连、栀子、牡丹皮、大黄等。

总之，肥胖症多为本虚标实之证，本虚主要以脾气虚为主，可兼有肾气、肾阳之不足，心肺气虚等；标实以痰浊、膏脂为主，兼有水湿、血瘀、气滞。

（三）典型病例

案. 肥胖症

郑某，女，30 岁，2010 年 3 月 14 日来诊。

主诉：身体逐渐发胖 5 年余。

现病史：患者自诉于 25 岁以后身体逐渐发胖，感四肢沉困，夜眠多梦，白天乏力，记忆力明显减退，夏季畏热多汗，头昏头沉，冬季畏寒怕冷，四肢欠温。平时饮食不多，但体重持续增加，大便溏薄。现体重 72kg，喜坐懒动。舌质淡红，苔白腻，舌体胖大，边有齿痕，脉濡缓。

中医诊断：肥胖症（脾虚不运，痰湿停滞证）。

治法：温中健脾，化痰利湿。

方药：炒白术 30g，枳壳 15g，茯苓 20g，泽泻 15g，炒山药 20g，清半夏 9g，薏苡仁 30g，桂枝 6g，木香 6g，砂仁 6g，厚朴 9g，山楂 15g，鸡内金 10g。10 剂，每天 1 剂，水煎服。

嘱加强体育锻炼，饮食有节。

二诊：2010 年 3 月 25 日。饮食有所增加，大便基本成形，身困乏力症状改善。上方加党参 15g。10 剂，每天 1 剂，水煎服。

三诊：2010 年 4 月 10 日。诸症基本消失，能食能睡，精神饱满。感觉身体较前轻快，但体重无明显变化，舌体略大，舌质淡红，苔薄白，脉沉缓有力。上方加三棱 10g，莪术 10g。12 剂，每天 1 剂，水煎服。

四诊：2010 年 5 月 20 日。体重下降 7kg，由于身体轻快有力，无特殊不适，未再用药。

【按语】本例患者素体脾虚，脾失健运，中焦气机失常，水谷精微不能输布，形成膏脂痰浊停滞体内而致肥胖，治法重在健脾理气，利湿化痰，调畅中焦气机。方中党参、炒白术、茯苓、泽泻、薏苡仁、炒山药健脾利湿；桂枝通阳利湿，清半夏、枳壳、砂仁、木香、厚朴理气燥湿，祛痰导滞；三棱、莪术、山楂、鸡内金化瘀滞、消肉积。全方共奏健脾理气、利湿化痰、化瘀祛脂之功。

十五、从脾论治肝硬化腹水

肝硬化腹水属中医“臌胀”范畴，古谓之“单腹胀”“蜘蛛鼓”等，其病机复杂，相对而言，初病易治，后期难疗，病变脏腑主要在肝脾，日久及肾；肝气郁滞，脾失健运，肾失开阖，血脉瘀阻，气血水壅结于腹中，导致本病的发生。治疗当以疏肝行气、健脾利湿、温肾利水等为法，而在治疗本病的诸法中，郭淑云尤为注重从脾论治，认为健脾为本病治疗的重中之重，本文仅对从脾论治予以论述。

（一）疏肝健脾，以健脾为先

《金匮要略·脏腑经络先后病脉证》曰："见肝之病，知肝传脾，当先实脾"；《顾松园医镜》曰："鼓胀起于脾虚气损，治之当以大补之剂培其根本，少加顺气以通其滞"。郭淑云认为，肝主疏泄，肝病疏泄失司，气机郁滞；脾主运化，有赖肝疏泄的胆汁以助运化。若肝气郁滞，则横逆乘脾，使脾失健运，功能失司；而脾虚失运，使气虚血亏无以养肝，可致土虚木郁。二则脾虚无以运化水湿、水谷，以致痰湿、食积等壅滞中焦，可致土壅木郁；肝郁又可横乘及脾，肝越郁则脾越虚，脾越虚而肝越郁，乃成恶性循环。肝病疏泄不行，气滞血瘀；脾病运化失健，水湿内聚。如此，气滞血瘀水停，聚于腹中，而成臌胀。故在疏肝的同时，更应注重健脾，脾运得健，而水湿自去。《素问·至真要大论》载："诸湿肿满，皆属于脾"，可见，脾之健运与肿满湿停之病机密切相关。临床上多用黄芪、党参、太子参、生白术、炒白术、生薏苡仁、茯苓等健脾益气之品。郭淑云尤其喜用大剂量白术，《本草正义》载白术"虽苦温能燥，而亦滋津液……万无伤阴之虑"，元代王好古论白术"利腰脐间血"；认为白术有益气健脾、通利水道、活血化瘀的功用；而现代药理研究证实白术有升高白蛋白和明显而持久的利尿作用，用至40g有健脾利水之功而无劫阴之弊。郭淑云常依据临床之病证，生、炒白术灵活共用，以增健脾之效，反映了郭淑云重视健脾之旨。

（二）温补脾肾，以补脾为要

《景岳全书》载："治水者必先治气，若气不能化，则水必不利，惟下焦之真气得行，始能传化，惟下焦之真水得位，始能厘清。"脾为后天之本、气血生化之源。气血充足则肝得以濡养，肾精得以充盈。郭淑云认为，病久及肾，肾之精气必然衰减，因而导致肾阳不足，膀胱气化不利，命门火衰；火不生土，以致脾阳更虚，水湿停留更甚，腹水加重；肝脾两伤，久病及肾，肾阳不足，不能温暖脾土，亦致脾阳不足；脾肾阳虚，中焦不得运化，下焦不能温化，而致寒水停聚，水湿泛滥而成臌胀。郭淑云在治疗臌胀时十分注重补脾阳，因人之既生，赖乎后天以养，补后天，则可助先天以壮肾阳，如此，促进二者的互生互化而互助，临证时，常以实脾饮、香砂六君子汤加减。

（三）健脾益气养血，为证治之纲

脾主运化水湿，脾气健运则气血生化有源，气血充足则五脏安和。郭淑云尤重健脾养血之法，认为肝病日久必伤脾气，脾气受损则无力运化水谷、化生气血，又使肝失所养，则病患愈加缠绵难愈，腹水更难消退。故只有健脾益气，增强脾之运化水湿功能，则水肿自去；同时，气血充足才能提高全身功能状态，促进机体恢复，这一理论和现代医学倡导的提高机体免疫力的观点一致。临床中，郭淑云喜用党参、茯苓、山药、炒麦芽、鸡内金、神曲等药，以开胃消食，体现了“有胃气则生，无胃气则亡”的学术思想，且用当归养血，辅以三甲散软坚散结。综合以上内容可以看出健脾益气养血是臌胀证治之纲，并贯穿始终。

（四）典型病例

案. 臌胀

李某，男，60 岁，2008 年 6 月 5 日来诊。

患“慢性乙肝”20 余年，平素忧虑不畅，近 5 年来腹胀，乏力，纳差，双下肢水肿。现症：腹胀，面色萎黄，乏力，纳差，尿少，每天约 1000ml，便溏，双下肢水肿，舌质淡暗，苔薄白，有齿痕，脉弦。查体：面色萎黄，肝掌征（+），腹膨隆，腹水征（+++），腹围 110cm。肝功能：ALT 38U/L，AST 20U/L，ALB 24g/L。B 超检查提示：肝硬化腹水，脾大，下腹水深 92mm。中医诊断：臌胀（肝郁脾虚证）；西医诊断：乙肝后肝硬化失代偿期。治法以疏肝健脾，养血利水为主。方药：黄芪 20g，党参 20g，当归 15g，太子参 40g，生白术 30g，炒白术 30g，茯苓 20g，生薏苡仁 30g，炒麦芽 30g，鸡内金 15g，神曲 15g，制鳖甲 10g，炮山甲 10g，车前子 30g，泽泻 18g，猪苓 30g，菟丝子 30g。每天 1 剂，水煎服。15 剂后，腹胀、双下肢浮肿减轻，体重下降，尿量增加，每天约 2500ml，腹围减小到 95cm，诸症减轻，上方继服 15 剂，腹胀基本消失，纳食佳，乏力减轻，精神好转，面色淡红，下肢水肿消失，腹围减小到 90cm，ALB 33g/L；B 超检查提示：肝硬化腹水，脾大，下腹水深 30mm，上方继服 3 个月，后腹水、水肿等症均消失，随访 1 年未复发。

【按语】本例患者平素忧思郁结，情志不舒，且外感疫毒，伤及肝脾肾，致气滞、血瘀、水停，而使腹部胀大、腹胀、双下肢浮肿；脾胃虚弱，生化之源匮乏，失于充养，则出现乏力、纳差，血浆蛋白低下或倒置，血小板及白细胞计数减少等。重用补气健脾养血之品不但可改善诸证，且可使白蛋白、白细胞及血小板计数上升。郭淑云主要用黄芪、党参、太子参、生白术、炒白术、茯苓、生薏苡仁、当归等药以健脾益气养血；炒麦芽、鸡内金、神曲开胃，增加食欲，以使脾生化有源；辅以制鳖甲、炮山甲软坚散结，活血化瘀；佐以车前子、泽泻、猪苓、菟丝子利水渗湿补肾。综观全方以健脾益气养血之旨贯穿始终，故效果显著，且远期疗效巩固。

十六、治疗胃肠病常用的对药

“对药”又称“药对”“对子”“姐妹药”，早在春秋战国时期即有《雷公药对》。用药如用兵，精于方者必精于药之配伍，精于配伍者又必熟知其药性。郭淑云在治疗胃肠病时常喜用对药，或二药相伍，或三四成组，拟方遣药，游刃有余，方简而效宏，精妙而实效。

（一）炒麦芽、神曲、鸡内金

炒麦芽、神曲皆入脾、胃二经。炒麦芽味甘，性平，神曲味甘、辛，性温，二药具有行气消食、健脾开胃之功。鸡内金味甘，性平，入脾、胃、小肠、膀胱经，消食健脾，两擅其功。三药合用可消食导滞、健运脾胃，善治纳差、脘腹胀满、食积不化、嗳腐吞酸之证，对兼有肝郁者可生、炒麦芽同用。

（二）熟地黄、白术、生山药

郭淑云将此三药命名为黑白补虚汤，因熟地黄色黑，白术、山药色白而命名，治疗因虚引起的饥饿时胃痛，且寒热症状均不显者效果甚好，据临床屡次观察均 1 剂取效。临证时亦可依据不同的病机而加减，如兼有胃寒可加桂枝、白芷；兼有胃热可加连翘、蒲公英；兼胃阴亏虚可加北沙参、天花粉等；兼胃气亏虚可加黄芪、党参等；兼气滞血瘀可加延胡索、川楝子等；兼肝气犯胃可加郁金、香附等。

（三）蒲公英、连翘、败酱草

蒲公英、连翘、败酱草三药均为苦寒清热之品。蒲公英归胃、肝经，清热解毒，善清胃热，亦可散瘀消肿；连翘归肺、心、胆经，清热解毒，消肿散结，有广谱抗菌作用；败酱草入肝、胃、大肠经，清热解毒凉血，消痈排脓，祛瘀止痛，三药合用可治疗肝胃郁热之胃脘及腹部烧灼样疼痛，对于胃肠黏膜红肿、糜烂及溃疡者，疗效尤佳。此外，用于幽门螺杆菌（Hp）感染相关性胃炎及消化性溃疡属热证者亦有较好的疗效。

（四）延胡索、川楝子

两药配对即为《太平圣惠方》之金铃子散。延胡索活血，行血中之气；川楝子疏肝气，泄肝热，走气分。无论饮食损伤脾胃、土壅木郁或木郁乘土，均可导致肝胃不和或肝脾失调，脾胃与肝病相互影响，故治疗脾胃病时应辅以疏肝理气之品，取“治肝可以安胃”之意。延胡索、川楝子两药合用可使气血同行、通则不痛，对于肝胃郁热气滞之脘腹疼痛效果显著，但需注意川楝子用量过大则可损伤肝功能，郭淑云在临床上常用量为9g。

（五）白术、枳实

此对药见于《脾胃论》引张元素方。白术味苦、甘，性温，偏于补，功擅健脾益气、燥湿；枳实味苦、辛，性凉，功擅破气、行痰、消积。郭淑云善用此对药，认为此二药能促进胃肠蠕动排空，有很好的畅通胃肠作用。枳壳较枳实药性缓和，对于体质较弱、病情较轻者可以枳壳易枳实。白术生、炒应区别应用，生白术偏于性平而不燥，用于脾虚且易生热者，炒用偏于健脾燥湿，炒焦用于止泻。

（六）海螵蛸、白及、煅瓦楞子

海螵蛸味咸，性微温，制酸和胃；白及味苦、甘、涩，性微寒，收敛止血，消肿生肌；煅瓦楞子味甘、咸，性平，消痰化瘀，软坚散结，制酸止痛。此三药适用于胃脘胀痛、反酸，无论胃热、胃寒证均可随证应用，是治疗胃酸过多之佳品。

（七）皂角刺、三棱、乌梅

皂角刺味辛，性温，功专活血消痈，用于痈疽肿毒均有较好疗效，一般表现为脓未成者可消，脓已成者可使之速溃。三棱性平，味辛、苦，功能破血行气，消积止痛，用于癥瘕痞块，食积胀痛。乌梅性平，味酸、涩，功能敛肺涩肠、生津安蛔，《本草纲目》载：乌梅“蚀恶疮肉，虽是酸收，却有物理之妙”。三药配伍，散收并用，郭淑云临床辨证施治，配合此三药治疗消化道息肉、消化道黏膜呈颗粒样改变的隆起性胃炎疗效显著。

（八）蒲黄、五灵脂

此对药即《太平惠民和剂局方》之失笑散，具有活血祛瘀，散结止痛之功，且有止血之效，用于治疗瘀血停滞之心腹剧痛、少腹急痛等病证。郭淑云认为胃病初起在气，久必入血，因此慢性胃病日久者多兼有血瘀。对于各种胃病如慢性浅表性胃炎、慢性萎缩性胃炎、胃及十二指肠溃疡等，临床表现为胃脘刺痛，痛处较固定而持久，入夜痛甚，或食后加剧，或见吐血、便血、舌质暗红或有瘀点、瘀斑，脉涩，胃镜下见胃黏膜红斑、充血、水肿、糜烂或见溃疡、出血点，以及不典型增生、结节、息肉等情况时，辨证应用此对药，且常配合丹参饮（丹参、檀香、砂仁）等药，在气血郁滞而重在血瘀时，可使瘀化气畅则诸痛自消。

（九）白芍、甘草

此对药即《伤寒论》之芍药甘草汤。白芍味酸，养血柔肝；甘草味甘，补脾益气，二药合用酸甘化阴，缓急止痛。日本人细野史郎所著《汉方医学大观》中载芍药甘草汤有解痉止痛作用，即使对深在内脏的平滑肌也有解除其痉挛而止痛的作用。郭淑云应用此对药治疗由痉挛引起的诸种病证效果均佳，如膈肌痉挛、痉挛性胃痛、腹痛、头痛等，其解痉止痛作用 1 剂即可见效，常比解痉止痛的西药起效快、效果好，白芍用量至少 30g，甘草可用 10g。

（十）厚朴、木香

厚朴可行气、燥湿、消积、平喘；木香有行气、调中、止痛之效。二者皆味辛、苦，性温。厚朴入脾、胃、肺、大肠经，木香入脾、胃、胆、大肠经，二者合用既能消有形之积，又可散无形之滞，用于治疗湿阻、食积、气滞而致的脾胃不和、脘腹胀满之证，屡获佳效。

（十一）柿蒂、刀豆子

柿蒂性平苦降，不寒不热，用于胃失和降所致的呃逆之证。刀豆子味甘，性温，用于虚寒呃逆、呕吐。《本草备要》言：刀豆子“温中止呃……胜于柿蒂”。二者合用降气止呃，无论何种证型的呃逆均可用之。对炎症性、功能性和肿瘤刺激引起的呃逆，以及肿瘤患者化疗后恶心欲吐均有较好效果。

（十二）木香、黄连

此对药出自《丹溪心法》之香连丸。黄连味苦，性寒，清胃肠火热；木香味辛，性温行气，温中、化滞止痛。两药一寒一温，一苦一辛，辛开苦降，疏理气机，调和肠胃。郭淑云认为胃肠病多寒热夹杂，故选药宜寒温并用，此对药治疗胃肠急慢性炎症、溃疡或痢疾属寒热错杂之腹痛腹泻，每可见效。

以上对药是郭淑云在治疗胃肠疾病多年临床实践中筛选出的精当组合，临床常随症加减，效专力宏，能起事半功倍之效。

十七、再谈辨证与辨病

中医临证必须遵循辨证施治的原则，对每个疾病的复杂证候给予四诊合参，综合分析，以阴阳为总纲，表里、虚实、寒热为六要而做出正确诊断。在辨证与辨病中，辨证为求病之因，辨病是明病之类。二者以辨证为主，辨病为辅，方能纲举目张，施药中病。若临证舍辨证施治大法，不是参西，而唯衷西，依据现代医学的理化检查结果而立法遣药，则方药与病证常南辕北辙。如体温计可测体温之高低，然体温升高不纯属中医之“热证”范畴，“气虚感冒”“阳虚感冒”或“真寒假热”之身热，体温亦可高达40℃，若以测试的体温为依据，妄施寒凉，则祸不旋踵。又如血压计可测血压之高低，然不能测阴阳之盛衰，对气虚阳馁所致的血压升高，治应益气升阳，当施参、芪、姜、附，若违背辨证施治之法，概认为肝阳上亢，施以平肝潜阳，处以栀、芩、龙、牡，血压焉能下降？再如现代医学所诊断之炎症，与中医学的阳热证亦非等同，对于阳虚重症，见其血常规白细胞总数升高，概投清热解毒之剂，妄进银、翘、芩、连，无异于冰上加霜，愈亡其阳。对此，元代程杏轩早有论述，他说：“大实有羸状，误补益疾；至虚有盛候，反泻衔冤。阴证似阳，清之必死；阳证似阴，温之转伤。”

郭淑云曾治一老年男性患者，高血压病史20余年。近3个月来，眩晕、耳鸣加重，头感烘热，动辄心慌，气不得续，食欲不振，渴不欲饮，嗜睡神疲，四肢酸困，下肢发凉，血压持续波动在180～188/105～113mmHg，服维压静、尼群地平等多种西药，可使血压下降，但终不能稳定，上下波动较大。望其面红，舌质淡，苔薄白，脉沉细无力。根据症情，辨证为脾肾阳虚，气馁阳浮，投以温补脾肾，引阳归舍，佐以健脾开胃之剂：制附子25g（先煎），干姜10g，肉桂4g，炒杜仲15g，党参15g，白术15g，陈皮10g，茯苓12g，山药20g，焦山楂15g，炒麦芽20g，甘草5g。服药3剂，头晕减轻，头部烘热感大减，测血压降至158/105mmHg，嘱继服6剂善后。半年后患者因感冒来诊，述现服维压静，血压持续稳定在135～143/83～90mmHg。

十八、小议辨证施治

辨证施治四字，是辨证在前，施治在后，辨证不准，则施治取效无望，甚则南辕北辙。如何准确辨证是取效的关键，清代毛祥麟在《对山医话》中写道：“治病不难用药，而难于辨证。辨证既明，则中有所主，而用药自无疑畏。”中医学有八纲、气血津液、脏腑、六经、三焦、卫气营血等辨证方法，虽罗列详尽，但初学者有过于繁杂、难以把握之叹，而提纲挈领则在于阴阳，故阴阳为八纲之总纲，虚、里、寒属阴，实、表、热属阳，卫气属阳，营血属阴，不论何种辨证，均归属于阴阳二字。张景岳说：“阴阳无谬，治焉有差，医道虽繁，而可以一言蔽之者，曰阴阳而已”（《景岳全书·阴阳》）。施治也是这样，统分阴阳：遇虚实夹杂者，补虚泻实；寒热并存者，温清同行；虚实寒热集于一身者，补泻温清熔于一炉，视其偏颇而有所侧重。不论是用经方、时方或自拟方、单验方，药随证转，有是证用是药，活用成规，创立新规，以取效为硬道理，而不必拘泥于任何条条框框。

临床常见之疑难杂症，所谓疑，就是似是而非，难以确诊；难就是已确诊但治疗难度大；杂症就是难以归类的病证或证候繁杂，对于这些，在治疗时尤应力求辨证准确，用药灵活，方有治愈之望。郭淑云 5 年前治一女孩，年方 14 岁，病已近 2 年。阵发性咳嗽，吐黑色痰涎，质稠，周身疼痛，遇冷尤甚，平躺则自感身体如气球升空。经多方检查无明确诊断，多种中西药物治疗罔效。舌苔黄，脉象迟缓，辨证为热邪壅肺，寒滞经络，总属寒热错杂之证，治以宣痹通络、温经散寒，同时清宣肺热、止咳化痰。因咳不甚，故侧重于宣痹散寒。方用羌活、独活、制川乌、制草乌、鸡血藤、细辛、威灵仙、黄芩、桔梗、桑白皮、款冬花、浙贝母。药进 3 剂，身痛减，痰色转为浅黑。又进 3 剂，诸症续减，但活动后有气短身疲感，上方加黄芪、当归以益气养血，后随证略施加减，27 剂药尽而诸症尽失。

临床辨证时不能拘泥于表象，有时明显的症状可能是表象，而微不足道的病痛可能反映了病的本质，“故必别阴阳于疑似之间，辨标本于隐微之际”（《丹溪心法·审察病机无失气宜》。如果一味重视表象，则无法辨别真寒假热、真热假寒、真实假虚、真虚假实。清代徐大椿《伤寒论类方·杂法方类》一书中载：“凡辨症，必于独异处着眼。”明代周之干《慎斋遗书》载：“盖病有标本，多有本病不见而标病见者，有标本相反不相符者。若见一证，即医一证，必然有失。惟见一证，而能求其证之所以然，则本可识矣。”郭淑云曾治一老妪，年近八旬，骨瘦嶙峋，弱不禁风，胃脘稍有闷胀，大便不畅，2～3 天 1 行，前医认为气血亏虚，辨证为气虚无以推动，血虚无以滑润，舟楫不行而秘，予补益气血润肠之剂，效不佳。现诊见舌苔黄而偏厚，脉滑实有力，遂诊为真实假虚、胃肠燥结成实。因其高龄之年，仿荡涤燥结法而勿过峻猛，以麻子仁丸，蜜丸 9g 重，每次 1 丸，每天早晚各服 1 次，以润肠通便；沉香化滞丸，每服 2g，每天 3 次，以降气化积。服药 2 天，大便较前通畅，食量亦增。连服 1 周，大便每天 1 次、通畅，胃脘闷胀消失，食量复常，自感身心俱舒，舌质淡黄而薄，脉象和缓，嘱停服沉香化滞丸，麻子仁丸每晚 1 丸巩固之。

此外，临证中还应运用五行生克及脏腑表里关系理论预防未病，如肝郁者，疏肝佐以健脾；心经实火者，清心需防心热下移于小肠等。

由此可知，中医学讲究辨证，辨证是中医学的灵魂，疗效是中医学的生命，灵活又是辨证的核心，没有灵活就没有疗效。在临证中，疗效是唯一的目的和标准。

十九、危重证尤需注意顾护脾胃之气

由于脾胃为后天之本、气血生化之源，充养周身，以维系生命，故前人早有“脾为百骸之母”“有胃气则生，无胃气则亡”“有一分胃气，便有一分生机”之说。先贤张景岳亦曰：“人之始生，本乎精血之原；人之既生，由乎水谷之养。非精血，无以立形体之基；非水谷，无以成形体之壮。”故胃气的强弱不仅决定机体的强盛与虚弱，亦关系到疾病的预后，尤其对于危重病的患者，病情危笃，朝不保夕，此时若有胃气，或可给患者带来一息生机，故在危重症的发病关头，脾胃之气的存亡亦常关系到疾病的转归，因此，对于危重症患者，“必先补其虚，理其脾，增其饮食”（《医学心悟·积聚》），取“正盛则邪自退”之意。在辨治过程中，始终要注意观察患者脾胃功能，饮食、大便的状况，处方用药时不但勿伤脾胃，还需健运脾胃，顾护脾胃，务使脾胃气旺，气血生化有源以充养机体。如此，则有助于重病减轻，危证转安。

案. 呕吐

林某，男，67 岁，2019 年 4 月 13 日来诊。

主诉：饮食极差，稍多食即呕吐 10 个月。

现病史：患胃病多年，症状时轻时重，常服多潘立酮等药物，去年 7 月发展至饮食不下，在当地医院胃镜检查结果提示“贲门癌”，即入院手术，术后化疗 4 次（20 天为一疗程），化疗后头晕乏力，后口服化疗药物，但因副作用太大而停服，改服其他西药，效果不佳。现术后 10 个月，饮食极差，稍多食即呕吐，如食小半碗食物即从口腔、鼻腔一起涌出，手术创口处疼痛，体重由80kg降至40kg，面黄肌瘦，虚惫已极，无力行走，不欲动，动则气喘，形体消瘦，舌质淡，苔稍白腻，脉细弱。

中医诊断：呕吐（脾胃大虚，痰湿瘀阻，胃气上逆证）。

西医诊断：贲门癌术后。

治法：健脾和胃，降逆止呕为主。

方药：六君子汤、枳术消食方合失笑散加减。党参15g，黄芪15g，太子参15g，生白术20g，茯苓15g，枳壳12g，姜半夏12g，陈皮10g，生薏苡仁30g，五灵脂9g，蒲黄10g，杏仁10g，郁金12g，炒麦芽30g，神曲15g，鸡内金10g，炒牵牛子3g。14剂，每天1剂，水煎分多次服。

二诊：2019年4月29日。现服药半个月，家人代述药后饭量增至2小碗，反食已极少出现，身体较前有力，原动则极其疲乏，现可持续上至4楼，精神较好，时常散步。因时有失眠，上方加夜交藤30g，合欢皮30g。28剂，水煎，服法同上。

【按语】本案"贲门癌"手术伤及脾胃，损耗中气，脾虚纳运无力，食滞胃脘，上逆成呕，脾虚无以化生精微，胃虚而不受纳之时日既久，致中气匮乏，四肢肌肉无所禀受而消瘦、乏力日甚，故以党参、黄芪、太子参、生白术、生薏苡仁健脾益气促运为主；枳壳、炒麦芽、神曲、鸡内金、炒牵牛子消食和胃。又因术后必有离经之血、痰湿留滞于局部，故以陈皮、姜半夏、茯苓之二陈汤意化痰利湿，降逆止呕；五灵脂、蒲黄、郁金、杏仁活血化瘀，通络降气。药后脾胃纳化之职渐复，痰瘀亦渐通化，故胃反基本消失，水谷精微得以充养四肢，故乏力亦有明显改善。方中党参健脾益气，对脾胃气虚之神疲乏力疗效甚好；太子参益气生津，具有补而不燥的特效，郭淑云临床体会，二者合用，补气健脾之力益增，可迅速改善气虚诸症。同时，本案通过健脾益气为主治疗后，纳食、气力大增，愈加体现了中医"有胃气则生"的理论学说。

二十、杂症纷呈，归终其平

《灵枢·始终》载："平人者不病"，是说人体与外界及体内的各种机能状态保持平衡协和，则不致疾病的发生。而人体之所以为病，是由多种因素，诸如外感六淫、内伤七情，以及劳役、饮食等因素伤及人体，致使人体的阴阳、五行、脏腑、气血等方面的功能失调、逆乱与虚损，影响到人体正常的生理功能。正如《景岳全书》载："阴盛则阳病，阳盛则阴病。阳盛则热，阴盛则寒。"《素问·调经论》载："阳盛则外热，阴盛则内寒。”而在五行及脏腑之间生克乘侮方面，有肝乘脾、子盗母气、火克金、土不生金等诸种病机为病。在气血关系方面，有气随血脱、血不载气等，以及脏腑功能失常所致的多种病机变化，如脾虚失运，水湿过盛引起的泄泻；肝火上扰清窍引起的头痛、眩晕；心肾不交引起的失眠、心悸；肾阳衰微致生的水肿、癃闭。在外邪致病方面，有火邪上炎而致的咽喉肿痛，风寒袭肺引起的感冒、咳喘等。故治疗时需详察病因、病机、病位、症状、舌苔脉及病变的脏腑所在等环节，明辨表里寒热虚实，盛衰强弱的不平之处，虚者补之，实者泻之，寒者热之，热者寒之，培其不足，泻其有余，调而治之。尤其在治疗寒热虚实错综复杂病机并见的疾病时，每处一方，必审视攻伐与扶正、寒凉与温热药物之间药量把握，以冀达到祛邪而不伤正，扶正而不留邪，清热而不损阳伤胃，温阳而不化燥伤阴的治疗目的，使机体功能恢复平衡协调的正常状态，进而病愈。正如《素问·至真要大论》云：“谨察阴阳所在而调之，以平为期，正者正治，反者反治”“皆随胜气，安其屈伏，无问其数，以平为期”。《素问·三部九候论》载：“必先去其血脉而后调之，无问其病，以平为期。”故中医治疗疾病最终目的是外邪得以蠲除，阴阳得以平衡，五行运行归序，气血运行和畅，脏腑功能复常，使诸种因素所致的脏腑功能逆乱、虚损而致之证终归其平而愈病。

医 案 篇

第一节　脾胃系统病证

一、胃痛

案1. 胃痛（浅表性胃炎；胃底腺息肉）

马某，女，50岁，2018年7月26日来诊。

主诉：胃痛、胃胀10余年，加重2月余。

现病史：10年前因饮食不慎出现胃痛、胃胀，进食后明显，疼痛呈间断性隐痛，时有嗳气，情绪不畅时尤甚，症状时轻时重，一直未予治疗。2个多月前上述症状再发并加重，睡眠差。舌质淡，苔白，脉沉细。5月30日胃镜检查结果提示：食管正常；浅表性胃炎；胃体斑片状隆起。病理：符合胃底腺息肉。既往慢性咽喉炎；膀胱黏膜白斑。

中医诊断：胃痛（脾虚肝郁血瘀证）。

西医诊断：浅表性胃炎；胃底腺息肉。

治法：健脾疏肝，和胃降逆，化瘀止痛。

方药：太子参15g，茯苓20g，生山药30g，生白术20g，枳壳15g，厚朴15g，木香15g，香附15g，郁金15g，柿蒂20g，刀豆子30g，三棱10g，莪术10g，皂角刺8g，夜交藤30g，合欢皮20g。14剂，每天1剂，水煎服。

二诊：2018年8月16日。胃痛消失，胃胀减轻大半，时有嗳气，尿急、尿道烧灼感，时有遗尿，夜寐可。舌质淡，苔白，脉沉细。上方去厚朴、木香、夜交藤、合欢皮，加白茅根30g，萹蓄30g，瞿麦30g，旋覆花30g。14剂，每天1剂，水煎服。

三诊：2018年9月13日。胃痛未作，胃稍胀，偶有嗳气，尿急、尿热改善，遗尿消失。上方继服14剂。

四诊：2018年9月27日。诸症基本消失，胃镜下尚见有斑片状隆起。

方药：生白术20g，枳壳15g，茯苓20g，生山药30g，三棱8g，莪术8g，皂角刺8g，鸡内金12g，生牡蛎25g。

以此方略作加减治疗2个月后复查胃镜提示：斑片状隆起消失，余未见异常。

【按语】胃痛多由饮食、情志、脾胃亏虚等因素引起，病变脏腑在胃，常与肝、脾相关，主要病机核心为胃气郁滞，胃失和降，治疗以理气和胃为大法。《医学正传·胃脘痛》载有“浊气在上者涌之，清气在下者提之，寒者温之，热者清之，虚者补之，实者泻之，结者散之，留者行之”等治疗方法。本案因饮食所伤，胃失和降而致胃痛，久之脾胃虚弱，升降无力，中焦气机不畅，使肝失疏泄，气滞血瘀，脉络瘀阻。故本案病机以脾胃气虚为本，气滞、血瘀等为标，脾、胃、肝三者功能失司，治宜健脾疏肝，和胃降逆，化瘀止痛。方中太子参、生白术、茯苓、生山药健脾益气养胃；郁金、香附入肝以疏肝行气；厚朴、枳壳、木香、柿蒂、刀豆子走胃以降气止呃；三棱、莪术、皂角刺入血以化瘀散结；夜交藤、合欢皮养心安神。二、三诊痛消胀减，故减行气之品，针对尿急、尿道烧灼、尿失禁，加白茅根、萹蓄、瞿麦等清热利水通淋而获愈。

本案体现了国医大师李振华教授治疗慢性胃病当脾、胃、肝脏腑同治的学术思想；以久病必虚、久病多瘀的学术观点结合胃镜下黏膜相所见的黏膜隆起、息肉等症状，采用宏观辨证与微观辨证相结合进行论治而收佳效。

案 2. 胃痛（霉菌性食管炎；慢性萎缩性胃炎）

邵某，女，38 岁，2018 年 10 月 24 日来诊。

主诉：胃痛 7 个月。

现病史：有胃病史多年，此次因服治疗乳腺炎的中药汤剂后引发，现每逢饥饿或进食甜品后胃脘隐痛，腰腿部发凉，体虚乏力，夜寐差。舌体稍胖大，苔薄白，脉细弱。胃镜检查结果提示：霉菌性食管炎；慢性萎缩性胃炎。

中医诊断：胃痛（脾胃虚寒，胃络瘀阻证）。

西医诊断：霉菌性食管炎；慢性萎缩性胃炎。

治法：健脾温阳，活血止痛。

方药：黄芪建中汤加减。黄芪 15g，桂枝 6g，炒白芍 15g，三棱 9g，莪术 9g，吴茱萸 3g，茯苓 15g，夜交藤 30g，合欢皮 30g，柏子仁 15g，炙甘草 6g，生姜 3 片，大枣 5 枚。28 剂，新绿色颗粒剂，每天 1 剂，开水冲服。

二诊：2018 年 11 月 23 日。患者自述胃痛消失，夜寐可，唯药后咽喉有辣感，周身较前有力，大便微溏。上方去吴茱萸、夜交藤、合欢皮、柏子仁，加芡实。

方药：黄芪 15g，桂枝 6g，炒白芍 15g，三棱 9g，莪术 9g，茯苓 15g，芡实 20g，炙甘草 6g，生姜 3 片，大枣 5 枚。30 剂，新绿色颗粒剂，每天 1 剂，开水冲服。

三诊：2019 年 1 月 15 日。患者自述无任何不适，考虑患者有慢性萎缩性胃炎，治当守法守方，上方继服 60 剂，新绿色颗粒剂，每天 1 剂，开水冲服。

四诊：2019 年 3 月 18 日。患者纳食可，无其他不适。上方加皂角刺 10g。42 剂，新绿色颗粒剂，每天 1 剂，开水冲服。

【按语】本案患者素有胃疾，因服治疗乳腺炎之清热解毒中药而寒凉伤胃致胃痛复作，脾胃虚寒则饥饿时胃脘隐痛；阳虚失于温煦则腰腿发凉；脾胃气虚，气血化生不足，周身、心神失养则疲乏无力、失眠；舌脉皆脾胃虚寒之象。治以黄芪建中汤加减，方中黄芪、茯苓、大枣、炙甘草补脾益气；桂枝、生姜、吴茱萸温阳散寒；炒白芍缓急止痛；因久虚必有不同程度的瘀滞，故以三棱、莪术活血化瘀，通络止痛；辅以柏子仁、夜交藤、合欢皮养血安神以助夜眠。诸药合用则甘温以建中，健脾以益气，化瘀以通络，使胃得温养则通而不痛。患者坚持服药半年，使多年的萎缩性胃炎亦得逆转，霉菌性食管炎亦因其脾胃功能恢复，抗御机能的提升而得愈。

黄芪建中汤治疗虚寒性胃痛、腹痛疗效甚佳。依据患者胃痛于饥饿时、隐痛、怕凉等特点，本案的病机为“虚寒”之征，而张仲景之黄芪建中汤尤为适宜，郭淑云在临床中每逢虚寒之胃痛以本方治疗，常获立竿见影之效，但应用要点为饥饿疼痛，胃脘怕凉且无热象。

案 3. 胃痛（十二指肠球部溃疡）

王某，女，34 岁，2014 年 11 月 5 日来诊。

主诉：发作性胃痛半年余，再发 2 个月。

现病史：半年前无明显原因出现胃痛，2013 年 7 月胃镜检查结果提示：十二指肠球部溃疡。腹部彩超检查结果提示：胆囊息肉。口服兰索拉唑等药物，胃痛间断性发作，2 个月前胃痛复发，再服兰索拉唑效果不佳。现症：胃脘刺痛胀满，畏凉喜暖，上腹剑突稍偏左处压痛阳性。烧心，右肋下不适，饮食可，二便正常，近日复查胃镜示：十二指肠球部溃疡。舌质暗，苔薄白，脉弱。

中医诊断：胃痛（脾胃虚寒，气滞血瘀证）。

西医诊断：十二指肠球部溃疡。

治法：温中健脾，行气化瘀。

方药：黄芪建中汤、失笑散、金铃子散合乌贝散加减。黄芪 10g，桂枝 5g，白芍 15g，蒲黄 9g，五灵脂 9g，延胡索 15g，川楝子 9g，海螵蛸 15g，浙贝母 10g，厚朴 15g，乌药 15g，炙甘草 5g，生姜 3 片，大枣 5 枚。7 剂，每天 1 剂，水煎服。

二诊：2015 年 11 月 12 日。诸症明显好转，上方继服 14 剂。

三诊：2015 年 11 月 27 日。胃痛未作，诸症基本消失，上方减延胡索、川楝子、海螵蛸、浙贝母，继服7剂巩固。

2015年2月1日随访，患者无明显不适，复查胃镜提示：胃及十二指肠球部黏膜无异常发现。

【按语】胃痛可见于西医学多种疾病，诸如上消化道溃疡、慢性胃炎、胃癌、功能性消化不良等，中医诊其病机在各病种之间既有不同的特点又有相关的联系，因此，诊治时应注重辨病与辨证相结合。

现代医学治疗上消化道溃疡主要以H2受体拮抗剂或质子泵抑制剂，抑制胃酸，保护胃黏膜。中医药治疗消化性溃疡，通过多方位的治疗，不仅能够提高溃疡愈合的质量，而且通过改变导致溃疡发生的种种因素，可有效防止溃疡复发。

本案胃痛证属脾胃虚寒兼气滞血瘀，为虚实夹杂之证，以经方黄芪建中汤与时方失笑散、金铃子散合民间验方乌贝散加味治疗。方中黄芪、白芍、大枣、炙甘草健中补虚，配桂枝、生姜温通脾阳；延胡索、川楝子、厚朴、乌药、蒲黄、五灵脂行气化瘀，和胃止痛；海螵蛸、浙贝母中和胃酸。诸药共奏温中健脾，行气化瘀，制酸止痛之效而使病愈。

案4. 胃痛（十二指肠球部溃疡）

朱某，女，43岁，2014年8月21日来诊。

主诉：胃脘部时常隐痛3年余。

现病史：患者于3年前时常出现胃脘隐痛，饥饿时痛甚，得食痛减，痛处喜温喜按，腹胀嗳气，身倦乏力，手足欠温，面色萎黄，形体消瘦，大便不成形，呈柏油色，每天2～4次。舌质淡暗，苔薄白，舌体胖大，边见齿痕，脉沉细。胃镜检查提示：十二指肠球部溃疡。既往慢性胃炎病史。

中医诊断：胃痛（脾胃虚寒，气血瘀滞证）。

西医诊断：十二指肠球部溃疡。

治法：温中健脾，消食和胃，收敛止血，化瘀止痛。

方药：黄芪建中汤合香砂六君子汤加减。黄芪15g，桂枝6g，白芍12g，党参12g，白术10g，茯苓15g，陈皮10g，姜半夏10g，木香6g，砂仁8g，仙鹤草30g，白及10g，蒲黄10g，三七粉3g（冲服），炙甘草3g，生姜3片，大枣5枚。10剂，每天1剂，水煎服。

二诊：2014年9月2日。胃痛、腹胀明显减轻，柏油便消失，大便溏薄，每天2～3次。上方去三七粉、仙鹤草，加炒薏苡仁30g，炒山药15g。15剂，每天1剂，水煎服。

三诊：2014 年 9 月 17 日。胃痛、腹胀、嗳气等症消失，大便成形，上方去白及、炒薏苡仁、砂仁，继服 2 个月，其间随证加减，饮食、大便正常，体力明显恢复，余无不适感，胃镜复查结果示：十二指肠球部溃疡愈合。

【按语】本案胃痛日久不愈致脾胃阳虚，纳运不健，胃失温煦，中寒内生故胃脘隐痛，喜温喜按，身倦乏力，手足欠温，形体消瘦；脾胃纳化失常，食滞中焦，浊气上逆，故腹胀嗳气；脾气虚衰，统血无权，血无所归，溢入肠道，故大便溏而发黑呈柏油色；舌脉皆脾胃虚寒之象。以经方黄芪建中汤合时方香砂六君子汤加减治之。方中以黄芪、党参、白术、茯苓、大枣健脾益气养血；桂枝、生姜温经散寒；陈皮、姜半夏、木香、砂仁理气和胃降逆；仙鹤草、白及收敛止血；白芍、炙甘草、蒲黄、三七粉缓急止痛，化瘀通络。合为温中健脾和胃，理气止血通络之剂，尤其是方中蒲黄、三七粉既化瘀止痛，又止血而不留瘀，用于本病溃疡出血者甚好。此方随证略施加减，使脾胃得健，阳气恢复，胃气得畅，溃疡修复而病愈。

案 5. 胃痛（慢性浅表性胃炎）

刘某，女，60 岁，2012 年 8 月 7 日来诊。

现病史：3 年前始感饥饿时胃脘部不适，疼痛，曾查血糖正常，胃镜检查提示：慢性浅表性胃炎。经某医院给予兰索拉唑、雷尼替丁、果胶铋等药口服效果不佳，上述病证反复发作。现症：胃脘隐痛时作，饥饿时尤甚，时时汗出，乏力，纳眠、二便可。舌质淡，苔薄白，脉稍细无力。胃镜检查结果提示：慢性浅表性胃炎。查空腹血糖：4.6mmol/L。

中医诊断：胃痛（气血两虚证）。

西医诊断：慢性浅表性胃炎。

治法：健脾益气，养血敛汗。

方药：自拟经验方黑白补虚汤加味。熟地黄 20g，白术 20g，生山药 50g，黄芪 15g，党参 12g，茯苓 15g，浮小麦 30g。3 剂，每天 1 剂，水煎服。

二诊：2012 年 8 月 10 日。自述服 1 剂后饥饿时胃脘疼痛即消失，现尚乏力，多汗。舌脉同前。上方加太子参 30g，菟丝子 30g。10 剂，每天 1 剂，水煎服。

三诊：2012 年 8 月 21 日。胃部无不适，多汗已消失，周身较前有力。舌质淡，苔薄白，脉稍无力。上方继服 10 剂善后。

【按语】本案患者胃痛病程较长，反复发作，久病不愈致脾胃气虚，胃失荣养，以致胃脘隐痛反复发作，空腹则胃腑乏养更甚，故饥饿时隐痛益显；脾胃气虚不能充养周身，故乏力；脾气不充，肌表不实，腠理疏松，气不摄津，故多汗；舌脉皆气血亏虚之象。治以熟地黄、白术、生山药滋养阴血，健脾益气；黄芪、党参、茯苓以增健脾补气之力；浮小麦益气止汗，合为补气养血敛汗之剂。二诊胃脘隐痛消失，仍乏力汗出，故加用太子参、菟丝子益气健脾，补肾益精，使脾胃健旺，运化复常，气血滋生，胃腑得以荣养，而余症消失。

熟地黄、白术、生山药三药组合，郭淑云名之为"黑白补虚汤"，因熟地黄色黑，白术、山药色白而命名，治疗因虚所致的饥饿时疼痛效果甚好，临床多次应用均 1 剂取效。临证时亦可依据病机不同而加减，如兼胃寒加桂枝、白芷；兼胃热加连翘、蒲公英；兼胃阴亏虚加北沙参、天花粉；兼胃气亏虚加黄芪、党参；兼气滞血瘀加延胡索、川楝子；兼肝气犯胃加郁金、香附等，常获佳效。

案 6. 胃痛（胃-食管黏膜异位；Barret 食管；中度慢性红斑性渗出性全胃炎）

姜某，男，61 岁，2018 年 12 月 24 日来诊。

主诉：胃胀痛 14 年，加重伴胸闷 2 个月。

现病史：患者自述于 14 年前饮酒后出现胃痛不适，口服奥美拉唑肠溶胶囊稍有缓解，但 14 年来始终未见显效。3 年前无明显诱因感胃部不适伴胸闷，服木香顺气丸稍有减轻，2 个月前上症加重，再服木香顺气丸无效。2016 年 12 月 11 日胃镜检查结果提示：胃-食管黏膜异位；Barret 食管；中度慢性红斑性渗出性全胃炎。现症：胃脘胀满隐痛，按之压痛明显，胃脘怕凉，痞满反酸，胸闷嗳气，心烦易怒，口干苦，大便量少，排便无力，每天 1 次。舌质稍红，苔黄稍腻，脉弦。

中医诊断：胃痛（脾虚湿热，气滞血瘀证）。

西医诊断：胃-食管黏膜异位；Barret 食管；中度慢性红斑性渗出性全胃炎。

治法：健脾理气，清化湿热，行气化瘀。

方药：枳术汤、金铃子散合失笑散加味。枳实 20g，生白术 15g，延胡索 15g，川楝子 9g，五灵脂 9g，蒲黄 9g，茯苓 20g，炒栀子 12g，莲子心 5g，香附 15g，乌药 15g，炒莱菔子 30g，白及 10g，炒白芍 15g，炙甘草 5g。14 剂，每天 1 剂，水煎服。

二诊：2019 年 1 月 8 日。服上方效果不佳，仍胃胀痛，嗳气胸闷，口干苦，舌脉基本同前。

方药：金钱草 30g，延胡索 15g，川楝子 9g，生白术 20g，枳壳 20g，五灵脂 9g，蒲黄 9g，郁金 12g，香附 15g，青皮 10g，天花粉 18g，生山药 30g，厚朴 12g。7 剂，每天 1 剂，水煎服。

三诊：2019 年 1 月 15 日。服上方效果仍不佳，症状基本如故。复查胃镜提示：慢性食管炎；胃-食管黏膜异位；慢性非萎缩性胃炎伴糜烂。B 超检查提示：轻度脂肪肝；胆囊张力增高。

方药：金钱草 45g，延胡索 15g，川楝子 9g，生白术 20g，枳壳 20g，五灵脂 9g，蒲黄 9g，郁金 20g，香附 20g，炒白芍 15g，青皮 15g，生山药 30g，厚朴 15g。7 剂，每天 1 剂，水煎服。

四诊：2019 年 1 月 22 日。服上方胸闷、心烦易怒、口干苦消失，胃胀痛、痞满、反酸、烧心、嗳气减轻，纳眠可，大便不畅、量少，每天 1 次，舌脉基本同上。上方香附加至 30g，生白术加至 40g，枳壳加至 30g。21 剂，每天 1 剂，水煎服。

五诊：2019 年 2 月 14 日。胸闷、胃痛、反酸、烧心等症消失，大便已畅，舌质稍红，苔薄黄，脉稍弦。上方去五灵脂、蒲黄。15 剂，每天 1 剂，水煎服，善后治疗。

【按语】临证中，胃痛一病与肝之疏泄、胆之疏利及脾之运化功能正常与否密切相关，因胃之和降、脾之运化有赖于肝脏的疏达、胆腑的畅利，得其助常同健，失其合则同病。本案即因肝失疏泄，使胆汁瘀积，无以助脾之运化、胃之和降而致胃痛胃胀，胸闷脘痞，口苦嗳气等，治从肝胆求本治疗，初始治以健脾疏肝，化瘀清热等法罔效，予以 B 超检查提示胆囊张力增高，故以大剂金钱草、郁金清利肝胆，香附、青皮增量以加强疏肝理气后效即立显，故对于一些沉痼之顽症除辨证正确外，更要详察病因，从发病的症结处着眼施药，药量也是决定疗效成败的重要原因，临床必须重视。同时，结合现代的诊疗检查明确病之关键所在以助诊断，亦是不可缺失的重要依据。

案 7. 胃痛（慢性食管炎；胃溃疡伴糜烂；慢性非萎缩性胃炎）

裴某，男，48 岁，2018 年 12 月 11 日来诊。

主诉：胃胀痛 2 个月。

现病史：患者有经常饮酒史。因“腰椎间盘突出症”住入骨科，经按摩、熏蒸、牵引等治疗效果不佳，医生告知其卧床少动。由于多日静卧，复加饮食偏多，出现消化不佳，胃脘不适且日渐加重，自觉体温偏高，每日晨起 36.8～37℃，在某医院治疗 1 个月效果不佳。胃镜检查结果提示：慢性食管炎；胃溃疡伴糜烂；慢性非萎缩性胃炎。现症：胃胀痛，反酸烧心，嗳气频作，终日不休，纳差，每餐饮食不足半两，两日不食亦无饥饿感，不欲饮，周身乏力，自感低热，但体温测试正常。舌质淡红，舌体胖大，苔稍厚腻，脉濡缓。

中医诊断：胃痛（湿困脾胃，气滞食积血瘀证）。

西医诊断：慢性食管炎；胃溃疡伴糜烂；慢性非萎缩性胃炎。

治法：健脾化湿，行气消食。

方药：枳术消食方、二陈汤合失笑散加减。生白术 20g，枳实 12g，陈皮 10g，清半夏 10g，茯苓 20g，藿香 10g，佩兰 10g，五灵脂 9g，蒲黄 9g，厚朴 12g，木香 12g，炒麦芽 20g，神曲 12g，鸡内金 12g，柿蒂 20g，炙旋覆花 30g。14 剂，每天 1 剂，新绿业颗粒剂冲服。

二诊：2018 年 12 月 26 日。胃胀痛减轻，嗳气减少，食量明显增加，自觉低热感消失，乏力缓解，眠差易醒，小便频数，后背肩胛骨时痛。舌体胖大，苔稍厚，脉稍弦。复查胃镜提示：慢性食管炎，慢性非萎缩性胃炎伴糜烂，胃息肉（已胃镜下钳除）；病理提示：胃体增生性息肉。患者肩胛骨疼痛，考虑为胆经之气失和，上方加香附 20g，郁金 15g。14 剂，每天 1 剂，新绿业颗粒剂冲服。

三诊：2019 年 1 月 8 日。胃胀痛及后背肩胛骨时痛大减，饭后偶有嗳气，食量每餐 1 个馒头、1 个鸡蛋、1 碗粥，偶反酸，无乏力感，眠差易醒，小便频数，舌体稍胖大，苔微厚，脉稍弦。上方去藿香、炙旋覆花，加海螵蛸 15g。14 剂，每天 1 剂，新绿业颗粒剂冲服。

四诊：2019 年 1 月 22 日。胃胀痛等症消失，现无不适感。上方去五灵脂、蒲黄、神曲、柿蒂、厚朴，继服 14 剂巩固疗效。后随访患者无不适。

【按语】本例患者素常饮酒致脾虚失运，湿滞中焦，又因静卧少动致宿食停滞，胃失和降，气机壅滞而发胃痛胃胀；宿食不化，浊气上逆则反酸烧心，嗳气频作；脾胃受损，食积于中则不知饥饿；脾虚食少无以化生精微充养四肢，故周身乏力；湿邪内蕴中焦，阳气被遏则郁而发热；而镜下的溃疡伴有糜烂当考虑虚中夹瘀；舌脉皆脾虚失运之象。治以枳术消食方、二陈汤合失笑散加减，枳术消食方是郭淑云在枳术汤或枳术丸基础上加炒麦芽、神曲、鸡内金等药而成（见“运用枳术汤与枳术丸加味组方治疗脾胃病的临床体会”），以健脾消食，化积除满；取生白术、茯苓、清半夏（二陈汤）意以健脾益气燥湿；以枳实、香附、郁金、厚朴、陈皮、木香降气疏肝和胃；五灵脂、蒲黄用于溃疡、糜烂以化瘀止血；藿香、佩兰芳香化湿和中。合为健运脾胃，化湿降逆，理气疏肝，通络止痛之剂。在治疗过程中随证加减，终使虚滞湿瘀之病机消除而病得愈。

案 8. 胃痛（慢性胆囊炎；慢性胃炎？）

刘某，男，59 岁，2013 年 3 月 21 日来诊。

主诉：发作性胃脘胀痛 5 年。

现病史：脑梗死病史 5 年。近 5 年来，每年 3 月份均出现胃脘胀痛，伴胸闷胁胀，曾作胃镜、腹部彩超等检查无明显异常发现。现症：胃脘胀痛已半月余，口服泮托拉唑肠溶胶囊等药无效，进食韭菜、香蕉等即刻疼痛，伴胸闷胁胀，纳差，周身乏力，颈项强硬不适，无泛酸及烧心，大小便正常。舌边红，苔薄白，脉沉弦。2012 年 3 月 4 日腹部彩超检查结果提示：胆囊壁毛糙。2012 年 4 月 9 日头颅 CT 检查结果提示：双侧外囊区梗死。

中医诊断：胃痛（肝气乘脾犯胃证）。

西医诊断：慢性胆囊炎；慢性胃炎？

治法：疏肝健脾和胃，理气化瘀止痛。

方药：金铃子散合丹参饮加味。延胡索 15g，川楝子 9g，丹参 30g，檀香 5g，砂仁 5g，郁金 15g，香附 15g，佛手 15g，青皮 15g，金钱草 15g，茯苓 15g，生山药 30g，葛根 30g，鸡血藤 30g，炒麦芽 30g，神曲 10g。14 剂，每天 1 剂，水煎服。

二诊：2013 年 4 月 5 日。胃胀痛、胸闷胁胀及颈项强硬消失，周身亦觉有力，饮食增加，舌质淡，苔薄白，脉沉细。上方加鸡内金 10g，生山楂 15g，炒牵牛子 3g。14 剂，每天 1 剂，水煎服。

三诊：2013 年 4 月 20 日。饮食已正常，胃胀痛及胸闷胁胀未作，舌脉同前。上方 7 剂，每天 1 剂，水煎服，巩固疗效。

【按语】《素问・六节藏象论》载："肝者……，通于春气。"《素问・金匮真言论》载："东风生于春，病在肝，俞在颈项。"本案患者每年 3 月复发胃病，伴胸闷胁胀，是因每至春令，阳气升发，肝气升动之时，机体易亢之肝木由自然界的阳气引发而作病。肝之功能失常，一则肝气上逆，引起头痛、头晕等症；一则横逆乘脾犯胃，引起胃脘胀痛、纳差乏力、颈项强硬不适等症，亦即叶天士所说："肝为起病之源，胃为传病之所"，故本案的主要治则以疏肝健脾和胃为主，使肝气调达，气机通畅，则脾胃不受侮，而自得和降。方中以时方金铃子散之延胡索、川楝子加郁金、香附、佛手、青皮以化瘀疏肝理气；丹参饮之丹参、檀香、砂仁活血行气，畅中止痛；久病必虚，故以茯苓、生山药顾护脾胃，合炒麦芽、神曲健脾并助消食；金钱草利胆助其运化；患者颈项强硬不适，故配葛根、鸡血藤引药至颈项以活血舒筋。

案 9. 胃痛（急性胃炎）

耿某，女，29 岁，2018 年 8 月 14 日来诊。

主诉：胃痛不适 4 天。

现病史：4 天前无明显诱因出现发热，在当地服药（具体药物不详）后出现持续性胃脘疼痛，受凉及食用刺激性食物后加重，胃胀，餐后尤甚，见食物即觉恶心，甚则饮水后亦干呕，时有嗳气，纳食差，无饥饿感，平素胃脘怕凉，大便干，3～4天1行，小便可。2018年8月12日彩超检查结果提示：胆囊壁毛糙，稍厚。现症：胃胀痛，怕凉，低热，体温37.8℃，恶心干呕，大便干，时有嗳气，纳差，眠差。舌质暗红，苔薄白，脉弦细。

中医诊断：胃痛（气血瘀阻，食滞胃肠证）。

西医诊断：急性胃炎。

治法：行气化瘀，消食通便。

方药：枳术消食方、失笑散合金铃子散加味。白术 20g，枳实 12g，五灵脂 9g，蒲黄 9g，延胡索 12g，川楝子 9g，茯苓 20g，炒麦芽 20g，炒神曲 12g，炒鸡内金 12g，炒牵牛子 3g，姜半夏 10g，砂仁 8g，煨木香 12g，姜厚朴 15g，炒决明子 20g，炒莱菔子 30g。14剂，每天1剂，颗粒剂冲服。

嘱忌生冷、辛辣之物。

二诊：2018年8月27日。服药4天后饮食正常，呕吐、嗳气消失，胃胀、胃痛明显减轻，大便已软，1～2天1行，未再发热。现胃胀痛消失，偶觉口干，因受凉出现鼻塞，时有咳嗽，流清涕，自诉平素易感冒。去失笑散、金铃子散等行气活血止痛之品，酌加太子参健脾益气，款冬花、百部、紫菀等宣肺止咳。

方药：白术 20g，枳实 12g，茯苓 20g，太子参 15g，款冬花 12g，百部 10g，紫菀 12g，炒麦芽 20g。14剂，每天1剂，颗粒剂冲服。

【按语】患者平素脾胃虚弱，加之此次服药伤胃而致本证。脾胃虚弱，无以运化水谷，食滞胃腑则致胃脘胀满不适；药物伤及胃络则致胃脘疼痛；脾胃气机升降失常而致恶心干呕等症；脾虚水谷精微失于运化，生湿化热蕴蒸于肌肤，可致低热。方中枳术消食方之白术、枳实合茯苓健运脾胃，下气消胀；炒麦芽、炒神曲、炒鸡内金、炒牵牛子消食助运；金铃子散之延胡索、川楝子一温一寒，走气入血，行气化瘀；失笑散之五灵脂、蒲黄既可止血，又善化瘀；姜半夏、砂仁降气止呕；煨木香、姜厚朴行气消胀；炒决明子、炒莱菔子润肠通便。诸药合用以健脾益气养胃治其本，行气活血止痛治其标，使脾胃得健，气血调达，中焦升降如常，胃络损伤修复，则痛胀、嗳气、发热等诸症自除。

案10. 胃痛（慢性胃炎）

冀某，女，29岁，2013年5月10日来诊。

主诉：胃脘胀痛3年余。

现病史：患者于 3 年前出现胃脘部胀痛不适，餐后 2 小时明显，吐酸烧心，服中西药物治疗后暂时控制，但每因饮食不慎易复发，历经 3 年，终未痊愈，现胃胀痛，吐酸烧心，晨起乏力、恶心，嗳气频繁，嗳气后自感胃空，有饥饿感，纳少，口淡无味，厌油腻，周身怕凉，内热大，易上火，大便不畅，里急后重。舌质淡，舌体胖大，苔白腻，脉濡缓。

中医诊断：胃痛（脾虚湿盛，宿食停滞证）。

西医诊断：慢性胃炎。

治法：健脾祛湿，降气消积。

方药：枳术丸合金铃子散加味。生白术 30g，枳实 15g，延胡索 15g，川楝子 9g，生山药 30g，茯苓 15g，姜半夏 8g，柿蒂 10g，刀豆子 20g，海螵蛸 15g，煅瓦楞子 15g，鸡内金 10g，神曲 10g，佩兰 10g。6 剂，每天 1 剂，水煎服。

二诊：2013 年 5 月 16 日。胃痛消失，仍厌油腻，纳少，自觉身体较前有力，大便通畅，无里急后重，饭后即通气，下肢亦有力，时上火咽痛，上方加牛蒡子 10g，竹茹 10g，金钱草 10g。6 剂，每天 1 剂，水煎服。

三诊：2013 年 5 月 23 日。症状减轻，自感身体有力，稍有吐酸烧心，纳食增加，咽痛消失。上方继服 7 剂。

四诊：2013 年 5 月 30 日。诸症基本消失，上方去姜半夏、柿蒂、刀豆子、牛蒡子、竹茹。7 剂，每天 1 剂，水煎服。

【按语】本案患病 3 年之久，脾胃纳运不健，中气不足，病久入络，气血不畅，故见胃脘胀痛，纳少，口淡，乏力；胃失和降，宿食停滞，浊气上逆，故嗳气频频，恶心吐酸；气机阻滞，大肠传导失常，故大便不畅，里急后重；舌脉皆脾虚湿盛之象。治以枳术丸健脾祛湿，下气化滞，生白术用量倍于枳实，乃补重于消，寓消于补，再以生山药、茯苓、佩兰增强健脾祛湿化湿之效；因中虚肝易犯，治胃勿忘肝，故用金铃子散之延胡索、川楝子疏肝理气，化瘀止痛；姜半夏、柿蒂、刀豆子燥湿和胃，降逆止呃；海螵蛸、煅瓦楞子、鸡内金、神曲运脾和胃，消食制酸。共为健脾祛湿、理气通络、和胃消食、降逆制酸之剂，使脾胃得健、湿滞得化、气滞得行、络阻得通、气逆得降，诸症得消。二诊时加牛蒡子、竹茹、金钱草意在清热利咽，利胆促运。

案 11. 胃痛（慢性胃炎）

孟某，女，62 岁，2014 年 12 月 2 日来诊。

主诉：胃及右胁部疼痛不适 1 月余，口中发热，舌尖裂口疼痛 10 天。

现病史：患者平素嗜食辛辣食物，1个多月前间断出现胃及右胁部不适，10天前口腔发热，舌尖裂口疼痛，口中流涎，胃胀满微痛，纳差，胃不怕凉，平素天冷时手麻，手指发白发凉，继而发紫发红，天热时减轻。舌质稍红，苔少，脉稍弦。

中医诊断：胃痛（肝胃郁热证）；痹证（寒盛络瘀证）。

西医诊断：慢性胃炎？雷诺综合征。

治法：清热凉血，健脾和胃，化瘀通络为主。

方药：连翘18g，蒲公英20g，紫草20g，野菊花20g，生白术20g，枳实12g，茯苓15g，姜半夏10g，陈皮12g，厚朴15g，香附15g，鸡血藤30g，土元15g，川芎10g，红花15g，炒麦芽30g，鸡内金10g。10剂，每天1剂，水煎服。

二诊：2014年12月13日。口中发热、舌尖裂口疼痛、纳差、口中流涎均基本消失，胃部及右胁部仍疼痛不舒，双下肢乏力，受凉时手发白，遇热则缓。

方药：延胡索15g，川楝子9g，丹参25g，砂仁5g，郁金18g，香附18g，川芎10g，炒白芍18g，生白术20g，枳壳15g，厚朴15g，鸡血藤30g，川芎10g，红花15g。7剂，每天1剂，水煎服。

三诊：2014年12月21日。胃稍痛不适，无泛酸，稍有烧心，偶有恶心，眠差，乏力，易上火，近日手指未出现血行不畅而发白的征象。

方药：延胡索15g，川楝子9g，蒲黄9g，五灵脂9g，竹茹10g，海螵蛸15g，连翘15g，败酱草15g，菟丝子30g，灵芝20g，生山药30g，香附12g，鸡血藤30g，红花15g。10剂，每天1剂，水煎服。

四诊：2015年1月3日。胃痛、烧心、恶心等症均消失，时有乏力，手指仍未见发白，余无不适。

方药：菟丝子30g，灵芝20g，生山药30g，茯苓15g，太子参15g，山茱萸15g，黄精15g，鸡血藤30g，川芎10g。7剂，每天1剂，水煎服。

【按语】本案患者因嗜食辛辣，损伤脾胃，热结火郁，火性炎上，故胃及右胁微痛不适，纳差，口腔发热，舌尖疼痛；脾虚失运，湿滞于中，故口中流涎；外寒侵袭，营卫失调，气血运行不畅，血脉痹阻则遇冷手麻发凉，指节色泽时白时红。治以连翘、蒲公英、紫草、野菊花清热凉血，化瘀利湿；生白术、茯苓健脾益气，促运渗湿；枳实、厚朴、香附、陈皮、姜半夏理气燥湿，和胃止痛；炒麦芽、鸡内金消食和胃；鸡血藤、土元、川芎、红花行血补血，祛瘀通络，合为健脾益气，清热利湿，和胃消食，活血通络之剂。三、四诊因胃脘症状逐渐消失，其乏力较著，且雷诺综合征之本质为脾肾亏虚，气血失畅，肢末失于温养所致，故以菟丝子、灵芝、生山药、太子参、黄精、山茱萸等以益气补肾，养血柔筋，从本论治，以善其后。

案12. 胃痛（糜烂性胃炎）

徐某，男，35岁，2014年8月27日来诊。

主诉：胃痛时作6年余，加重5个月。

现病史：6年前无原因出现胃痛、腹胀，胃镜检查结果提示：慢性胃炎。腹部彩超检查无明显异常。曾服兰索拉唑、氟哌噻吨美利曲辛片及四联抗Hp药物效果不佳，上症反复发作，5个月前出现阵发性腹痛，2013年3月4日于郑州某医院复查胃镜结果提示：糜烂性胃炎（轻度），Hp+，再服西药仍乏效。现症：胃胀痛，连及少腹，心情抑郁，纳差，无反酸、烧心，腹部怕凉，眠可，大小便正常。舌质红，苔薄白，脉弦。既往乙肝标志物阳性（小三阳）10年，肝功能正常，未治疗。

中医诊断：胃痛（肝气郁结，胃腑瘀滞证）。

西医诊断：糜烂性胃炎。

治法：疏肝理气，化瘀通络。

方药：失笑散、金铃子散合百合乌药汤加味。五灵脂9g，蒲黄9g，延胡索15g，川楝子9g，百合30g，乌药15g，厚朴15g，木香15g，郁金15g，香附15g，炒麦芽30g，神曲10g，鸡内金10g。7剂，每天1剂，水煎服。

二诊：2014年9月4日。脘腹痛消失，胃胀明显减轻，上方继服10剂。

三诊：2014年9月15日。脘腹痛、胃胀未作，纳食已可，上方去延胡索、川楝子、厚朴。10剂，每天1剂，水煎服，巩固治疗。

【按语】本案肝气犯胃，胃气郁滞，血行不畅，致肝胃同病，胃腑瘀滞而胀满疼痛。《灵枢·经脉》载："肝足厥阴之脉，……抵小腹，挟胃"，肝气郁结，气病及血，络脉不通则少腹疼痛，治宜肝胃同治。方中延胡索、川楝子、郁金、香附、五灵脂、蒲黄疏肝理气，化瘀止痛；厚朴、木香辛散温行，调中除胀；百合、乌药合用为百合乌药汤，出自清代陈修园《医学三字经》，百合清热透邪，配合乌药行气温通止痛，二者合用具有健脾和胃，行气止痛之功能，临床体会对于气郁化热、胃气不和、抑郁、焦虑等精神因素所致的各种胃痛、脘腹胀满均有良好疗效；炒麦芽、神曲、鸡内金健脾和胃，消食化滞，诸药为伍，共为疏肝理气，化瘀通络，和胃消食之剂，药证合拍，故投之辄效。

案13. 胃痛（胃癌术后）

李某，男，61岁，2013年9月6日来诊。

主诉：胃癌术后1年，胃痛、腹胀1个月。

现病史：自述1年前因胃癌行根治性手术，术后化疗4个周期（具体用药不详），末次化疗时间为 2013 年 2 月。1 个月前出现胃痛，腹胀，纳差不思食，乏力不欲动，形体极其消瘦，大便干而不畅，睡眠可，小便正常。舌质暗，苔薄白，脉弦。血常规示 WBC 4.87×10^9/L，N 79.3%，Hb 72g/L；PLT 204×10^9/L。2013 年 8 月 30 日胃镜检查结果提示：胃癌术后；吻合口炎；胃潴留。

中医诊断：胃癌（脾胃虚弱，气滞血瘀证）。

西医诊断：胃癌术后；吻合口炎；胃潴留。

治法：健脾消食，行气化瘀，通腑润肠。

方药：四君子汤、失笑散、丹参饮合枳术消食方加减。党参 15g，生白术 20g，茯苓 15g，生山药 30g，灵芝 20g，五灵脂 9g，蒲黄 9g，丹参 30g，檀香 5g，砂仁 3g，枳实 15g，炒麦芽 30g，神曲 10g，鸡内金 10g，厚朴 15g，炒决明子 20g，炒莱菔子 25g，炙甘草 5g。7 剂，每天 1 剂，水煎服。

二诊：2013 年 9 月 14 日。上腹痛明显减轻，近两日胃痛有反复，舌脉同前。继服上方 7 剂。

三诊：2013 年 9 月 21 日。上腹痛、腹胀、乏力等症均明显减轻，食欲有改善，大便稍干，上方加肉苁蓉 20g，7 剂，每天 1 剂，水煎服。

四诊：2013 年 9 月 28 日。上腹痛、腹胀、乏力等症基本消失，纳食明显增加，大便已正常，舌质稍暗，苔薄白，脉弦。上方去炒决明子、炒莱菔子，继服 10 剂。

【按语】患者年逾六旬，手术、化疗致正气亏虚，脾胃虚弱，运化失常，气血瘀滞而发为本病，证属本虚标实，治以健脾和胃、理气化瘀、通腑润肠之法。方中党参、生白术、茯苓、炙甘草、生山药、灵芝取四君子汤加味益气健脾；其中灵芝补气扶正，《本草纲目》载："主胸中结，益心气，补中，增智慧，不忘，久服轻身不老"；枳术消食方之生白术、枳实、炒麦芽、神曲、鸡内金健脾和胃，降气消食；失笑散之五灵脂、蒲黄，丹参饮之丹参、檀香、砂仁理气化瘀，疏调气血；厚朴、炒决明子、炒莱菔子行气通腑，润肠通便。

由于消化道肿瘤发病的阶段不同，病机亦不尽相同，术后多表现为正气虚损为本，癌毒未清，瘀阻脉络为标之象，形成正虚邪恋，虚实夹杂之证。临证应分清标与本之主次，当扶正与祛邪兼顾。在治疗上祛邪多用行气解郁、活血化瘀、清热解毒、除湿化痰等治则，但攻邪祛毒不可峻猛，有瘀者可用丹参、五灵脂、蒲黄等药性平缓之品，化瘀止痛而不伤气血，且有止血作用。而健脾益胃，培补后天之药当贯穿治疗始终，正如张锡纯在《医学衷中参西录》中所记载的食管癌与贲门癌的治疗所言，当"补中逐瘀"。

案 14. 胃痛［慢性萎缩性胃炎（中度）肠上皮化生，轻度不典型增生］

王某，女，31 岁，2018 年 8 月 3 日来诊。

主诉：胃痛 2 月余。

现病史：患者素有胃病史，2 个多月前因饮食不适出现胃脘胀痛，嗳气，多在情绪变化后加重，伴有反酸，口干，乏力，无恶心呕吐、口苦，食欲尚可，眠差，大便溏，每天 1 次。舌质淡，苔白，脉细弱。2018 年 5 月 31 日在郑州某医院胃镜检查结果提示：食管黏膜正常；慢性浅表性胃炎伴胆汁反流、糜烂。

中医诊断：胃痛（肝气犯胃证）。

西医诊断：浅表性胃炎伴胆汁反流、糜烂。

治法：疏肝解郁，理气止痛。

方药：金铃子散合枳术消食方加味。延胡索 15g，川楝子 9g，生白术 20g，枳实 15g，生山药 30g，茯苓 20g，天花粉 15g，连翘 15g，厚朴 15g，炒麦芽 30g，神曲 10g，鸡内金 10g。10 剂，每天 1 剂，水煎服。

二诊：2018 年 8 月 14 日。反酸、隐痛、口苦等症减轻，仍有胃胀，嗳气。上方加郁金 15g，香附 15g，乌药 15g，刀豆子 15g。10 剂，每天 1 剂，水煎服。

三诊：2018 年 8 月 25 日。时有反酸，烧心，余无明显不适。近日检查胃镜及病理结果提示：慢性萎缩性胃炎（中度）肠上皮化生，轻度不典型增生。

方药：太子参 15g，生白术 20g，茯苓 15g，生山药 25g，枳实 15g，乌药 15g，厚朴 15g，三棱 10g，莪术 10g，皂角刺 10g，海螵蛸 15g，浙贝母 12g，黄连 5g，吴茱萸 3g。14 剂，每天 1 剂，水煎服。

四诊：2018 年 9 月 10 日。饮食不慎时反酸烧心，无不适感。上方继服 2 个多月。

五诊：2018 年 11 月 26 日。饭后稍反酸，饭后嗳气明显，偶有胃胀，纳可，近日自觉内热较大，时有口干苦，大便每天 1 次、成形。肠镜检查示：肛周炎、内痔。舌质稍红，苔白稍黄，脉细数。上方加连翘 15g，黄芩 15g，北沙参 15g。14 剂，每天 1 剂，水煎服。

六诊：2018 年 12 月 11 日。嗳气减轻，反酸消失，饭后无不适，纳眠可，内热已不大。上方去海螵蛸、浙贝母、黄连、吴茱萸。以此方为基础治疗 4 个月。后随访诸症消失，病理复查结果示：慢性浅表性胃炎，萎缩、肠化等消失。

【按语】本案患者为饮食所伤，影响气机升降，加之肝气横逆犯胃，胃气阻滞益甚，不通则痛；且久病不但多虚还多血瘀，久而不愈，导致胃黏膜出现萎缩、肠化、不典型增生等病理变化。依据疾病过程中不同的病证特点及轻重缓急，处方先后以枳实、川楝子、延胡索降气化瘀为主，或以太子参、生白术、生山药、茯苓平补气阴为主；同时，在方药中注意选用厚朴顺降胃气；乌药疏理肝气；炒麦芽、神曲、鸡内金消食和胃；三棱、莪术、皂角刺化瘀通络；黄连、吴茱萸辛开苦降；海螵蛸用治胃酸，以使脾胃得补、肝气得疏、胃气得降，胃络得畅则胃脘胀痛等症消失，胃黏膜萎缩、肠化改变而痊愈。

案15. 胃痛（慢性萎缩性胃炎伴轻度肠上皮化生）

邢某，男，25岁，2014年12月17日来诊。

主诉：反复胃痛10年，再发1周。

现病史：近10年来饮食稍有不慎即感胃痛、撑胀不适，按之胀痛益甚，消化不良，间断口服三九胃泰、多酶片等药物，上症时轻时重。1周前因熬夜胃痛复发，胃镜及胃黏膜病理检查结果提示：慢性萎缩性胃炎伴轻度肠上皮化生。现症：胃脘部隐痛，食后胃胀，纳少，口干渴，形体消瘦，肢倦怕冷，内热大，二便正常。舌质暗，舌体胖大，边有齿痕，苔薄白，脉弦细无力。

中医诊断：胃痛（气阴两虚，瘀血阻滞证）。

西医诊断：慢性萎缩性胃炎伴轻度肠上皮化生。

治法：健脾和胃，益气养阴，行气化瘀。

方药：太子参15g，生山药30g，天花粉15g，玉竹15g，丹参30g，砂仁5g，延胡索15g，川楝子9g，生白术20g，枳实15g，厚朴15g，炒麦芽30g，神曲10g，鸡内金10g，炒牵牛子2g。7剂，每天1剂，水煎服。

二诊：2014年12月24日。胃脘隐痛缓解，胃胀明显减轻，饮食量稍有增加，上方去丹参、砂仁，加三棱10g，莪术10g，皂角刺10g。30剂，每天1剂，水煎服。

三诊：2015年1月24日。饮食增加，诸症消失，舌体胖大，舌暗淡，苔薄白，脉弦无力。

方药：太子参15g，生山药30g，天花粉15g，玉竹15g，延胡索15g，川楝子9g，生白术20g，枳实15g，炒麦芽30g，神曲10g，鸡内金10g，炒牵牛子2g。

以此方略作加减治疗。

四诊：2015年4月15日。患者无明显不适，体重增加约2kg，胃镜及胃黏膜病理复查结果：慢性浅表性胃炎。

【按语】慢性萎缩性胃炎病机复杂，临证常虚实并见。郭淑云经过多年的临床观察，认为脾虚血瘀是本病最常见、最基本的病机，临证虽有肝胃气滞、胃阴亏虚、脾胃虚寒、脾胃湿热等证型，但大都与脾胃虚弱及血瘀相兼而见。

就本案脉证而言，郭淑云以益气养阴、活血化瘀为基本治法，并将其形象地比喻为

"阳光、雨露、松土"之法，益气即是益阳气，养阴即是养阴津，再者就是要活血化瘀，就像禾苗生长需要阳光、需要雨露、需要松土一样，阳光象征着温阳气，雨露象征着养阴津，活血化瘀意味着松土，在具体治疗中要根据个案病证之不同，掌握好益气养阴及活血化瘀用药之主次。

由于本案病机为脾胃气阴两虚为本，胃络瘀血阻滞为标，故在健脾益气、滋阴养胃的同时，合以行气化瘀之法。方中太子参、生山药、生白术健运脾气而不过燥，天花粉、玉竹滋养胃阴而不过腻，丹参、砂仁、延胡索、川楝子、厚朴、枳实行气化瘀止痛，辅以炒麦芽、神曲、鸡内金、牵牛子和胃消积。二诊时去丹参、砂仁，加三棱、莪术、皂角刺是正气渐复，需酌增化瘀通络之故。

案16. 胃痛（慢性胃窦炎）

李某，女，51岁，2015年5月25日来诊。

主诉：间断胃痛20年，再发1个月。

现病史：间断胃脘胀痛不适20年，常于心情不畅或饮食不慎时发作，平素自服健胃消食片、复方铝酸铋等有暂时效果。2014年3月13日曾在河南省某医院电子胃镜检查结果提示：慢性胃窦炎。1个月前因感冒服用感冒冲剂致胃痛再次发作，口服兰索拉唑片等，胃痛减轻，停服后胃痛复又加重，继服效不佳。现症：胃部刺痛，按之痛甚，胀满不适，嗳气，反酸，口干，纳眠可，大便干，易郁怒及上火。舌质暗，苔薄白，脉弦。既往高血压病史15年，现服用硝苯地平缓释片，血压控制尚可。

中医诊断：胃痛（肝胃气滞，瘀血阻络证）。

西医诊断：慢性胃窦炎。

治法：疏肝理气，化瘀止痛。

方药：金铃子散、枳术行气方合乌贝散加味。延胡索15g，川楝子9g，生白术20g，枳实15g，厚朴15g，木香15g，郁金15g，香附18g，乌药15g，柿蒂10g，刀豆子20g，天花粉15g，炒决明子20g，三棱8g，莪术8g，海螵蛸15g，浙贝母10g。7剂，每天1剂，水煎服。

二诊：2015年6月2日。胃痛等症明显减轻，大便正常，仍有嗳气，上方加旋覆花25g（另包）。7剂，每天1剂，水煎服。

三诊：2015年6月9日。胃痛、嗳气等症均已缓解，现无明显不适。上方10剂，巩固疗效。

2015年6月28日随访：胃痛未作，无明显不适。胃镜复查结果提示：胃黏膜正常，无糜烂、充血及水肿。

【按语】郭淑云在辨治胃痛时，善于通过抓主症进行辨证组方用药，即以辨胃痛为纲，辨兼证为目，通过几个主要症状或辨证要点，来确立胃痛的证型，并依据主症立法处方，同时针对各种症状随症加减，临床疗效颇佳。

本案依胃脘胀满不适、嗳气、易情志不畅辨为肝胃气滞，据胃部刺痛、舌质暗、病久辨为血瘀，故本病为肝胃气滞，瘀血阻络型胃痛。针对肝胃气滞，治以疏肝理气和胃法，药用金铃子散（延胡索、川楝子）、枳术行气方（生白术、枳实、香附、郁金、厚朴、木香、乌药）；针对瘀血停滞，治以活血止痛法，药用三棱、莪术；同时以乌贝散（海螵蛸、浙贝母）制酸和胃以治反酸；柿蒂、刀豆子降逆止呃以治嗳气；炒决明子润肠通便以治便秘；天花粉清热生津以治口干。其配伍组方之法，方义明了，针对性强，应用得当，有执简驭繁之佳效。

案 17. 胃痛（糜烂性胃炎）

陈某，女，48 岁，2015 年 5 月 19 日来诊。

主诉：胃痛、胃胀 4 年，加重 6 天。

现病史：4 年前因饮食不节出现胃痛、胃胀，口服木香顺气丸、多潘立酮片、泮托拉唑胶囊等，仍胃痛且按之痛甚，胃胀时有发作。2014 年 12 月 3 日在郑州某医院胃镜检查结果提示：糜烂性胃炎。6 天前因出差而饮食不节，加之劳累致胃痛复发，口服上述药物效果不佳。现症：胃脘部灼热疼痛，胃胀，嗳气，口干，口苦，纳差，睡眠可，大小便正常。舌质暗，苔黄腻而厚，脉滑。既往子宫肌瘤病史 5 年未治疗。否认其他特殊病史。

中医诊断：胃痛（气滞血瘀，痰热互结证）。

西医诊断：糜烂性胃炎。

治法：行气化瘀，健脾化痰，清解郁热。

方药：枳术行气方、失笑散合二陈汤加减。生白术 20g，枳实 15g，香附 15g，郁金 15g，厚朴 15g，木香 15g，乌药 15g，蒲黄 9g，五灵脂 9g，陈皮 10g，清半夏 6g，茯苓 12g，连翘 15g，蒲公英 18g，炒麦芽 30g，鸡内金 10g。14 剂，每天 1 剂，水煎服。

二诊：2015 年 6 月 3 日。胃痛消失，食欲改善，胃胀，口干、口苦减轻，时有嗳气。上方去蒲公英，加刀豆子 20g，14 剂，每天 1 剂，水煎服。

三诊：2015 年 6 月 17 日。时感胃胀，余症均已消失，舌质稍暗，苔薄白，脉滑。上方去蒲黄、五灵脂、连翘，加炒山药 20g，莪术 8g。7 剂，每天 1 剂，水煎服。

2015 年 7 月 19 日随访：患者无明显不适，胃镜复查结果提示：糜烂消失，胃黏膜光滑，未见明显异常。

【按语】胃痛病位在胃脘，涉及肝、脾二脏，临证应辨清病性的寒热虚实、在气在血。郭淑云认为，胃痛的病证繁多，成因复杂，治法多样，但临证要掌握好两个平衡和一个底线，两个平衡即寒与热的平衡（温热与清热）、虚与实（补虚与通利）的平衡；一个底线即确保不伤胃气。

本案胃痛日久，由脾虚致生气滞、血瘀、痰热等诸邪阻滞胃腑，不通则痛。治疗时应注意祛邪而不伤正，清热而不苦寒伤胃。方中以枳术行气方（生白术、枳实、香附、郁金、厚朴、木香、乌药）配失笑散（蒲黄、五灵脂）疏肝行气，活血化瘀为主；二陈汤（陈皮、清半夏、茯苓，去甘草）配生白术、炒麦芽、鸡内金健脾和胃，化痰消食；连翘、蒲公英清胃中湿热，全方共成调和气血、健脾化痰、清解郁热之剂。二、三诊患者热象已退，故去连翘、蒲公英，加炒山药益气健脾，并加少量莪术增强化瘀之力以收功。

案18. 胃痛（慢性胃炎）

王某，女，38岁，2018年7月16日来诊。

主诉：胃脘部疼痛时作9年。

现病史：9年前无特殊原因出现胃脘部疼痛不适，胃镜检查示：慢性胃炎。每次胃痛发作时即出现头痛有烘热感，连及眼眶、鼻子部位疼痛，开始时约每月发作1次，后每周1次。多次多地治疗，症状时轻时重。现症：胃脘疼痛不适，连及头、眼眶、鼻腔，伴胃胀，恶心，呕吐，吐后疼痛减轻，时有自汗，纳差，眠可，大便不规律。舌质红，苔薄黄，脉弦细。

中医诊断：胃痛（肝胃郁热，胃失和降，肝胃气逆证）。

西医诊断：慢性胃炎。

治法：清肝和胃，降逆止呕。

方药：化肝煎合小半夏汤加减。青皮12g，陈皮12g，炒白芍18g，炒栀子9g，牡丹皮10g，枳壳15g，茯苓15g，川芎10g，夏枯草20g，川牛膝15g，姜半夏10g，竹茹10g，炒麦芽30g，鸡内金15g，生姜5片（引）。14剂，每天1剂，水煎服。

二诊：2018年8月1日。胃痛，头痛连及眼眶、鼻腔疼痛，胃胀、恶心等症明显减轻，稍反酸，午后偶有肠鸣，口苦，纳可，眠可，二便正常。舌质红，苔稍黄，脉弦细。上方去炒麦芽、鸡内金，加黄芩10g。14剂，每天1剂，水煎服。

三诊：2018年9月17日。胃痛，头痛连及眼眶、鼻腔疼痛等症悉除，调方以疏肝健脾和胃善后。

方药：郁金 12g，佛手 12g，炒白芍 18g，生白术 15g，茯苓 15g，生山药 20g，枳壳 12g，炒麦芽 30g，炙甘草 6g，生姜 3 片（引）。14 剂，每天 1 剂，水煎服。

【按语】患者胃痛日久致脾胃虚弱，升降无力，中焦气机不畅，肝郁化火上炎，故每次胃痛发作以连及头、眼眶、鼻腔部位的疼痛为特点。舌质稍红，苔薄黄均为郁热征象。治宜清肝和胃，降逆止呕。方中青皮、陈皮、炒白芍、炒栀子、牡丹皮为化肝煎去泽泻，加川芎、夏枯草、川牛膝以疏肝郁，平肝逆，清肝火；茯苓、枳壳、姜半夏、竹茹、生姜健脾气，降胃气，止呕逆；炒麦芽、鸡内金消食滞。诸药相配，取解郁清热、疏肝和胃、止痛止呕之效。

案 19. 胃痛（胆汁反流性胃炎伴糜烂）

李某，男，53 岁，2018 年 10 月 8 日来诊。

主诉：胃脘及胸痛半月余。

现病史：半个多月前因饮食等原因出现胃脘及胸部灼热痛，呈阵发性加重，口苦，口干咽燥，嗳气频作，无反酸烧心，大便溏薄，纳眠可。舌质红，苔黄稍厚，脉沉细。既往胆囊炎病史，胃息肉已切除。胃镜检查示：胆汁反流性胃炎伴糜烂。

中医诊断：胃痛（湿热阴虚，胃气郁滞证）。

西医诊断：胆汁反流性胃炎伴糜烂。

治法：清化湿热，养阴益胃，降气止痛。

方药：金钱草 30g，黄芩 12g，连翘 15g，蒲公英 25g，败酱草 25g，天花粉 15g，北沙参 15g，五灵脂 9g，蒲黄 9g，白及 9g，茯苓 15g，生白术 20g，枳壳 15g，乌药 15g，香橼 15g，柿蒂 15g，旋覆花 30g。14 剂，每天 1 剂，水煎服。

二诊：2018 年 10 月 22 日。胃脘及胸口灼热痛基本消失，口苦及口干咽燥明显减轻，时有嗳气，无反酸烧心，大便溏薄。上方去蒲公英、败酱草、枳壳，生白术改为炒白术 20g，继服 14 剂。

三诊：2018 年 11 月 6 日。胃脘及胸口灼热痛未再发生，口苦及口干咽燥基本消失，偶有嗳气，大便已正常。

方药：金钱草 15g，天花粉 15g，蒲黄 9g，白及 9g，炒白术 20g，枳壳 15g，乌药 15g，香橼 12g，柿蒂 15g。14 剂，每天 1 剂，水煎服。

【按语】依据本案脉证，当为湿热阴虚，胃气郁滞证，病机较为矛盾，因此，治疗时需注意清化湿热、滋养胃阴与行气降气药物的斟酌应用。选药上，本案以金钱草、黄芩、连翘、蒲公英、败酱草清化肝胃湿热；以天花粉、北沙参养阴而不助湿；以五灵脂、蒲黄、白及化瘀止血，针对胃黏膜糜烂而设；以枳壳、乌药、香橼、柿蒂、旋覆花行气降气而不过燥；并取茯苓、生白术顾护后天，防苦寒药物伤脾损胃，并在治疗过程中注意病证的消减而及时调整药物与剂量，尽量把握好病机与药性，使之恰当、协调、适中，稳妥获愈。

案20. 胃痛（糜烂性胃炎）

张某，女，50岁，2014年6月2日来诊。

主诉：胃胀痛4个月，加重1周。

现病史：4个月前因长期服用抗肿瘤中药出现胃脘部胀痛，伴纳差、烧心、嗳气，入某院治疗。2014年1月胃镜检查结果提示：糜烂性胃炎；^{13}C 呼吸试验：Hp（+），予四联抗菌药物治疗效果不佳，近4个月体重下降约10kg。现症：胃脘胀痛，烧心，口干口黏，纳差，嗳气，乏力，睡眠差，大便不爽，小便正常，内热大。舌淡红，苔薄腻，脉濡数。2009年5月因“左乳腺癌”在河南某医院行根治性手术，术后化疗6个周期，后一直服用他莫昔芬及中药汤剂治疗，定期复查病情较稳定。1年前患“桥本甲状腺炎”，现一直服用优甲乐片。

中医诊断：胃痛（脾胃亏虚，湿郁化热证）。

西医诊断：糜烂性胃炎；左乳腺癌术后。

治法：健脾和胃，清化湿热。

方药：生白术20g，枳壳15g，茯苓20g，连翘15g，蒲公英20g，败酱草20g，海螵蛸15g，煅瓦楞子15g，浙贝母10g，炒麦芽30g，神曲10g，鸡内金10g，甘草5g。7剂，每天1剂，水煎服。

二诊：2014年6月9日。胃脘胀痛及烧心明显减轻，仍无食欲，口干口黏，嗳气，大便稍溏，每天1次，睡眠差。

方药：太子参12g，茯苓15g，生白术20g，枳壳15g，连翘20g，蒲公英20g，败酱草20g，佩兰10g，藿香10g，三棱8g，莪术8g，炒麦芽30g，神曲10g，鸡内金10g，炒牵牛子2g。7剂，每天1剂，水煎服。

三诊：2014年6月16日。食欲明显好转，胃脘胀痛及烧心消失，口干口黏、嗳气明显减轻，大便正常，失眠易醒，舌淡红，苔薄白，脉濡。上方加夜交藤30g，合欢皮20g，柏子仁15g，酸枣仁15g。7剂，每天1剂，水煎服。

四诊：2014年6月23日。食欲、纳食可，未再胃脘胀痛及烧心，口干口黏及嗳气消失，失眠易醒好转，舌淡红，苔薄白，脉濡。上方去蒲公英、败酱草、佩兰、藿香、炒牵牛子。14剂，每天1剂，善后治疗。

【按语】患者因长期服用抗肿瘤药物而损伤脾胃，致脾虚生湿，湿郁化热而致烧心、口干口黏、大便不爽、舌苔腻、脉濡数。据此，选用连翘、蒲公英、败酱草清热化湿，现代药理研究表明，此类药物对杀灭Hp有明显疗效。又因湿热由脾虚而生，故在应用苦寒清热药时还需配伍茯苓、白术等健脾益气之品以防伤及脾胃，同时脾健有利于湿邪的消除与再生；其中，生白术，枳壳与炒麦芽、神曲、鸡内金相伍为枳术消食方以消食和胃；与乌贝散（海螵蛸、浙贝母）、瓦甘散（煅瓦楞子、甘草）相伍为枳术止酸方以和胃制酸。诸药配伍，共奏健脾和胃，清化湿热之功而获效。

案21. 胃痛（慢性萎缩性胃炎伴肠化、不典型增生；食管棘皮症，胃窦黄色素瘤）

叶某，男，45岁，2018年5月28日来诊。

主诉：胃痛10年余。

现病史：10年余前时常出现胃痛，饥饿时明显，伴反酸、烧心、胃胀，饭后明显，无嗳气、口苦。舌质暗，苔薄白少津，脉弦细。2018年5月7日胃镜检查结果提示：食管棘皮症、胃窦黄色素瘤。2018年5月21日病理检查结果提示：胃黏膜慢性炎症，少许腺体呈轻度不典型增生和轻度肠上皮化生；Hp（–）。

中医诊断：胃痛（脾虚气滞，胃络瘀阻证）。

西医诊断：慢性萎缩性胃炎伴肠化、不典型增生；食管棘皮症，胃窦黄色素瘤。

治法：健脾益气，活血止痛。

方药：健脾活瘀方加减。党参15g，生白术20g，茯苓15g，炒山药30g，生薏苡仁30g，枳壳10g，砂仁6g，三棱10g，莪术10g，皂角刺8g，丹参30g。20剂，每天1剂，水煎服。

二诊：2018年6月15日。胃痛、胃胀消失，胃中嘈杂易饥，晨起口干口苦，上方去党参，炒山药改为生山药，加金钱草15g，竹茹15g，玉竹15g。20剂，每天1剂，水煎服。

三诊：2018年7月20日。饭后稍有胃胀，晨起口干口苦减轻，纳可。上方继服20剂。

四诊：2018年8月17日。胃脘胀满、嘈杂消失，饱时偶有嗳气，晨起口干口苦基本消失。

方药：太子参 15g，生白术 20g，枳壳 15g，生山药 30g，茯苓 20g，三棱 10g，莪术 10g，皂角刺 8g，炒麦芽 30g，黄芩 15g。20 剂，每天 1 剂，水煎服。

五诊：2018 年 9 月 8 日。诸症消失，以此加减治疗 7 个月后复查胃镜示：胃窦黄色素瘤已消失，胃黏膜慢性炎；病理：不典型增生和肠上皮化生均消失。

【按语】慢性萎缩性胃炎多属中医学“痞满”等范畴。以疼痛为主者多见本病兼见糜烂性胃炎或反流性胃炎。因本案患者以胃痛为主诉来诊，故按胃痛辨证治疗。由于本案慢性萎缩性胃炎病程较长，病久多虚多瘀及结合胃黏膜相之表现，临床上以虚实夹杂、脾虚血瘀证者最为多见，故郭淑云常以健脾益胃，化瘀通络为基本治则，同时结合临床病证，随证治之。本例胃病日久，脾胃气虚，无力推动血行，以致气滞血瘀，导致胃痛、胃胀等症；治宜健脾益气，化瘀止痛法为主。方中党参、白术、茯苓、炒山药、生薏苡仁、枳壳、砂仁健脾益气，调畅中焦气机；三棱、莪术、皂角刺、丹参化瘀止痛，共为健脾益气，行气化瘀之用。

清代林珮琴《类证治裁·嘈症》载：“若胃过燥，则嘈杂似饥，得食暂止，治当以凉润养胃阴，……若胃有痰火，或恶心吞酸，微烦少寐，似饥非饥，治宜清火，稍佐降痰。”二诊患者胃脘嘈杂、口干口苦为肝胆郁热，胃阴不足之征，故去党参、炒山药改为生山药，加金钱草、竹茹、玉竹利胆清热，濡养胃阴，待湿热得清，胃阴得复，则仍以健脾化瘀法为主治之而使本病得愈。

案 22. 胃痛（慢性胃炎）

李某，女，46 岁，2014 年 3 月 7 日来诊。

主诉：上腹部烧热胀如冒火状 1 年余。

现病史：患者 1 年余前开始出现胃中热如冒火状，自觉胃中热气上逆喉间，胃脘部偶有刺痛，胃胀甚，纳差，嗳气，口干渴，大便溏泄。舌质稍暗红，苔薄黄，脉弦紧。自述曾做胃镜示：慢性胃炎。颈部彩超检查结果提示：颈部淋巴结增大。

中医诊断：胃痛（胃热内盛，气血瘀滞证）。

西医诊断：慢性胃炎。

治法：清解胃热，行气化瘀为主。

方药：连翘 15g，蒲公英 25g，败酱草 25g，延胡索 15g，川楝子 9g，生白术 20g，枳实 15g，厚朴 15g，木香 15g，刀豆子 20g，炒山药 25g，茯苓 15g。7 剂，每天 1 剂，水煎服。

二诊：2014 年 3 月 16 日。仍胃胀胃痛，不能平卧，胃内灼热如冒火状，纳差，恶心，嗳气不出，干呕，大便溏泄，每天 2～3 次。胃镜检查结果提示：慢性浅表性胃炎。上方适加清热药之剂量，去延胡索、川楝子等药。

方药：连翘 20g，蒲公英 30g，败酱草 30g，炒麦芽 30g，神曲 10g，鸡内金 10g，竹茹 10g，炒山药 20g，炒白术 20g，枳实 15g，厚朴 12g，木香 15g，苏梗 10g，炙甘草 5g。7 剂，每天 1 剂，水煎服。

三诊：2014 年 3 月 23 日。胃胀减轻，大便稍成形，每天 2～3 次，仍胃脘部偶有刺痛、灼热如冒火状，胃胀嗳气，恶心，纳差，口干口渴。上方加玄参 15g，天花粉 15g，芡实 15g。7 剂，每天 1 剂，水煎服。

四诊：2014 年 3 月 30 日。胃胀等症均明显减轻，但胃脘部仍偶有刺痛，胃脘灼热如冒火状，胸闷，纳差，口干渴，大便溏泄，每天 2 次。

方药：血府逐瘀汤加味。当归 15g，生地黄 25g，桃仁 10g，红花 15g，川牛膝 15g，川芎 15g，赤芍 20g，枳壳 15g，柴胡 5g，桔梗 5g，三棱 10g，莪术 10g，川楝子 6g，香附 15g，炒麦芽 30g，鸡内金 10g，炒山药 20g，芡实 20g，生甘草 3g。7 剂，每天 1 剂，水煎服。

五诊：2014 年 4 月 7 日。胃脘偶有刺痛感，灼热如冒火状显著减轻，胸闷消失，纳食增加，口干渴已不明显，大便基本成形，每天 1～2 次。上方继服 10 剂。

六诊：2014 年 4 月 18 日。胃脘偶有刺痛、灼热如冒火状基本消失，略有口干渴，食量递增，大便成形，每天 1～2 次。上方加知母 15g。10 剂，每天 1 剂，水煎服。

七诊：2014 年 4 月 30 日。胃脘刺痛、灼热消失，口无干渴，大便成形，唯食量未复如常。

方药：当归 12g，生地黄 20g，桃仁 6g，红花 10g，川牛膝 12g，川芎 10g，赤芍 15g，枳壳 12g，柴胡 5g，桔梗 5g，三棱 6g，莪术 10g，芡实 15g，炒麦芽 30g，鸡内金 10g，生甘草 3g。15 剂，每天 1 剂，水煎服。

【按语】本案初因胃中热如冒火状，热气上逆至喉为主症，且有口干渴，故辨为热结火郁，胃失通降，内热消灼胃津，治以苦寒泄热为主，辅以行气降逆，然三诊仅次症减轻，胃脘火灼感、刺痛、口干口渴主症未减，显系药证未符，查清代周学海《读医随笔·瘀血内热》载："腹中常自觉有一段热如汤火者，此无与气化之事也。非实火内热，亦非阴虚内热，是瘀血之所为也"；又载："又有两肋内或当胸一道如火温温然，有心窝中常如椒桂辛辣状，或如破皮疼胀状，喉中作血腥气者，是皆瘀血积于其处也"。清代唐宗海《血证论·瘀血》亦载："瘀血在里则口渴，所以然者，血与气本不相离，内有瘀血，故气不得通，不能载水津上升，是以发渴，名曰血渴，瘀血去则不渴也。”故以血府逐瘀汤原方活血化瘀，行气止痛；加三棱、莪术、川楝子、香附益增活瘀通络、理气行滞之功；炒麦芽、鸡内金、炒山药、芡实消食和胃，健脾实肠，药后胃脘灼热、刺痛、口干渴显著减轻，药证相符，方药继进而瘀化络通，胃津上承则诸症悉愈。

考胃痛瘀血阻络的常见证候为胃脘痛如针刺或刀割，痛处固定、拒按，舌质紫暗等，瘀阻胃腑致胃中灼热者尚不常见，然古籍中曾有记载，前贤尚有明示，故对于胃中灼热或伴有瘀血征象，且常规治疗乏效时，可主以活血化瘀方药投之，以冀瘀祛络通则灼热自消。

二、胃痞

案 1. 胃痞（慢性萎缩性胃炎，轻度肠上皮化生）

李某，女，56 岁，2012 年 7 月 13 日来诊。

主诉：胃满腹胀反复发作 10 年余。

现病史：患者自述 10 年余前因情志不畅出现胃满腹胀、纳差、嗳气等症，以后常因情志不畅或饮食失宜使病证复发。2008 年曾做胃镜示：胆汁反流性胃炎。口服多潘立酮片、莫沙必利片、疏肝解郁类中药可使病情减轻或缓解，但每遇上述情况则病发作。2012 年 5 月经胃镜检查及病理活检示：慢性萎缩性胃炎伴轻度肠上皮化生。再服上述药物病证未能减轻。现症：脘腹胀满，饮食量少，食后加重，下午尤甚，嗳气频作，脘腹喜温喜按，大便溏，日行 1～2 次，四肢倦怠乏力。望之形体消瘦，面色萎黄。舌质淡，舌体胖大，边有齿痕，苔薄白，脉弦细无力。

中医诊断：胃痞（脾虚肝郁胃滞证）。

西医诊断：慢性萎缩性胃炎，轻度肠上皮化生。

治法：以温中健脾，疏肝理气，降气和胃为主。

方药：香砂温中汤（李振华老师经验方）加减。炒白术 20g，茯苓 15g，炒山药 20g，陈皮 10g，姜半夏 10g，木香 10g，砂仁 8g，香附 15g，乌药 15g，枳壳 10g，丁香 5g，柿蒂 15g，桂枝 5g，干姜 10g，泽泻 12g，炒麦芽 20g，神曲 12g，鸡内金 10g，炙甘草 5g。15 剂，每天 1 剂，水煎服。

二诊：2012 年 7 月 29 日。脘腹胀满减轻，饮食有所增加，食后胀满及下午尤甚略减，时有嗳气，脘腹喜温喜按，大便稍溏，日行 1 次，仍有四肢倦怠乏力。形体消瘦，面色萎黄。舌质淡，舌体胖大，边有齿痕，苔薄白，脉弦细无力。上方加党参 12g，黄芪 12g。继服 15 剂。

三诊：2012 年 8 月 14 日。时有脘腹胀满，饮食明显增加，食后胀满及下午尤甚已消失，偶有嗳气，已无明显的脘腹喜温喜按，大便正常，日行 1 次，四肢倦怠乏力好转。形体消瘦，面色萎黄。舌质淡，舌体胖大，边有齿痕，苔薄白，脉弦细无力。上方去陈皮、乌药、丁香。继服 30 剂。

四诊：2012 年 9 月 16 日。脘腹胀满嗳气消失，饮食可，大便正常，时有四肢倦怠乏力。体重增加 3kg，面色稍见红润。舌质淡红，舌体稍胖大，边有齿痕，苔薄白，脉稍弦细。上方加大党参、黄芪之用量，去干姜。

方药：党参 15g，黄芪 20g，炒白术 20g，茯苓 15g，炒山药 20g，姜半夏 10g，木香 10g，砂仁 8g，香附 15g，枳壳 10g，柿蒂 15g，桂枝 5g，泽泻 12g，炒麦芽 20g，神曲 12g，鸡内金 10g，炙甘草 5g。继服 30 剂。

五诊：2012 年 10 月 18 日。患者已无明显不适，现纳食可，大便正常，体重较前又增 2kg，面色红润。上方去柿蒂、泽泻继服。

以后依据病证稍加调整，半年后复查胃镜：慢性浅表性胃炎；病理：（胃窦）黏膜慢性炎。

【按语】本案是由情志不舒以致肝气郁滞，横乘脾胃，复因饮食失宜，而使脾气愈虚，胃气愈滞，导致诸证发生。依据脉证，诊断为肝郁脾虚，中阳不足，胃失和降之胃痞。治以温中健脾，疏肝理气，降气和胃为主。以李老经验方香砂温中汤加减治疗。方中白术、茯苓、炒山药、桂枝、干姜、炙甘草温中健脾益气；香附、乌药疏肝理气解郁；陈皮、半夏、砂仁、枳壳、丁香、柿蒂降气和胃消痞；麦芽、神曲、鸡内金消食化积开胃；用泽泻者，因本案患者便溏脾虚生湿，利湿即所以健脾。全方针对脾虚、阳馁、肝郁、胃滞等病机特点，汇健脾、温中、疏肝、降气、和胃、消食等法于一体，温中有补，补中寓行。用药 15 剂，患者脘腹胀满得减，饮食有增，嗳气已缓，可知脾有健运之象，肝有疏理之能，胃有通降之力，病机已有好转。择时加入补药党参、黄芪以从本论治。为防过用疏泄理气之药耗伤正气，上方去丁香、厚朴，党参改为 15g，继服 20 剂。再服后病证继减，腹胀等标实之证基本蠲除，为防行气之品过用耗散正气，即去陈皮、乌药、丁香等药。总之，本案谨守病机，灵活选药，将李老脾、胃、肝脏腑动态辨治的学术思想贯穿其中，而获佳效。

案 2. 胃痞（平坦隆起性胃窦炎；慢性肠炎）

贾某，男，34 岁，2012 年 8 月 31 日来诊。

主诉：胃脘痞满 1 年余，加重伴腹泻 1 个月。

现病史：1 年前因长期饮食无规律出现胃脘痞满，伴嗳气，烧心反酸，口服泮托拉唑胶囊等西药效果不佳，病情反复发作。近 1 个月病情加重，现胃脘痞满撑胀，嗳气，烧心，纳眠可，泄泻，每天 4～5 次。2011 年 1 月 26 日在河南某医院胃镜检查结果提示：胃底黏膜充血水肿，散在黏膜隆起，大小约 0.4cm×0.4cm，表面水肿；胃体、胃窦黏膜充血水肿，见弥漫性黏膜隆起，大小约 0.4cm×0.4cm，表面水肿。镜下诊断：糜烂性胃底炎。病理检查结果提示：（胃窦）慢性滤泡性炎症。2012 年 5 月 12 日胃镜复查结果示：平坦隆起性胃窦炎，胃底、胃体黏膜充血水肿，胃窦黏膜充血水肿，呈颗粒样改变。舌质淡，舌体胖大，边有齿痕，苔黄腻，脉沉细。

中医诊断：胃痞（脾虚血瘀，胃气壅滞证）；泄泻（脾虚湿热证）。

西医诊断：平坦隆起性胃窦炎；慢性肠炎。

治法：健脾化湿，理气消痞，化瘀通络，清肠止泻。

方药：茯苓 20g，炒白术 20g，炒山药 30g，金钱草 15g，马齿苋 30g，黄连 10g，木香 10g，郁金 15g，三棱 10g，莪术 10g，皂角刺 10g，乌梅 10g，芡实 20g，诃子 15g。7 剂，每天 1 剂，水煎服。

二诊：2012 年 9 月 7 日。药后矢气多，胃脘痞满、嗳气消失，时有烧心，大便不成形，每天 2～3 次。舌淡胖，苔黄稍腻，脉沉细。上方加白及 10g，煅瓦楞子 15g。7 剂，每天 1 剂，水煎服。

三诊：2012 年 9 月 14 日。烧心消失，大便较前稍成形，每天 1～2 次。舌淡胖，苔薄白，脉沉细。上方加肉豆蔻 15g，补骨脂 15g。7 剂，每天 1 剂，水煎服。

四诊：2012 年 9 月 28 日。诸症消失，大便成形，每天 1～2 次。昨日因饮食不节出现干呕、大便稍溏，每天 1 次。舌稍淡胖，苔白稍腻，脉稍沉细。舌脉同前。嘱其饮食有规律，勿食辛辣、油腻、生冷及不易消化食物。

方药：党参 15g，炒白术 20g，茯苓 20g，姜半夏 10g，砂仁 10g，炒山药 30g，炒薏苡仁 30g，芡实 20g，诃子 15g，炒麦芽 30g，神曲 10g，鸡内金 10g，三棱 9g。15 剂，每天 1 剂，水煎服。

2012 年 11 月 20 日胃镜检查结果显示：胃黏膜红白相间，未见异常表现。

【按语】患者因长期饮食失宜，损伤脾胃，中焦升降、运化失职，水湿内停，气郁化热，血瘀阻络而致本病；治以健脾化湿、理气消痞、化瘀通络、清肠止泻为主。方中茯苓、炒白术、炒山药、芡实健脾化湿；金钱草、马齿苋、黄连清热化湿；诃子、乌梅涩肠止泻，与金钱草、马齿苋、黄连等药相伍，固涩而不留邪。肝胆疏泄条达而有助于脾胃之腐熟与运化，故以郁金疏肝利胆；木香、三棱、莪术、皂角刺理气活血散结；乌梅性平，味酸涩，《本草纲目》载乌梅“蚀恶疮胬肉，虽是酸收，却有物理之妙”，郭淑云临床经验认为此五药配伍，散收并用，治疗消化道黏膜呈颗粒样改变的隆起性胃炎等疗效显著。该患者药后复查胃镜结果显示：黏膜颗粒样改变的黏膜隆起等症状均已消失。

案3. 胃痞（慢性食管炎；贲门炎；慢性非萎缩性胃炎）

吴某，男，39岁，2018年11月14日来诊。

主诉：胃脘痞满5年余。

现病史：自述因平时经常熬夜、不进早餐及饮食过快过热引起胃病已5年余。平素常感胃脘部痞闷连及胸骨后有阻塞感，食后更甚，嗳气后减轻，咽喉时有刺激、发痒感，甚则疼痛，口中发酸，夜间肠鸣，时有便意，肛门部坠胀，潮湿瘙痒，小腹隐痛，经中西医多家医院诊治效果不佳，体重逐渐下降。舌体胖大，苔稍白厚，脉细弦。2018年5月胃镜检查结果提示：慢性食管炎；贲门炎；慢性非萎缩性胃炎；Hp（+）。2018年8月5日电子鼻咽喉镜检查结果提示：慢性咽炎。

中医诊断：胃痞（脾虚肝郁，胃失和降证）。

西医诊断：慢性食管炎；贲门炎；慢性非萎缩性胃炎；Hp（+）。

治法：健脾疏肝，消食和胃为主。

方药：枳术行气方合枳术消食方加味。生白术30g，枳壳20g，郁金10g，香附10g，厚朴10g，木香10g，乌药10g，生薏苡仁30g，佩兰10g，三棱9g，莪术9g，炒麦芽30g，神曲15g，鸡内金15g，炒牵牛子3g。14剂，每天1剂，水煎服。

二诊：2018年12月3日。痞闷连及胸骨后阻塞感、嗳气、口酸、肛门坠胀均减轻，但肛门仍有潮湿感，咽中仍有异物感，有少量黄痰不易咳出，近日外出饮食引起小腹部间断性刺痛。上方去郁金、三棱，加全瓜蒌15g。14剂，每天1剂，水煎服。

三诊：2018年12月18日。胃脘痞满、胸骨后阻塞、口中发酸、肛门坠胀、咽中异物感均减轻，肛门潮湿消失，但近日大便秘结不畅，上方加炒决明子20g，炒莱菔子30g。14剂，每天1剂，水煎服。

四诊：2019年1月4日。时有胃脘部痞满连及胸骨后有阻塞感、口中发酸消失，肛门坠胀明显减轻，肛门潮湿感、咽中异物感、小腹刺痛消失，纳眠可，仍有少量黄痰不易咳出，上方加射干10g，木蝴蝶10g，蝉蜕10g。14剂，每天1剂，水煎服。

五诊：2019年1月18日。轻微咽喉异物感及胸闷嗳气，偶有轻微小腹挛急疼痛，大便通畅。前日肠镜检查结果提示未发现异常。形体怕凉，易上火。上方去全瓜蒌、炒决明子、炒莱菔子。14剂，每天1剂，水煎服。

六诊：2019 年 2 月 1 日。咽喉异物感及胸闷、嗳气等诸症基本消失，以健脾化痰，行气利咽法善后巩固。

方药：党参 15g，生白术 20g，枳壳 20g，茯苓 18g，炒山药 30g，香附 10g，厚朴 10g，木香 10g，炒白芍 15g，全瓜蒌 30g，薏苡仁 30g，佩兰 10g，莪术 9g，鸡内金 10g，射干 10g，木蝴蝶 10g，蝉蜕 6g。14 剂，每天 1 剂，水煎服。

【按语】本例因长期饮食不节、饥饱无常、冷热失宜等因、以致脾胃纳化、升降失司，一则无以运化水湿而痰湿中阻，一则脾运失职、胃腑失和、肝气不舒、气机不畅而致胃脘痞满及胸骨后有阻塞感，且食后益甚等症，其舌体胖大，苔稍白厚，脉细弦皆为脾虚湿滞、肝气不疏之象。治应健脾益气，行气化湿，疏肝和胃。郭淑云以生白术、枳壳、郁金、香附、厚朴、木香、乌药取枳术行气方意以疏肝健脾、理肠畅胃；合炒麦芽、神曲、鸡内金、炒牵牛子取枳术消食方意以消食化积，和胃除胀；白术与薏苡仁、佩兰健脾益气，化除湿邪；气郁日久必致脉络不畅，故以三棱、莪术活血通络，行气消积。诸药合为虚实兼顾、标本同治之剂，此后复诊随症状变化而略作增减，终使脾健胃和肝疏、气行湿化郁解、诸症消失而病向愈。

如前所述，郭淑云临证时根据脾胃的功能及纳化、升降的生理特点，常以张仲景的枳术汤与张元素的枳术丸作为治疗脾胃疾病的引领药物，通过不同的临床组方用于脾胃功能失常所引起的诸多疾病的治疗。如与健脾药为伍组成枳术健脾方，补中益气、健脾助运，治疗纳差食少、气短乏力、面色萎黄等脾胃亏虚的病证；与疏肝气，畅胃肠之气药相合组成枳术行气方，以疏肝和胃，行气消胀，治疗脘胁胀满，胸闷善叹息，嗳气少食等病证；与化瘀药联用组成枳术活瘀方以行气化瘀，通络止痛，治疗病程较久，脘腹刺痛，痛有定处，按之痛甚，或入夜尤甚等胃腑血瘀的病证等。以临床常见的病证，设立以枳术为主的系列组方加减用药，疗效尚佳。

案 4. 胃痞（慢性胃炎；胆囊炎；胆囊息肉；双肾结石）

詹某，男，50 岁，2013 年 1 月 22 日来诊。

主诉：胃脘痞满 8 个月，加重 1 周。

现病史：8 个月前因饮食无规律出现胃脘痞满，伴嗳气、反酸，2012 年 5 月 19 日在某省级医院彩超检查结果提示：脂肪肝；胆囊炎伴胆囊小息肉，大小分别为 3mm×4mm、2mm×3mm；双肾小结石，左肾上盏大小约 5mm×4mm，右肾上盏大小约 3mm×4mm；前列腺增生伴钙化灶，前列腺小囊肿，大小为 8mm×6mm。服用中西药物治疗效果不佳。1 周前上述症状加重，2013 年 1 月 14 日胃镜检查结果提示：霉菌性食管炎

（Ⅰ级）；慢性浅表性胃炎伴糜烂。现症：胃脘痞满，嗳气，泛酸，饭后胃脘部有阻塞感，胃不怕凉，内热偏大。饮食、睡眠可，大小便正常。舌质淡红，苔白稍厚，脉沉。

中医诊断：胃痞（胃气郁滞证）。

西医诊断：慢性胃炎；胆囊炎；胆囊息肉；双肾结石。

治法：行气和胃，降逆止酸。

方药：枳术汤加味。枳实 18g，生白术 15g，茯苓 15g，厚朴 15g，木香 15g，三棱 8g，姜半夏 8g，柿蒂 12g，刀豆子 25g，白及 12g，乌贼骨 15g，煅瓦楞子 15g。7 剂，每天 1 剂，水煎服。

二诊：2013 年 1 月 29 日。嗳气缓解，胃痞、烧心减轻，但觉胃中发热，饭后仍有阻塞感，纳食可，舌质稍红，苔薄白，脉沉。上方去姜半夏，加生山药 30g，五灵脂 9g，蒲黄 9g，甘松 10g，连翘 15g，蒲公英 15g。14 剂，每天 1 剂，水煎服。

三诊：2013 年 2 月 20 日。上症明显减轻，仅饮食不慎时有轻微烧心、胃酸、胃脘痞满、嗳气，胃不怕凉，内热不大。舌质淡红，苔稍厚，脉缓。二诊方去柿蒂、甘松、连翘、蒲公英，加炒麦芽 30g，神曲 10g，鸡内金 10g，炒牵牛子 2g。14 剂，每天 1 剂，水煎服。

四诊：2013 年 3 月 6 日。无明显不适，2013 年 2 月 25 日复查胃镜结果提示：慢性浅表性胃炎；十二指肠炎；Hp（－）。彩超检查结果提示：轻度脂肪肝；胆囊壁毛糙，胆囊小息肉，直径 2mm。更方治疗胆囊息肉及肾结石。舌质淡红，苔薄白，脉缓。治法以清肝利胆，利水排石为主。

方药：金钱草 30g，鸡骨草 20g，生白术 20g，枳实 15g，郁金 18g，香附 15g，鸡内金 10g，乌梅 10g，三棱 10g，莪术 10g，石韦 30g，海金沙 25g，皂角刺 10g，杜仲 15g，菟丝子 30g。20 剂，每天 1 剂，水煎服。

五诊：2013 年 4 月 8 日。胃脘痞满、嗳气等症未再发作，无明显不适。彩超复查结果提示：胆囊小息肉，直径 1mm；双肾结石：左肾上盏大小约 3mm×3mm，右肾上盏大小约 1.5mm×1.5mm。上方鸡内金加量至 20g，海金沙加量至 30g。20 剂，每天 1 剂，水煎服。

六诊：2013 年 4 月 29 日。患者无不适，查胆囊及双肾未见异常发现。

【按语】本案分两个阶段治疗。初诊时以胃脘痞满、嗳气、反酸等症为急，急则治其标，故以行气、降气、和胃制酸为法，以枳术汤加味：枳实、三棱、厚朴、木香疏调气血以消胃滞；姜半夏、柿蒂、刀豆子降逆以止嗳气，并助胃气之和降；白及收敛生肌；煅瓦楞子消痰化瘀，软坚散结，制酸止痛；胃失和降常可影响脾之健运，故辅以生白术、茯苓健脾补气。诸药配合，共成脾胃同治，消补兼施之方。胃脘诸症消失则转为治疗胆息肉、肾结石。方中主药金钱草、鸡骨草入胆经以清利胆热，郁金、香附、三棱、莪术行气化瘀，乌梅专消胬肉（息肉），上药共伍，针对胆囊息肉而设；石韦、海金沙合金钱草利水通淋排石，鸡内金化坚消石，余药因辨证而施，终使胆囊息肉消失与肾结石排出，并使诸病证皆愈。

案 5. 胃痞（功能性消化不良）

张某，女，32 岁，2013 年 4 月 15 日来诊。

主诉：胃脘痞满，胃寒怕凉 1 年。

现病史：1 年前因时常劳累加之饮食失宜，逐渐出现胃脘部痞满，胃中冒冷气，纳食后胃胀，消化不良，大便溏薄，间断性治疗，病情时轻时重。现症：胃脘痞满，纳食后尤甚，食后不化，胃中冒凉气，常觉胃中如饮 1 碗凉水感，周身畏寒，大便溏薄，每天 2 次左右。舌质淡红，苔稍白腻，脉稍弦。

中医诊断：胃痞（脾胃阳虚，寒凝胃腑证）。

西医诊断：功能性消化不良。

治法：温阳健脾为主。

方药：黄芪建中汤合理中汤加减。生黄芪 20g，桂枝 5g，炒白芍 12g，党参 12g，炒白术 20g，细辛 5g，干姜 10g，茯苓 15g，白芷 10g，厚朴 15g，甘松 10g，枳实 15g，炙甘草 5g，生姜 3 片，大枣 5 枚。10 剂，每天 1 剂，水煎服。

二诊：2013 年 4 月 25 日。胃脘痞满减轻，仍感胃寒，但胃中自觉有 1 碗凉水感、冒冷气明显减轻，仍大便溏薄，上方加制附子 15g（另包先煎），肉豆蔻 10g，桂枝加量至 10g 以温阳通络。14 剂，每天 1 剂，水煎服。

三诊：2013 年 5 月 10 日。胃脘部痞满基本消失，胃怕凉减轻，胃中自觉有凉水感消失。上方继服 14 剂。

四诊：2013 年 5 月 24 日。胃脘部痞满未作，胃怕凉、冒冷气，便溏等症消失，停药观察。

【按语】依据脉证，患者系脾胃阳虚，纳运不健，中寒内生，胃失温煦，气机不利，而致胃脘痞满，食后尤甚，胃寒怕凉，胃中觉有凉水状，大便溏薄，治以黄芪建中汤合理中汤加减。方中生黄芪、白术、茯苓、大枣健脾益气以补中州；干姜、桂枝、细辛、白芷、生姜温中散寒；炒白芍、炙甘草、厚朴、甘松、枳实行气消胀，和里缓急；药后病证减轻，为求效力更佳，将桂枝加量，并加制附子寓有通脉四逆汤之意，与肉豆蔻以温肾阳，暖脾阳，而终获佳效。

对于本证，在治疗上除用热药温肾阳、暖中阳外，还注重运用辛温通阳散寒之品以温散之，如细辛、桂枝、白芷等味，窜透开滞，温化寒凝，起到了重要的作用。其中，细辛“善开结气，宣泄郁滞，……旁达百骸，无微不至，内之宣络脉而疏百节，外之行孔窍而直透肌肤”(《本草正义》)，在通阳散寒药物的应用中甚为必要。

案 6. 胃痞（胆汁反流性胃炎）

李某，男，52 岁，2012 年 11 月 2 日来诊。

主诉：胃脘痞满、纳差半年。

现病史：半年来饮食稍有不慎即感胃脘痞满，纳差，无恶心、呕吐、反酸等症，曾服用中西药治疗效果不明显。现症：胃脘部痞满，进食后加重，纳差，口中黏腻，不怕凉，内热不大。舌质淡，苔白厚腻，脉濡。2012 年 8 月 12 日胃镜检查提示：胆汁反流性胃炎。

中医诊断：胃痞（脾虚胃滞湿阻证）。

西医诊断：胆汁反流性胃炎。

治法：益气健脾，化湿和胃。

方药：枳术消食方合二陈汤加减。白术 20g，枳实 15g，茯苓 15g，姜半夏 10g，陈皮 12g，苍术 15g，薏苡仁 30g，白蔻仁 10g，佩兰 15g，防风 9g，炒麦芽 30g，神曲 10g，鸡内金 10g，炒牵牛子 3g。7 剂，每天 1 剂，水煎服。

二诊：2012 年 11 月 9 日。饭后胃脘部痞满、口中黏腻减轻，食欲增加，白腻苔明显消退。舌质淡，脉濡。上方继服 7 剂。

三诊：2012 年 11 月 16 日。胃脘部胀满及口中黏腻消失，饮食正常，仅舌根部苔稍腻，舌质淡，脉濡。上方加白扁豆 15g。7 剂，每天 1 剂，水煎服。

四诊：2012 年 11 月 23 日。无明显不适。舌质淡，舌根部苔稍腻，脉缓。上方加泽泻 12g。7 剂，每天 1 剂，水煎服。

【按语】患者平素因饮食不慎损及脾胃，脾虚运化失职，胃弱失其和降，致胃脘部痞满、纳差、口中黏腻等症。舌质淡，苔白腻，脉濡，皆脾虚胃滞湿阻之象。方药以白术、茯苓益气健脾；陈皮、枳实调畅气机，降气消痞；白蔻仁、佩兰芳香化湿，薏苡仁渗湿健脾，苍术、姜半夏燥湿健脾，合为化湿、渗湿、燥湿之用；防风味辛，可升可散，具有助脾阳升发之功，阳气升散则可祛湿于外；炒麦芽、神曲、鸡内金、炒牵牛子与方中白术、枳实为伍为枳术消食方以消食开胃。全方针对脾虚、胃滞、湿阻的病机特点，集健脾、行气、祛湿、升阳、和胃、降逆、消食等药于一炉，通中有补，补中寓行，斡旋中焦，使脾运得健，胃滞得消，湿邪得化而收效。

郭淑云认为治疗脾虚证需重视祛湿一法，脾虚兼湿者更是如此，因脾虚易于生湿，湿盛则易困脾；而健脾有助于化湿，祛湿亦有利于健脾；正如国医大师李振华老师常说的“利湿即所以健脾”之法，故在益气健脾的同时，依据湿邪所引起的不同病证，适当选择性配伍芳香化湿、淡渗利湿、苦温燥湿、温化寒湿等法，湿邪得去，则有助于脾之运化功能的复常。

案 7. 胃痞（慢性糜烂性胃炎）

关某，女，40 岁，2013 年 4 月 3 日来诊。

主诉：胃脘痞满半年余，加重 3 天。

现病史：半年前因生气后出现胃脘部痞满，服中药治疗后胃痞消失。因平素性情急躁，3 天前因事有烦心，上症复发，现感胃脘痞闷，纳差，泛酸较重，恶心，口苦，两胁及周身窜痛，内热大，大便不成形，每天 2 次。曾做胃镜结果提示：糜烂性胃炎。肠镜结果提示：慢性结肠炎。舌质红，苔薄黄，脉沉弦。

中医诊断：胃痞（肝郁化火，横逆犯胃证）。

西医诊断：慢性糜烂性胃炎。

治法：柔肝和胃，理气清火。

方药：炒白芍 30g，枳实 15g，生白术 15g，郁金 15g，香附 15g，厚朴 15g，木香 15g，海螵蛸 15g，煅瓦楞子 15g，连翘 15g，蒲公英 20g，黄连 10g，吴茱萸 3g，姜半夏 10g，茯苓 15g，炒麦芽 30g，鸡内金 10g。7 剂，每天 1 剂，水煎服。

二诊：2013 年 4 月 11 日。胃胀、内热大减，周身及两胁窜痛均减，口苦消失，纳食亦可，上方去连翘、蒲公英，郁金、香附各加量至 20g。7 剂，每天 1 剂，水煎服。药后诸症皆消失。

【按语】本案乃由情志所伤，肝气横逆犯胃而致胃脘胀闷，两胁、周身窜痛，肝郁化火上炎而致泛酸、口苦。明代秦景明《症因脉治·外感吐酸水·内伤吐酸水》载：“恼怒忧郁，伤肝胆之气，木能生火，乘胃克脾，则饮食不能消化，停积于胃，遂成酸水浸淫之患矣。”故重用炒白芍，合郁金、连翘、蒲公英敛肝疏肝，清泻火热；白术、枳实、香附、厚朴、木香、茯苓、姜半夏、炒麦芽、鸡内金寓枳术行气方合枳术消食方意以疏肝理气，健脾消食；黄连、吴茱萸为左金丸，重用黄连直折肝火上炎之势，吴茱萸为辅，辛通下达以开郁结，二者合用具泄肝和胃，苦辛通降之能，对肝郁化火、胃失和降之泛酸确属有效，再酌加海螵蛸、煅瓦楞子增强和胃制酸作用。药后诸症减轻，而后方药略作调整而使病愈。

肝之疏泄功能失常分为太过与不及，疏泄不及者当以疏肝理气为主，疏泄太过者应注重敛肝，本案为肝之疏泄太过，故重用白芍敛肝柔肝。

案 8. 胃痞（慢性红斑性胃窦炎伴肠化）

李某，男，66 岁，2014 年 4 月 22 日来诊。

主诉：进食后胃脘痞满 30 余年。

现病史：患者 30 余年前即出现进食后胃脘痞满，伴纳差，体重下降（10 年间由 80kg 降至 60kg），大便不成形，胃怕凉，内热不大。2013 年 8 月胃镜检查结果提示：慢性红斑性胃窦炎伴肠化。舌质淡，苔白，脉弱。

中医诊断：胃痞（脾胃气虚，饮食停滞证）。

西医诊断：慢性红斑性胃窦炎伴肠化。

治法：健脾益气，消食和胃为主。

方药：四君子汤合枳术消食方加味。党参 12g，炒白术 15g，茯苓 15g，黄芪 12g，太子参 12g，炒山药 25g，枳实 15g，炒麦芽 30g，神曲 10g，鸡内金 10g，炒牵牛子 2g，莪术 8g，厚朴 15g，炙甘草 5g。15 剂，每天 1 剂，水煎服。

二诊：2014 年 5 月 7 日。进食后胃脘部痞满减轻，纳食增加，舌脉同上。上方继服 15 剂。

三诊：2014 年 5 月 23 日。饭后胃脘痞满明显减轻，嗳气、矢气后脘腹舒适，大便成形，每天 2 次，纳食增加，体重无下降。上方加木香 12g，陈皮 10g，芡实 15g，黄芪、党参各加量至 15g，莪术加量至 10g。14 剂，每天 1 剂，水煎服。

四诊：2014 年 6 月 25 日。病证减轻大半，上方继服 14 剂。药后患者胃脘痞满等症消失，饮食基本正常。

【按语】30 余年的胃脘痞满、纳差源于脾胃不健，中气久虚，运化不及，宿食积滞，停塞于胃，胃失和降，气机不畅所致，为虚中夹实之候；故治以四君子汤加黄芪、太子参、炒山药健脾益气为主，其治在脾；辅以枳实、厚朴、炒麦芽、神曲、炒牵牛子以行气消食，化积除满，其治在胃；病久入络，结合病理之肠化，加莪术化瘀通络，亦有消积之功，为点睛之用。后加木香、陈皮使补中寓行，补而不滞，以标本同治。临床对于胃痞日久者尤应重视健脾益气，因久病必虚，通过运补行补，使脾土敦厚，胃气和降则痞满可除，亦如国医大师李振华教授所言“脾胃病不可单治一方”。

案 9. 胃痞（胆结石术后）

贾某，女，64 岁，2013 年 11 月 22 日来诊。

主诉：胃脘痞满 3 个月。

现病史：3 个月前进食油腻食物后出现胃脘痞满，纳差，口苦，嗳气，经服中、西药效果不佳而入院。现症：胃脘痞满，纳差，口苦，嗳气频作，大便正常，不怕冷，内热不大。舌质红，苔稍黄腻，脉弦。2 年前因胆结石行胆囊切除术。

中医诊断：胃痞（肝胆湿郁，胃气壅滞证）。

西医诊断：胆结石术后。

治法：清肝利胆，降气和胃为主。

方药：金钱草 20g，黄芩 15g，生白术 20g，枳实 15g，厚朴 15g，木香 15g，香附 15g，郁金 15g，柿蒂 10g，刀豆子 20g，炒麦芽 30g，神曲 10g，鸡内金 10g，炒牵牛子 2g。7 剂，每天 1 剂，水煎服。

二诊：2013 年 11 月 29 日。患者自述效果极佳，症状完全消失，舌质淡红，苔薄白，脉弦。上方加党参 10g，黄芪 10g，茯苓 15g。14 剂，每天 1 剂，水煎服，巩固疗效。

【按语】《素问·痿论》曰："肝气热，则胆泄口苦。"该患者胃脘痞满伴口苦等症，结合病因及脉症，其病机为肝胆湿郁、胃气壅滞。治疗上以清利肝胆的药物合枳术行气方与枳术消食方治疗；同时，郭淑云临床在辨证的基础上擅用对药，如方中枳实伍生白术取枳术丸意，以健脾消食，降气化湿，可促进胃肠蠕动排空；厚朴伍木香，既能消有形之积，又可散无形之滞；香附伍郁金，疏肝解郁之功显著，此三组对药主在肝胃同治，临证治疗肝气犯胃之胃脘痞胀疗效显著。金钱草伍黄芩清利肝胆，对肝胆湿热引起的口苦疗效颇佳；柿蒂伍刀豆子，降气止呃，系针对嗳气而设；炒麦芽、神曲、鸡内金消食健胃，伍少量牵牛子以助消积。全方方简效宏，精妙实效，共奏疏肝利胆、理气和胃之功。

案 10. 胃痞（慢性萎缩性胃炎）

孔某，男，70 岁，2014 年 7 月 15 日来诊。

主诉：胃胀痞满 3 年，加重 1 周。

现病史：3 年前因饮食过饱出现胃脘痞满不适，嗳气，2012 年胃镜检查结果提示：萎缩性胃炎；肠上皮化生。服用多潘立酮及中药效果不佳，1 周前上症加重。现症：饭后胃胀痞满，纳差，嗳气，消瘦，体重已下降约 10kg，排气不畅，怕冷，偶尔上火。舌质淡，舌体胖大，苔薄白，脉弱。

中医诊断：胃痞（脾胃气虚，气滞食积证）。

西医诊断：慢性萎缩性胃炎伴肠上皮化生。

治法：健脾益气和胃，行气化瘀消食。

方药：健脾活瘀方合枳术消食方加减。党参 10g，生白术 15g，茯苓 15g，黄芪 10g，生山药 15g，枳实 15g，木香 15g，厚朴 15g，大腹皮 15g，莪术 10g，三棱 10g，生山楂 12g，炒麦芽 30g，神曲 10g，鸡内金 10g，炒牵牛子 2g。6 剂，每天 1 剂，水煎服。

二诊：2014 年 7 月 22 日。饭后胃胀满、嗳气明显减轻，纳食增加，体重增加 1kg，排气已畅，怕冷稍有好转。上方继服 14 剂。

三诊：2014 年 8 月 6 日。饭后胃胀满、嗳气消失，纳食基本正常，体重又增加 2kg，舌脉同前。上方去厚朴、大腹皮。14 剂，每天 1 剂，水煎服。

四诊：2014 年 8 月 22 日。患者诸症基本消失，因萎缩性胃炎及肠化乃一慢性疾患，故治之非短时之功，故更方于下，继续调治。

方药：黄芪 12g，太子参 15g，生山药 15g，枳壳 15g，三棱 9g，莪术 9g，皂角刺 6g，炒麦芽 30g，鸡内金 10g。28 剂，每天 1 剂，水煎服。

四诊：2014 年 9 月 24 日。患者自述稍口干，上方去黄芪，加生白术 20g。28 剂，每天 1 剂，水煎服。

以此方为基础依临床病证略作调整治疗半年余，2015 年 3 月 11 日复查胃镜示：慢性浅表性胃炎；病理示：（胃窦）黏膜慢性炎。

【按语】患者年逾七旬，病程已久，中气已虚；脾胃气虚无以推动脾胃之纳运、升降，以致气滞、食积内生而见腹胀、纳差等症。中医学认为，脾以健运为常，胃腑以通为贵，尤喜通利而恶壅滞。因此，对于脾胃虚证当遵李振华老师常用的“行补”“通补”“运补”原则，不可“峻补”“壅补”，因本案以脾虚为本，故治以健脾益气，兼以祛邪。方中党参、生白术、茯苓、黄芪、生山药健运中焦以绝其病源；枳实、木香、厚朴、大腹皮降胃肠之气；生山楂、炒麦芽、神曲、鸡内金、炒牵牛子消胃中之食；用莪术、三棱乃遵“久病入络”之旨，并有消积之功；诸药合用，补而不壅，通而不耗，补不滞邪，行不伤正而使病证尽除，而后立健脾化瘀法为主治疗萎缩性胃炎伴肠化，半年余病愈。

案 11. 胃痞（功能性消化不良）

张某，女，58 岁，2014 年 11 月 27 日来诊。

主诉：胃脘痞满 10 余年，加重 1 个月。

现病史：10余年前因劳累、饥饱失调出现胃胀，2013年12月曾查胃镜及腹部彩超无明显异常，间断服用多潘立酮片、健胃消食片等效果欠佳，近1个月上症加重。现症：胃脘痞满不适，常于饭后或受凉后发作，嗳气，胃怕凉，不易上火，乏力懒言，饮食、睡眠可，大便正常。舌体胖大，舌质淡，苔稍白腻，脉细弱。既往糖尿病病史5年，现服用格列齐特片，血糖控制尚可。

中医诊断：胃痞（中气亏虚，气滞寒凝证）。

西医诊断：功能性消化不良。

治法：温中补虚，散寒理气。

方药：香砂六君子汤合良附丸加减。党参20g，炒白术20g，茯苓15g，枳壳15g，陈皮10g，半夏10g，木香10g，高良姜10g，香附10g，黄芪15g，桂枝5g，厚朴10g，炙甘草5g。7剂，每天1剂，水煎服。

二诊：2014年12月3日。嗳气已止，胃脘痞满明显减轻，舌脉同前。上方去高良姜，加乌药10g。10剂，每天1剂，水煎服。

三诊：2014年12月15日。胃脘痞满消失，乏力懒言亦有好转。上方继服7剂。

【按语】金代李东垣《兰室秘藏·中满腹胀论》载："脾胃久虚之人，胃中寒则生胀满，或脏寒生满病。"本案患者平素脾胃虚弱，日久脾胃阳微，中寒不运，致胃脘痞满、怕凉；中虚纳化呆钝，胃气壅滞，故饭后加重；中气久虚，精微不化，形神失养，致乏力懒言；舌脉皆虚寒之象。取两个时方治之：香砂六君子汤去砂仁加黄芪、桂枝以健脾温中，从本图治；高良姜、香附为良附丸，合桂枝以温胃行气散寒；木香、厚朴、枳壳理气调中，行滞消积。该方药以补为主，补中寓行，使脾土得健，中寒得散，胃气得通，而痞满等症悉除。

案12. 胃痞（慢性浅表性胃炎）

卢某，男，45岁，2015年4月17日来诊。

主诉：胃脘部痞满3年，加重10余天。

现病史：3年前无原因出现胃脘部痞满伴反酸、烧心，无胃痛、恶心及呕吐，2014年11月份胃镜检查结果提示：慢性浅表性胃炎；Hp（+），经口服西药四联抗Hp及对症治疗，上症时轻时重。10余天前口服甜食后病证复发，^{13}C呼气试验：Hp（+），服用雷贝拉唑、多潘立酮片等效果不明显。现症：胃脘痞满伴反酸，烧心，口干，晨起咳吐黄痰，纳眠可，大便稍干。舌质红，苔薄黄，脉滑。

中医诊断：胃痞（痰热郁胃证）。

西医诊断：慢性浅表性胃炎。

治法：健脾和胃，清热化痰。

方药：枳术止酸方合左金丸。生白术 20g，枳实 12g，黄连 6g，吴茱萸 1g，海螵蛸 15g，浙贝母 10g，煅瓦楞子 15g，炙甘草 5g，连翘 15g，蒲公英 20g，败酱草 20g，茯苓 15g，生山药 30g，炒决明子 10g，天花粉 15g，全瓜蒌 15g。10 剂，每天 1 剂，水煎服。

二诊：2015 年 4 月 27 日。胃脘痞满、反酸、烧心消失，咳痰明显减少，口干减轻，大便稍干，上方炒决明子、天花粉均加量至 20g。15 剂，每天 1 剂，水煎服。

三诊：2015 年 5 月 27 日。无明显不适，复查 ^{13}C 呼气试验：Hp（–）。遂停药观察。

【按语】Hp 感染相关性胃病是目前最常见的感染性疾病之一，临床常用的西药四联疗法有见效快、疗程短、转阴率高的特点，但也存在部分患者耐药性强及造成肠道菌群失调等副作用。本案患者曾口服西药四联而未能使 Hp 转阴，经中药治疗使之转阴，体现了中医药治疗 Hp 在辨证确当的情况下具有疗效好、不良反应小的优势。

郭淑云认为 Hp 感染相关性胃病常以脾胃虚弱为病理基础，同时有兼湿热、气滞、血瘀、痰浊及热毒之不同，故治疗当在益气健脾扶正的基础上，据证辅以和胃化湿、活血化瘀、理气化痰、清热解毒等法，以达到标本兼治的目的，但临床亦不可固守成规，辨证论治、依证立法、依症施药是最重要的。

本案脾胃虚弱兼痰热内蕴，故治以健脾和胃、清热化痰。方中枳实、生白术、茯苓、生山药、炙甘草益气健脾，理气消食；黄连、吴茱萸辛开苦降，泄热和胃；海螵蛸、煅瓦楞子收敛制酸护胃。Hp 属中医学“邪气”范畴，具“毒”之特性，依其脉证，本案中兼有痰蕴热盛之象，故于组方中，以连翘、蒲公英、败酱草、天花粉清胃中郁热毒邪，有实验研究显示该类药物有杀灭 Hp 的作用；全瓜蒌、浙贝母清化痰热；炒决明子清热润肠通便。诸药配合，使脾气健运，痰热得清，胃气得和，诸邪得除而病愈。

案 13. 胃痞（慢性胃炎？）

杨某，女，78 岁，2019 年 9 月 15 日来诊。

主诉：胃胀痞满、有灼热感 10 年。

现病史：患者自述 10 年前即常感胃中痞满、灼热，时有反酸，于饮食不慎时发作频繁，5 天前复发，自觉胃脘部痞满发硬，但按之柔软、不痛，胃中灼热连及后背，时感背部发紧，泛酸口干，无口苦，纳眠可，手足发热，出汗颇多，周身乏力，二便正常。舌质稍红，苔黄稍腻，脉稍弦。

中医诊断：胃痞（阴虚胃热，中焦气滞，脾胃虚弱证）。

西医诊断：慢性胃炎?

治法：清热养阴，行气消胀，健脾养胃。

方药：连翘 15g，蒲公英 20g，败酱草 20g，天花粉 15g，石斛 10g，枳壳 20g，生白术 30g，生山药 30g，茯苓 20g，厚朴 15g，木香 15g，海螵蛸 15g，煅瓦楞子 15g，霜桑叶 30g，麻黄根 18g，地骨皮 30g。7 剂，每天 1 剂，水煎服。

二诊：2019 年 9 月 21 日。胃热减，汗出止，时有失眠。上方去霜桑叶、麻黄根，加夜交藤 30g，远志 15g。7 剂，每天 1 剂，水煎服。

三诊：2019 年 9 月 28 日。胃脘痞满、灼热较前再减，现手足心热，背发热，夜间口干，余无不适。舌质稍红，苔薄白，脉弦。

方药：连翘 15g，蒲公英 30g，败酱草 30g，地骨皮 30g，青蒿 20g，百合 30g，牡丹皮 15g，紫草 20g，生山药 30g，茯苓 20g。7 剂，每天 1 剂，水煎服。

四诊：2019 年 10 月 5 日。自觉背部发热发紧，上方去紫草，蒲公英减至 15g，加葛根 30g，炒白芍 25g，鸡血藤 30g，炙甘草 8g。7 剂，每天 1 剂，水煎服。

五诊：2019 年 10 月 13 日。背部发热发紧感消失，诸症悉除。舌质淡红，苔薄白，脉弦。

方药：地骨皮 30g，青蒿 20g，百合 30g，紫草 15g，生山药 30g，菟丝子 30g，葛根 30g，炒白芍 20g，炙甘草 8g。10 剂，每天 1 剂，水煎服。

【按语】本案患者患病已 10 年，据证辨析，当为脾胃运化失职，中焦气机不利，食滞内停以致中焦郁热、气阴两虚、气机阻滞而致。治以清热养阴、行气消胀、健脾养胃法为主。药以连翘、蒲公英、败酱草、天花粉、石斛清热滋阴；生白术、生山药、茯苓、枳壳、厚朴、木香、海螵蛸、煅瓦楞子健脾理气，和胃制酸；地骨皮、霜桑叶、麻黄根凉血除蒸，固表止汗。诸药共为清热生津，行气消痞，制酸止汗，健脾扶正之剂。其后诸诊随证加减，如失眠加夜交藤、远志宁心安神；手心热甚加青蒿、牡丹皮、紫草以清热除蒸；背部发紧加葛根、鸡血藤、白芍、甘草以通络解痉；辨证为法，药随证转，终使痞满、灼热等症消除而远期疗效巩固。

案 14. 痞满（慢性食管炎；慢性萎缩性胃炎伴糜烂）

周某，男，63 岁，2018 年 4 月 12 日来诊。

主诉：胃脘痞满 10 年余，加重 3 个月。

现病史：10 年余前因饮食不适后出现胃脘痞满，时有反酸烧心，口干，口苦，无胃痛恶心，纳可，眠差，大便不畅，每天 1 次。舌质红，舌体胖大，苔稍黄，脉沉细。2017 年 3 月 15 日胃镜检查结果提示：食管正常；胃多发息肉；隆起糜烂性胃炎；十二指肠球炎。病理：胃窦黏膜急性及慢性炎症。2018 年 4 月 2 日胃镜复查结果提示：慢性食管炎；慢性萎缩性胃炎伴糜烂。病理：萎缩（++）；肠化（−）；Hp（+）。现症：胃脘痞满，时有反酸烧心，口干苦，大便不畅，每天 1 次，气短乏力。舌质红，舌体胖大，苔稍黄，脉沉细。

中医诊断：痞满（脾虚湿热，气滞血瘀证）。

西医诊断：慢性食管炎；慢性萎缩性胃炎伴糜烂。

治法：平补脾胃，清化湿热，行气消痞。

方药：太子参 15g，生山药 20g，茯苓 20g，金钱草 30g，黄芩 15g，天花粉 15g，郁金 20g，乌药 15g，乌贼骨 15g，煅瓦楞子 15g，浙贝母 15g，蒲黄 10g，五灵脂 10g，白及 12g，炙甘草 3g。14 剂，每天 1 剂，水煎服。

二诊：2018 年 4 月 26 日。胃脘痞满减轻，口苦消失，仍有口干、反酸烧心。上方去金钱草、郁金。继服 28 剂，每天 1 剂，水煎服。

三诊：2018 年 6 月 12 日。时感胃脘痞满，略感反酸烧心。考虑病证已臻轻微，处方当以治疗萎缩性胃炎、肠化为主，调整处方如下。

方药：太子参 15g，生山药 20g，茯苓 20g，天花粉 15g，木香 10g，乌贼骨 15g，浙贝母 15g，蒲黄 10g，三棱 9g，莪术 9g，皂角刺 6g，炙甘草 3g。30 剂，每天 1 剂，水煎服。

四诊：2018 年 7 月 11 日。饭后偶有胃脘痞满，仅在饮食不慎时出现轻微的反酸烧心，别无不适。复查 Hp 阴性。上方加生白术 20g，枳壳 15g。28 剂，每天 1 剂，水煎服。

五诊：2018 年 11 月 6 日。因外地居住，路途较远，服用四诊方药 3 个月后来诊。现饭后偶有胃胀，无其他不适。舌质淡红，苔薄白。脉稍弦。复查胃镜结果显示：食管正常；慢性浅表性胃炎；未见息肉、隆起、糜烂；病理示：（胃窦）黏膜慢性炎。

【按语】本例患者因饮食所伤导致脾胃虚弱，升降失司，中焦气机不畅，日久湿郁化热，湿热阻滞而成痞满；且病程日久，气血运行不畅，胃络瘀阻，以致胃中糜烂、隆起、息肉、萎缩等病变的发生。依其病证及胃镜、病理表现，在治疗中分两个阶段论治。前阶段因兼有湿热、胃黏膜相见有糜烂，故在平补脾胃法的基础上突出以金钱草、黄芩清热化湿，以蒲黄、五灵脂、白及化瘀并防治由糜烂而出现的胃黏膜病变；后阶段湿热得清，糜烂愈合，则去金钱草、黄芩、五灵脂、白及，改换三棱、莪术、皂角刺等药以化瘀通络，促进萎缩、肠化的改善；同时，平补脾胃法贯穿于治疗的始终，使患者无论在病症的改善上，还是胃镜及病理的复查结果上，均得以完善的治疗。

三、呕吐

案1. 呕吐（神经性呕吐）

代某，女，46岁，2019年2月21日来诊。

主诉：间断性呕吐5年余。

现病史：患者自述5年前因子宫肌瘤经血量多，复加劳累后出现间断性呕吐，与饮食无关，呕吐物为胃内容物，多次以中药治疗效果不佳。现每遇劳累、受凉、情绪不畅或生活不规律即发呕吐，吐前先觉右鼻酸热，继而呕吐，每次呕吐必欲吐尽方休，不能饮食及饮水，休息后可缓解。今年发作次数增加，现每5～7天必呕吐1次，易疲劳，怕凉，喜热饮，不知饥，食不消，乏力易醒。舌质暗，苔薄白，脉细弱。2015年子宫切除史，2017年下肢脂肪瘤切除史。

中医诊断：呕吐（脾胃阳虚，胃气上逆证）。

西医诊断：神经性呕吐。

治法：温中健脾，和胃降逆为主。

方药：香砂六君子汤、小半夏汤合枳术消食方加减。党参15g，黄芪15g，生白术20g，茯苓20g，生山药30g，砂仁10g（另包后下），姜半夏15g，生姜6片，枳壳20g，香附20g，丁香5g，吴茱萸6g，炒麦芽20g，炒神曲12g，炒鸡内金12g。21剂，每天1剂，水煎服。

二诊：2019年3月20日。呕吐减轻，服药期间仅呕吐1次，易疲倦，睡眠易惊醒，略知饥。舌质暗，苔薄白，脉细弱。上方去丁香，加生龙骨30g。28剂，每天1剂，水煎服。

三诊：2019年4月25日。自述饮食生冷或饭菜油腻时可诱发呕吐，但呕吐程度较前轻微，大便稍溏。舌质暗，苔薄白，脉细弱。上方加芡实15g，炒山楂12g。28剂，每天1剂，水煎服。

四诊：2019年5月31日。近1个月来呕吐1次，呕吐程度轻微，大便时干。舌质稍暗，苔薄白，脉稍细弱。上方去芡实。20剂，每天1剂，水煎服。

五诊：2019年7月15日。近来呕吐未作，纳食尚可，乏力改善，睡眠较前深沉。

上方14剂，每天1剂，水煎服。

【按语】呕吐为临床常见病证，外邪犯胃，内伤饮食，情志失调，病后体虚皆可导致，其病机总属胃失和降，胃气上逆，其病位虽然在胃，但与肝、脾关系密切。本案患者因失血较多加之劳累，致气血亏虚，脾胃虚弱，中阳虚馁，无力腐熟、运化水谷；加之肝气不舒，横逆犯胃，胃气失于和降，故在劳累、受凉、情绪不畅时均可引发胃气上逆而呕吐，且见易疲劳、喜暖畏凉等症。明代张介宾《景岳全书·呕吐》载："或遇微寒，或遇微劳，或遇饮食少有不调，或肝气微逆即为呕吐者，总胃虚也。"元代朱震亨《丹溪心法·呕吐》载："有久病呕者，胃虚不纳谷也，用人参、生姜、黄芪、白术、香附之类。"故方中党参、黄芪、生白术、茯苓、生山药健脾益气以培其本；枳壳合白术、炒麦芽、炒神曲、炒鸡内金为枳术消食方加香附疏肝解郁，消食和胃以促运化；姜半夏与生姜为小半夏汤，加砂仁、丁香、吴茱萸温中散寒，降逆止呕以和其中，如《千金方·呕吐哕逆》载："凡呕者多食生姜，此是呕家圣药。"诸药共为温补脾胃、降逆止呕、理气和胃之剂。因本案病程已久，非朝夕所致，故药证相符，守法守方，则取效益佳。

案2. 呕吐（慢性胃炎）

张某，女，30岁，2019年7月2日来诊。

主诉：时常呕吐半年余。

现病史：因经营火锅店繁忙劳累，时常进食辛辣食品，并常不食早餐且饮食无规律，半年前出现每食辛辣油腻、生冷或食量稍多即呕吐，吐尽方舒，呕吐物为胃内容物，伴胃脘胀满，腹泻清稀，甚则如水样，少则1天3～4次，多则7～8次，便中无黏液及血液，3个月前胃镜检查结果提示：慢性胃炎；肠镜检查结果提示：慢性肠炎。月经量多，每月2次。现几乎每天呕吐，胃胀，便溏，舌质淡，苔薄白，脉细弱。

中医诊断：呕吐（脾胃气虚，胃气上逆证）。

西医诊断：慢性胃炎？

治法：健脾益胃，降逆止呕。

方药：枳术止呕方加味。炒白术20g，枳实15g，姜半夏15g，生姜6片，炒山药30g，茯苓20g，苍术15g，姜竹茹10g，砂仁10g（另包后下），陈皮12g，炒芡实20g，诃子15g。14剂，每天1剂，水煎服。

二诊：2019年7月19日。服药后呕吐逐步减轻，1周左右消失，胃脘胀满亦除，大便正常，每天1次，体重增长2kg。患者述因颈椎骨质增生而头晕，上方加葛根30g，天麻10g，钩藤15g。14剂，每天1剂，水煎服，巩固治疗。

2019年8月3日随访：患者述未再呕吐，且食油腻、稍有饱食亦无呕吐征兆，饥饿感较强，进食香甜，头晕基本消失。

【按语】本案患者因饮食伤胃，使胃之受纳腐熟功能失常，水谷内停于胃，胃失和降，脾失健运，胃内容物随胃气上逆而呕吐。宋代赵佶《圣济总录·呕吐门》载："胃既虚弱，水谷停滞，致三焦格拒，升降不匀，其气虚满，得食则呕。"而脾胃气虚，纳化功能呆钝则胃脘胀满；湿滞内停，清浊不分，混杂下行于肠道则大便清稀，甚如水样。治宜健脾益气，和胃降逆，燥湿止泻。方中以炒白术、炒山药、茯苓、苍术健脾化湿；陈皮、姜半夏、姜竹茹、生姜、枳实、砂仁燥湿降逆，和胃止呕；炒芡实、诃子健脾涩肠止泻。其中，尤其枳术止呕方之白术、枳实取枳术丸意以健运脾气，行降胃气；止呕圣方小半夏汤之半夏、生姜止呕逆。以此四味为方中引领之药，组成健脾降逆、止呕止泻之剂，药证相符，故取效亦佳。

案3. 呕吐（肠系膜动脉压迫综合征；慢性胃炎）

丁某，男，12岁，2018年12月11日来诊。

主诉：饭后恶心、呕吐2月余。

现病史：患儿因服感冒药物引起恶心、呕吐，每天2～3次，且每于饭后或饱食后即吐，晨起为甚，呕吐物为胃中食物，胃胀，大便不成形，每天1～2次。平时胃不怕凉，易上火，上火时头痛。钡餐造影检查结果提示：肠系膜动脉压迫综合征。舌质淡，舌体胖大，苔白，脉细弱。4年前曾患紫癜（腹型）。

中医诊断：呕吐（脾胃气虚，胃气上逆，食滞内停证）。

西医诊断：肠系膜动脉压迫综合征；慢性胃炎。

治法：健脾消食，降逆止呕。

方药：枳术消食方合枳术止呕方加味。生白术20g，枳实15g，茯苓15g，生山药20g，姜半夏10g，生姜8g，砂仁8g（另包后下），姜竹茹8g，炒麦芽20g，神曲10g，鸡内金10g。6剂，新绿色颗粒剂，每天1剂，不拘时，分数次冲服。

二诊：2018年12月19日。患儿家人述服药3天后即不呕吐，但大便溏薄，每天3次。上方加芡实12g，诃子8g。14剂，新绿色颗粒剂，每天1剂，不拘时，分数次冲服。

随访家属，患儿未再呕吐，纳食可，大便已正常。

【按语】肠系膜动脉压迫综合征在临床上是较为少见的一种疾病，其主要症状表现为呕吐、纳差、腹胀，西医对部分治疗难度大的患者主张手术治疗。由于患者大多存在饮食后出现呕吐，严重者食入即吐，故郭淑云提出在用药上更需谨慎，在选药上宜少不宜多，贵在精当；且药汁分数次冲服，以防服之即吐。本案方中之生白术、枳实促脾之运，助胃之降；与炒麦芽、神曲、鸡内金为枳术消食方以消食开胃；合姜半夏、生姜、砂仁、姜竹茹为枳术止呕方止呕逆；反复呕吐易于伤胃，故以茯苓、生山药平补脾胃。全方集健脾、养胃、和胃、开胃、降逆、止呕于一体而取效。

案 4. 呕吐（糖尿病肾病）

刘某，男，59 岁，2013 年 2 月 5 日来诊。

主诉：干呕、胃胀近 1 个月。

现病史：因经常饮食失宜，饥饱无常，伤及脾胃，近 1 个月来出现干呕，胃胀，嗳气，服用多潘立酮片、莫沙必利片等药均无效。现症：干呕，胃胀，嗳气，纳差，食后更甚，便干，小便正常。辅助检查：空腹血糖 8.2mmol/L。肾功能：BUN 14.6mmol/L；Cr 204.8μmmol/L。舌质淡，苔白稍厚腻，脉沉弦。糖尿病病史 10 余年，应用重组人胰岛素针注射液（30R）控制血糖。糖尿病肾病病史 2 年。

中医诊断：干呕（脾虚胃滞，胃失和降证）。

西医诊断：糖尿病肾病。

治法：健脾理气，和胃降逆为主。

方药：枳术止呕方、枳术行气方合枳术消食方加减。生白术 20g，枳实 15g，姜半夏 12g，砂仁 6g（另包后下），厚朴 15g，木香 15g，乌药 12g，炒麦芽 30g，神曲 10g，鸡内金 10g，炒决明子 20g，炒莱菔子 30g，刀豆子 20g，柿蒂 10g，生姜 6 片。10 剂，每天 1 剂，水煎服。

二诊：2013 年 2 月 15 日。干呕、便干消失，食欲改善，胃胀、嗳气明显减轻。舌质淡，苔薄白，脉沉弦。

方药：生白术 20g，枳实 15g，姜半夏 12g，砂仁 6g（另包后下），厚朴 15g，木香 15g，乌药 12g，炒麦芽 30g，神曲 10g，鸡内金 10g，柿蒂 10g，生姜 6 片。10 剂，每天 1 剂，水煎服。

三诊：2013 年 2 月 25 日。胃胀、嗳气消失，纳食已可，大便正常，余无明显不适。舌脉同上。上方去砂仁、厚朴、柿蒂。7 剂，每天 1 剂，水煎服。

【按语】郭淑云认为对糖尿病肾病在辨证论治的基础上，除了针对原发病的治疗，合理的膳食及调理脾胃至关重要。因本案患者以干呕、胃胀为主，故当以理气和胃止呕法为主治疗。方中白术、枳实、姜半夏、砂仁、生姜健脾和胃，降逆止呕；厚朴、木香、乌药、炒莱菔子、炒决明子疏散气滞，润肠通便；炒麦芽、神曲、鸡内金消食和胃；柿蒂、刀豆子降气止逆，以助胃气之和降。诸药相伍，共收理气健脾，和胃止呕等功效。

姜半夏和砂仁是郭淑云治疗呕吐之证善用的对药，其中姜半夏燥湿化痰，降逆止呕；砂仁化湿行气，温中止呕；二者合用治疗脾胃虚寒或寒饮所致的恶心呕吐之证。如胃热呕吐者，又常以姜半夏配伍竹茹；此外，还常用生姜为之药引，以强固止呕之效。对于呕逆较重者，常在辨证论治的基础上，与枳实（枳壳）、白术联用，组成枳术止呕方为主治之。

案 5. 呕吐（反流性食管炎；糜烂性胃炎伴胆汁反流；十二指肠狭窄性质待定；十二指肠淤滞考虑？胰腺疾病待查？肝多发囊肿）

杨某，男，68 岁，2019 年 3 月 7 日来诊。

主诉：反复胃胀 3 个月，呕吐 1 个月。

现病史：3 个月前因进食粉条肉包后引起胃胀、胃堵等症，在当地医院服消食行气药后症状消失，1 个月后又出现胃胀、呕吐，且较第 1 次胃胀为甚，再次服药后又减轻，如此反复发作近半个月，常在胃内食物吐干净后方感舒适，由于病情反复发作，即到某省级医院住院检查并接受插胃管禁食等处理，胃镜检查结果提示：反流性食管炎；糜烂性胃炎伴胆汁反流；十二指肠狭窄性质待定；异位胰腺。在胃肠内科未查出明确病因后让其恢复饮食，但食后又呕吐而转至外科。CT 检查结果提示：符合胡桃夹综合征表现；十二指肠淤滞考虑；胰腺强化欠均匀；周围脂肪间隙模糊；肝多发囊肿。建议做空肠-胃吻合术，患者不愿手术而来诊。现症：胃胀胃堵，呕吐，嗳气，纳差，无饥饿感，大便困难。望之形容憔悴，鼻插胃管，目前禁食。舌质暗，苔白厚腻，脉细弱。现患者及家属要求服中药治疗。

中医诊断：呕吐（胃肠壅滞，气血瘀阻，脾胃气虚证）。

西医诊断：反流性食管炎；糜烂性胃炎伴胆汁反流；十二指肠狭窄性质待定；十二指肠淤滞考虑？胰腺疾病待查？肝多发囊肿。

治法：先以通腑消胀为主。

方药：先暂予大承气汤加味。大黄 10g，芒硝 5g，厚朴 18g，枳实 15g，莪术 12g，太子参 18g。3 剂，每天 1 剂，颗粒剂冲服。

嘱患者家属以少量水溶化颗粒剂，口服后折握鼻饲管，1 小时后松解。

二诊：2019 年 3 月 12 日。当晚服药，是夜肠鸣排气。3 剂后胃胀胃堵、嗳气、恶心、呕吐均消失，苔厚腻已祛，纳尚可，大便不成形，每天 2 次。更方如下，继续观察治疗。

方药：黄芪 12g，党参 15g，生白术 30g，茯苓 20g，枳实 15g，生山药 30g，厚朴 15g，乌药 15g，莪术 10g，三棱 10g，炒麦芽 30g，神曲 15g，鸡内金 15g，炒牵牛子 3g，刀豆子 30g。14 剂，每天 1 剂，颗粒剂冲服。

【按语】本案患者患胃疾多种，且因饮食不节，进食油腻、不易消化之品，停滞不化，伤及胃腑，致胃气不能下行，上逆而为呕吐、嗳气；胃气壅滞则胃胀痞塞、纳差、无饥饿感；食滞于中，传导失司则大便困难；病经 3 个月，不能进食则更伤脾胃，致脾胃气虚，纳运愈加无力；舌质暗，苔稍厚腻为中焦积滞、脉络不畅之象，脉细弱为脾胃气虚之征。尽管患者病多复杂，但通腑止呕已为刻下之首务，急则治其标，故初以通腑消滞为主；首方以大承气汤加味，大黄、芒硝通腑泻下，消痞除满，以降胃气；厚朴、枳实、莪术行气通络消滞，助硝、黄以推荡积滞，通其肠腑；太子参顾护后天，益气健脾，以防攻伐太过伤及脾胃，药后大便得通，胃脘诸症消失，积滞基本已除，即转为补益为主。二诊方以黄芪、党参、生白术、茯苓、生山药健脾益气；枳实、厚朴、乌药、三棱、莪术、刀豆子行气降气，活血通络；炒麦芽、神曲、鸡内金、炒牵牛子开胃消食。合为健脾益气为主，行气通络消食为辅之剂，使脾胃纳化功能复常，积滞无由以生而从远图治。

大承气汤为峻下热结剂，主治阳明腑实证，如大便不通，脘腹痞满，腹痛拒按，苔黄燥或焦黑等症，然临床应用不必完全拘泥，本案因饮食所伤，症见胃脘胀满痞塞，呕吐，大便困难，苔白厚腻之积滞于中之象，故用大承气汤加味消痞通降，使积滞祛，痞满消，继以补益之剂巩固以善其后，体现急则治标，缓则治本的原则。

四、嗳气

案 1. 嗳气（胆汁反流性胃炎）

程某，男，46 岁，2018 年 12 月 27 日来诊。

主诉：嗳气 2 年余。

现病史：2 年余前因饮酒，同时进食冰镇饮品、烧烤食品等引起嗳气、反酸等症，服用兰索拉唑、阿莫西林胶囊等效果不佳。现症：嗳气不断，伴胸闷，偶有反酸，在专注于工作时嗳气稍减，安静时加重，大便不成形，每天 1 次，胃怕凉，平时易上火。舌质淡，苔薄白，脉缓。2018 年 12 月 11 日胃镜检查结果提示：食管正常；胆汁反流性胃炎。

中医诊断：嗳气（酒食伤胃，胃气上逆证）。

西医诊断：胆汁反流性胃炎。

治法：降气止嗳，健脾制酸。

方药：枳术行气方加味。枳壳 20g，炒白术 15g，郁金 15g，香附 20g，厚朴 15g，木香 15g，乌药 15g，苍术 15g，海螵蛸 15g，煅瓦楞子 15g，柿蒂 20g，刀豆子 30g，旋覆花 30g，陈皮 12g。14 剂，每天 1 剂，水煎服。

二诊：2019 年 1 月 10 日。大便成形，嗳气、胸闷无好转。上方去苍术，加清半夏 12g，炒麦芽 30g。14 剂，每天 1 剂，水煎服。

三诊：2019 年 2 月 18 日。仍有嗳气，胸闷沉。上方加代赭石 20g（先煎）。14 剂，每天 1 剂，水煎服。

四诊：2019 年 3 月 8 日。嗳气基本消失，胸闷沉明显改善，无反酸。上方去陈皮、炒麦芽、海螵蛸、煅瓦楞子，加炒白芍 20g，炙甘草 6g。14 剂，每天 1 剂，水煎服。

五诊：2019 年 3 月 27 日。嗳气未作，偶有轻微胸闷。上方香附加量至 30g，加苏梗 15g。14 剂，每天 1 剂，水煎服。

六诊：2019 年 4 月 12 日。嗳气、胸闷沉消失。

方药：枳壳 20g，生白术 15g，郁金 15g，香附 30g，厚朴 15g，木香 15g，乌药 15g，刀豆子 30g，炒白芍 20g，炒山药 15g，茯苓 12g，炙甘草 5g。14 剂，每天 1 剂，水煎服。

【按语】《内经》将嗳气称之为“噫”，如《灵枢·口问》载：“寒气客于胃，厥逆从下上散，复出于胃，故谓噫。”隋代巢元方《诸病源侯论·噫醋侯》载：“谷不消，则胀满而气逆，所以为噫而吞酸。”本案因饮酒及进食生冷之品损伤脾胃，使之纳化失常，宿食滞留，气逆于上而致嗳气、胸闷、反酸等症；治宜理气降逆制酸为主。方以枳术行气方（枳壳、炒白术、郁金、香附、厚朴、木香、乌药）、苍术理气解郁，健脾燥湿；柿蒂、刀豆子、旋覆花、陈皮行气降气，和胃止嗳；海螵蛸、煅瓦楞子收敛制酸。二、三诊嗳气仍时作，故加清半夏、炒麦芽、代赭石加强降逆消积之力，使嗳气基本消失。四诊加白芍、甘草以柔肝缓急；末诊注重以炒山药、茯苓增强脾之运化功能，以增健脾之力而善其后。

案 2. 嗳气（慢性浅表性胃炎；反流性食管炎）

张某，男，37 岁，2019 年 7 月 4 日来诊。

主诉：时常嗳气不适 5 年余。

现病史：患者自述 2014 年初在 10 天内连续 3 次醉酒后引起嗳气、反酸、烧心等症。胃镜检查结果提示：慢性浅表性胃炎；反流性食管炎；Hp（+）。服用四联杀菌药、多潘立酮片、铝碳酸镁片后Hp转为阴性，现已戒烟、戒酒，但仍有烧心、嗳气等症，尤以进食豆制品后症状加重。近4年嗳气、胃胀较为顽固，且日渐加重，初始时平卧可不嗳气，现平卧时即有嗳气。近1年来口服多种药物，如摩罗丹、香砂养胃丸、保和丸、多潘立酮片、奥美拉唑胶囊、枸橼酸铋钾胶囊等，也曾口服中药汤药20余剂均无效。有时嗳气与头痛同时发作，发时欲呕，时有反酸，夜间口干，大便不畅。舌质淡红，苔薄白少津，脉滑。

中医诊断：嗳气（酒食伤胃，胃气上逆证）。

西医诊断：慢性浅表性胃炎；反流性食管炎。

治法：降逆和胃，缓急止嗳。

方药：枳术行气方、芍药甘草汤合百合乌药汤加味。枳实20g，生白术20g，香附15g，郁金15g，厚朴15g，木香15g，炒白芍30g，炙甘草10g，百合30g，乌药12g，柿蒂30g，刀豆子30g，炙旋覆花30g（布包），神曲15g，炒莱菔子20g。14剂，每天1剂，水煎服。

二诊：2019年7月12日。现偶有嗳气、胃胀，口干消失，进凉食时偶有反酸，大便时不畅。上方去郁金，加炒决明子20g，继服14剂后诸症消失。

【按语】嗳气俗称“倒饱”，为胃中浊气上逆由口而出之证，《金匮要略·五脏风寒积聚病脉证并治》载：“上焦受中焦气未和，不能消谷，故能噫耳”，说明上焦受气于中焦，若中焦之气不和，水谷不能消化，陈腐之气上逆而为噫气。本案为数次醉酒伤及脾胃，使脾胃纳化迟滞，升降失常，积滞于中，浊气上逆而嗳气、反酸；饮酒过多伤及阴津，而致口干、大便不畅；舌脉为气阴两虚，积滞于内之象；治宜降逆和胃，缓急止嗳法为主。方以枳术行气方（枳实、生白术、乌药、香附、郁金、厚朴、木香）健脾行气和胃；百合乌药汤（百合、乌药），出自陈修园《时方歌括》，原为主治“心口痛，服诸热药不效者，亦属气痛”，郭淑云临床体会其对胃阴亏虚兼有气滞者效佳；芍药甘草汤（炒白芍、炙甘草）合柿蒂、刀豆子、炙旋覆花养阴缓急，降气止嗳；神曲善消酒食陈腐之积；炒莱菔子降气消食，除胀通便。共为行气降气，止嗳消积为主之剂。积消气降，脾胃纳化正常而嗳气除。

需要指出的是，临床中嗳气需与呃逆相鉴别：嗳气为气从胃中上逆，声音沉长，《景岳全书·呃逆》载：“噫者，饱食之息即嗳气也”；呃逆为气逆上冲喉间，呃呃连声，不能自止，俗称“打嗝”，二者病机有别，故应辨证而为。

案3. 嗳气（功能性消化不良）

秦某，女，83岁，2019年2月18日来诊。

主诉：嗳气3年余，加重1个月。

现病史：近3年来每逢饮食凉、热等刺激即嗳气发作，近1个月加重，嗳气频作，其声极其响亮，嗳气重时周身汗湿衣襟，纳可但不知饥饱，大便正常。舌质红，苔薄腻，脉稍洪大。老年痴呆病史已10余年。查肝肾功能及血常规等正常。

中医诊断：嗳气（脾虚食滞，胃气上逆证）。

西医诊断：功能性消化不良。

治法：健脾消食，和胃降逆。

方药：枳术消食方合芍药甘草汤加味。枳实20g，生白术20g，炒白芍30g，炙甘草10g，炒麦芽30g，神曲15g，鸡内金10g，炒牵牛子3g，柿蒂30g，刀豆子30g，炙旋覆花30g，佩兰12g。15剂，每天1剂，水煎服。

二诊：2019年3月25日。偶有嗳气且声小。上方加茯苓15g，生山药30g。再服14剂巩固疗效。后追访家属，患者嗳气未作。

【按语】本案嗳气病因多由饮食与情绪所致，因其患痴呆已无正常思维，故暂未考虑调畅情志之药。本案以芍药甘草汤、枳术消食方专方专药与辨证论治相结合的方法治疗。枳术消食方（枳实、生白术、炒麦芽、神曲、鸡内金、炒牵牛子）降气和胃运脾，消积化食除满；芍药甘草汤疏解缓急止嗳；佩兰化湿醒脾；柿蒂、刀豆子、炙旋覆花则为降气止嗳之专药。故治之取效，再诊时病势基本控制，加茯苓、生山药健脾益气从本治。

案4. 嗳气（慢性浅表性胃炎）

左某，男，35岁，2014年5月21日来诊。

主诉：嗳气两年半。

现病史：患者两年半前因吃4个凉鸡蛋后开始嗳气（每天仅睡觉时不发作），腹胀，在当地治疗未能取效。2013年1月25日在某省级医院钡餐检查结果示：胃扭转（器官轴位型）；2013年5月7日做胃镜检查结果示：浅表性胃炎；做彩超检查结果示：胆囊壁稍毛糙；2013年8月14日复做胃镜检查结果示：食管炎，慢性浅表性胃炎，服西药治疗仍嗳气频作。2013年7月在当地行针灸治疗亦不效，曾服中药汤剂2天有效，之后即无效。现症：嗳气频作，其声响亮，偶有泛酸，无胃痛、胃胀，纳可，二便正常。舌质淡，苔薄白，脉稍弦。

中医诊断：嗳气（气机郁滞，胃气上逆证）。

西医诊断：慢性浅表性胃炎。

治法：和胃降气止嗳。

方药：枳术汤合芍药甘草汤加味。枳实 18g，生白术 15g，炒白芍 25g，炙甘草 5g，厚朴 15g，降香 10g，木香 15g，乌药 15g，柿蒂 20g，刀豆子 30g，炙旋覆花 30g（布包），白僵蚕 15g。10 剂，每天 1 剂，水煎服。

二诊：2014 年 6 月 16 日。服药 2 剂嗳气即明显减轻，现偶有嗳气，余无不适。10 剂，每天 1 剂，水煎服。药后嗳气消失，未再发作。

【按语】《景岳全书·恶心嗳气》载："凡人之饮食太饱者，多有此证，及饱食不易消化者，亦有此证。"本案为饮食所伤，导致脾胃运化失常，宿食内停，浊气上逆而为嗳气、泛酸，故治以降气止嗳为主。方中枳实、厚朴、降香、木香、乌药、炙旋覆花均为行气降气之品；白术则助脾之运，脾气健运亦有利于胃气之和降，与枳实相伍寓枳术汤意；柿蒂、刀豆子专治嗳气、呃逆；炒白芍、炙甘草为芍药甘草汤，配伍白僵蚕可解痉止嗳。临证时以本方药治疗嗳气、呃逆常可获效。

五、呃逆

案 1. 呃逆（膈肌痉挛）

张某，男，35 岁，2012 年 10 月 12 日来诊。

主诉：呃逆频作 7 天。

现病史：7 天前因情绪不畅引起呃逆频作，不能自已，在当地医院应用甲氧氯普胺、利多卡因等西药，行气降气等中药及针灸治疗不效而来诊。现症：呃逆频作，自述白天加重，夜寐时稍轻，余无异常。舌质淡红，苔薄白，脉弦。

中医诊断：呃逆（肝气犯胃，胃气上逆证）。

西医诊断：膈肌痉挛。

治法：疏肝和胃，解痉平呃。

方药：芍药甘草汤合丁香柿蒂汤加减。炒白芍 30g，甘草 10g，丁香 10g，柿蒂 15g，刀豆子 30g，白僵蚕 15g，郁金 15g，香附 15g，佛手 15g。3 剂，每天 1 剂，水煎服。

二诊：2012 年 10 月 15 日。自述服 1 剂后呃逆即止，现 3 剂服完已无不适，上方继服 3 剂巩固疗效。

【按语】本案患者自述因情绪因素引起，此为情志不和，抑郁恼怒，肝郁失其条达，横逆乘胃，致胃失和降，气逆动膈而致。明代徐春普《古今医统大全·咳逆门》载："凡有忍气郁结积怒之人，并不得行其志者，多有咳逆之证。"舌淡红，苔薄白，脉弦皆为气滞之征。

方中芍药甘草汤之炒白芍、甘草酸甘化阴，调和肝脾，缓急解痉，其解除膈肌痉挛疗效卓著；白僵蚕息风止痉，亦有解痉之用。本方在解除痉挛的基础上再加入止呃的专药柿蒂、刀豆子，用丁香是取其降气止呃之功效，亦寓丁香柿蒂汤之义。由于本案呃逆因情绪失畅引起，故加郁金、香附、佛手疏肝理气和胃，以助胃气和降。全方组方严谨，共奏疏肝和胃，解痉平呃之效；同时，亦有辨证论治与专方专药相结合的治疗特色。

案 2. 呃逆（膈肌痉挛）

张某，男，62 岁，2019 年 4 月 3 日来诊。

主诉：呃逆 1 周。

现病史：患者素有甲亢病史。年轻时曾患胃病，经治疗及自身调养后恢复。近 1 周自述无明显诱因出现呃逆，饭后可停止 1 个多小时，余时昼夜不止，尤以下午 4 时后为甚，偶尔胃胀，时有胸闷。舌质淡，苔薄白，脉稍弦。

中医诊断：呃逆（胃气郁滞，上逆动膈证）。

西医诊断：膈肌痉挛。

治法：行气和胃，降逆止呃。

方药：芍药甘草汤合丁香柿蒂汤加减。炒白芍 30g，炙甘草 10g，丁香 10g，柿蒂 30g，刀豆子 30g，炙旋覆花 30g（布包），白僵蚕 15g，陈皮 10g。7 剂，每天 1 剂，水煎服。

嘱患者呃逆停止后做胃镜以查看胃中病况。

二诊：2019 年 4 月 15 日。自述服第 3 剂时呃逆开始减轻，第 4 剂时明显减轻，第 5 剂时呃逆停止，偶有胃胀。胃镜检查结果提示：反流性食管炎；浅表性胃炎伴糜烂；十二指肠球炎。呃逆已止，更方如下。

方药：生白术 20g，枳壳 15g，蒲黄 10g，五灵脂 10g，茯苓 15g，柿蒂 20g，刀豆子 30g，丁香 5g，厚朴 15g，白及 10g。18 剂，每天 1 剂，水煎服。

后追访患者，言已无不适。

【按语】郭淑云临证常用降逆止呃的药物组合：柿蒂、刀豆子、丁香，无论任何证型的呃逆均可用之。临床辨证加减：呃逆重者加旋覆花、代赭石；胃寒者加桂枝、白芷等；胃热者加生石膏、知母等；胃阴亏虚者加北沙参、天花粉等；胃气亏虚者加党参、白术等；气滞者加厚朴、沉香等。

郭淑云临证治疗嗳气、呃逆、呕吐等病时，必辨证论治与专方专药相结合，所谓辨证论治为中医通常的治疗原则，而专方专药上，即芍药甘草汤与丁香柿蒂汤加减组合，以及旋覆花、刀豆子、代赭石等药，其具缓急解痉，降气止呃等效用，如此常可提高临床疗效。

六、纳差

案 1. 纳差（反流性胃炎？）

陈某，男，85 岁，2019 年 1 月 7 日来诊。

主诉：纳差伴恶心 20 余天。

现病史：患者因直肠息肉术后服用西药，因药物的副作用引起纳差、乏力等症，住入本地人民医院。当时症见头晕、恶心、干呕不能食等，检查结果示：电解质紊乱，经治疗好转出院，但出院后症状随即加重而来诊。现症：纳差不能食，1 天仅能勉强进食 1 碗小米粥，频频呕恶，胃脘喜暖，口苦心烦，咳吐白痰，腹胀便秘，心慌胸闷气短，失眠头晕，精神疲惫，无力行走，而被抬入医院。舌质暗淡，苔厚腻，脉细弱。有直肠癌切除史。

中医诊断：纳差（脾胃气虚，胃气上逆证）。

西医诊断：反流性胃炎？

治法：健脾和胃，降逆止呕。

治疗：患者由于无力坚持坐位而平卧于候诊的长凳上，其家属建议先于适量的药物口服以使患者能够支撑等待。暂时给予黄芪 15g，太子参 15g，砂仁 8g，姜竹茹 10g，1 剂颗粒剂，当即冲服以益气止呕。

方药：四君子汤、枳术止呕方合枳术消食方加减。党参 20g，黄芪 15g，茯苓 15g，生山药 30g，生白术 60g，枳壳 15g，姜半夏 10g，砂仁 10g，姜竹茹 10g，生姜 3g，炒麦芽 20g，神曲 12g，鸡内金 12g，全瓜蒌 20g，浙贝母 10g，紫菀 15g。14 剂，每天 1 剂，新绿色颗粒剂冲服。

二诊：2019 年 1 月 21 日。患者由家属陪同自行走路来诊，自诉服药后第 2 天即明显好转，已有食欲，可少量饮食。此后几天食欲及纳食日增，已无干呕，心慌胸闷、气短痰多消失，夜寐亦可，大便每天 3 次，成形，服药 6 天后可在走廊里行走 600m 左右（原搀扶亦无力行走）。现有饥饿感，每天早餐 1 碗米粥、1 个馒头、1 个鸡蛋、适量蔬菜；午餐 1 大碗鸡汤面条；晚餐 1 碗粥、1 个馒头、适量蔬菜；后半夜再加麦片粥等，家属诉 1 天可食 5～6 顿饭。昨日起可自行扶楼梯上楼。

方药：四君子汤、枳术止呕方合枳术消食方加减。西洋参 9g（自备），党参 20g，茯苓 20g，生山药 30g，生白术 30g，枳壳 12g，姜半夏 10g，砂仁 10g，姜竹茹 10g，生姜 3g，炒麦芽 20g，神曲 12g，鸡内金 12g，全瓜蒌 15g，浙贝母 10g，紫菀 10g，灵芝 20g，菟丝子 30g。14 剂，每天 1 剂，新绿色颗粒剂冲服。

三诊：2019 年 1 月 26 日（因患者欲回家过年而提前来诊）。已可正常纳食，形体有力，体质基本恢复如常，已无胸闷气短等症，大便每天 1 次，舌质稍暗红，苔白稍腻，脉稍弦。以健脾补肾、消食化痰法调理善后。

方药：四君子汤合枳术消食方加减。党参 15g，茯苓 20g，生山药 30g，生白术 30g，枳壳 12g，姜半夏 10g，炒麦芽 20g，神曲 12g，鸡内金 12g，乌药 15g，全瓜蒌 15g，浙贝母 10g，杏仁 10g，陈皮 12g，灵芝 20g，菟丝子 30g，炙甘草 g。14 剂，每天 1 剂，新绿色颗粒剂冲服。

回访患者服药后一切复常。

【按语】本例因药物副作用，损伤脾胃，使胃失和降，胃气上逆而恶心、干呕；脾胃气虚，纳运无力，则纳差不食；水谷化生精微不足，不能充养心肺、四肢，故心慌气短，头晕失眠乏力；脾失运化，痰湿内停，郁而化热则口苦、咳痰；苔厚腻，脉弱为中气亏虚之象。药用党参、黄芪、茯苓、生山药、生白术益气健脾；枳壳、炒麦芽、神曲、鸡内金理气开胃，行滞消积；姜半夏、砂仁、姜竹茹、生姜降逆止呕；全瓜蒌、浙贝母清化痰热。全方汇四君子汤、枳术消食方、枳术止呕方义于一体加减治之，共奏补益脾胃、行气消食、降逆止呕之效；脾胃气足、滞消胃和则纳食、乏力、心慌气短等诸症皆可改善；胃气平和则干呕、恶心自止。复诊加灵芝、菟丝子益气扶正，加强培补之力以善其后。其中大量的生白术有通便的作用，对于本案老年气虚便秘者尤为适宜，紫菀不仅润肺化痰，且有宣通壅滞，开上启下以治便秘的作用。

案 2. 纳差（胆源性消化不良）

郭某，女，81 岁，2018 年 7 月 13 日来诊。

主诉：纳差、食欲不振半年余。

现病史：患者于半年前因胆囊切除后出现纳差、食欲不振，无饥饿感，自行口服消化酶、健胃消食片等，仅稍有缓解，久用则罔效。形体日渐消瘦，半年来体重下降 10kg。现症：食欲不振，甚则无饥饿感，食量减至每天不足 100g，每顿仅能勉强进食小半个馒头，多食则脘腹胀满。现口苦，嗳气，乏力身倦，面色萎黄，大便干结，两天 1 次，胃怕凉。舌体胖大，边有齿痕，舌苔中部白厚，脉细弱。

中医诊断：纳差（脾胃气虚，食滞胃腑证）。

西医诊断：胆源性消化不良。

治法：补中益气，利胆消食。

方药：太子参 15g，生山药 20g，茯苓 15g，生白术 20g，麸炒枳实 12g，香附 15g，郁金 15g，炒麦芽 30g，鸡内金 10g，神曲 15g，牵牛子 3g，三棱 10g，炒决明子 15g，炒莱菔子 30g，丹参 30g。14 剂，每天 1 剂，水煎服。

二诊：2018 年 7 月 27 日。每天食量增至 200～250g，大便已不干，每天 1 次，偶有嗳气，眠可。舌体胖大，边有齿痕，舌中部白厚苔稍退，脉细稍弱。药已中病，暂不更方，上方继服 14 剂。

三诊：2018 年 8 月 9 日。食欲已可，纳食增加，现已能食用 1 碗米饭，饭量较前增加 2 倍有余，大便成形不干，每天 1 次。脾胃功能基本恢复，肠腑已通，病机大为改善，仍以扶脾消食为要。

方药：四君子汤合枳术消食方加味。党参 10g，生山药 20g，茯苓 15g，生白术 20g，麸炒枳实 12g，香附 15g，郁金 15g，炒麦芽 30g，鸡内金 10g，神曲 15g，牵牛子 3g，三棱 10g，炒莱菔子 30g，丹参 30g，炙甘草 5g。21 剂，每天 1 剂，水煎服。

【按语】郭淑云认为本案治疗的着眼点在于：患者年高已逾八旬，症见脾虚且有便干。鉴于此两点，用药当取其平。所谓平者，一则药量取其平，一则性味取其平；虽其便干，而胃怕凉，故缓用热药，以中等剂量的太子参、生山药、茯苓、生白术健脾益气，其中白术生用，既可健脾又可通便，一举两得；炒麦芽、鸡内金、神曲、牵牛子消食开胃。因患者为胆囊切除后引起的纳差，故利胆之药必不可缺，故取香附、郁金利胆以助消食；三棱虽为活血之品，但有消积之功；然年高久病，气虚血亦随之有瘀，故丹参与三棱联用，尚可促其血行；炒决明子、炒莱菔子润肠通便，顺气通腑以助肠道传导；值得注意的是：脾胃之病常有脾胃失运且中焦气机升降失常者，方中张仲景枳术汤之白术健脾益气，枳实降气消积，助其健运，促其升降，则脾胃功能可复。二诊时患者纳食已增，肠腑已通，故不更方。三诊时脾胃功能渐复，纳食已复常，取党参易太子参，去炒决明子善后调治。

案 3. 纳差（功能性胃肠病）

牛某，女，72 岁，2013 年 5 月 9 日来诊。

主诉：纳差半年余。

现病史：患者于半年前出现纳差，腹胀，嗳气，无矢气，形体消瘦，曾服曲美布汀、多潘立酮、多酶片，仅可取暂时之效，停药则依然。舌质淡，苔薄白，脉稍弱。

中医诊断：纳差（脾虚食滞证）。

西医诊断：功能性胃肠病。

治法：健脾益气，消积化滞。

方药：枳术消食方加味。生白术 20g，枳壳 12g，茯苓 15g，生山药 30g，炒麦芽 30g，神曲 10g，鸡内金 10g，连翘 15g，三棱 6g，莪术 10g，炒牵牛子 2g，刀豆子 20g。7 剂，每天 1 剂，水煎服。

二诊：2013 年 5 月 16 日。自述服药 4 剂后嗳气基本消失，腹胀减轻，纳食增加，矢气顺。上方加党参 12g，黄芪 12g。10 剂，每天 1 剂，水煎服。

三诊：2013 年 5 月 27 日。嗳气消失，腹胀明显减轻，纳食较前又有增加。上方继服 10 剂。

四诊：2013 年 6 月 18 日。现已停药 10 天，饮食可，无胃胀。近几日双眼及口稍干，上方去莪术，加菊花 10g，天花粉 15g。10 剂，每天 1 剂，水煎服。

【按语】脾虚不运，胃不消谷，食滞积而不散，故见纳差、腹胀，日久胃气上逆则嗳气；胃气壅塞致大肠传导不利，故无矢气。因患者年逾七旬，且形体消瘦，脉弱，故予平补之法，并以枳壳易枳实，以免虚不受伐。《日华子本草》载：莪术“治一切气，开胃消食”。三棱入肝脾血分，为血中气药，长于行血中之气；莪术入肝脾气分，为气中血药，善活气中之血，临床体会，二药伍用，气血并行，化瘀行气之力彰。对此，张锡纯曾谓：“三棱气味俱淡，微有辛意；莪术味微苦，气微香，亦微有辛意，……其行气之力，又能治心腹疼痛，胁下胀痛，一切血凝气滞之证，若与参、术诸药并用，大能开胃进食，调血和血。”其与生山药、茯苓、神曲、炒麦芽、炒牵牛子、鸡内金、刀豆子共奏健脾益气，消食和胃，化积降逆之用。

本案患者述服曲美布汀、多潘立酮、多酶片，服时减轻，停药依然，但服中药后逐步减轻，且疗效稳固，本案是由患者脾虚所致，西药促进胃肠动力，服药时胃纳食稍增，停药后依然不能食，而中药健运脾胃，从根本上改善了脾胃消化功能，故停药后疗效巩固。

案 4. 纳差、呕吐证（胰腺炎；胆结石）

刘某，女，81 岁，2017 年 6 月 16 日来诊。

主诉：间断性发热呕吐、纳差 1 年。

现病史：近 1 年来平均 10～15 天住院 1 次，已住院 15 次，每次均发高热，伴呕吐，不能进食，住院检查结果均为胆结石、胰腺炎。发热时测体温高达40℃，伴纳差，呕吐，呕吐物有轻微酸腐味，大便干结，治疗均需禁食、输注药物10余天或半个多月，病情控制便出院，但出院不多时病即再度复发。近期已连续住院3次，本月4日末次住院，入院后又予输液等治疗，3天后患者实难忍受便自行拔下输液针出院，转以中药治疗。现症：纳差、恶心，乏力，便秘。舌质稍红，苔薄黄腻，脉濡略数。

中医诊断：纳差；胆石症（湿热内蕴，胃虚气逆证）。

西医诊断：胆结石；胰腺炎。

治法：清利肝胆，养胃止呕。

方药：枳术止呕方合枳术消食方加减。生白术30g，枳壳15g，金钱草20g，香附15g，太子参15g，茯苓20g，清半夏10g，砂仁10g（另包后下），炒麦芽30g，神曲15g，鸡内金15g，炒决明子25g，炒莱菔子30g。7剂，每天1剂，水煎服。

胆舒胶囊，每次2粒，每天3次。复方消化酶胶囊，每次1粒，每天3次。

二诊：2017年6月29日。服药期间病情未复发，要求以上方治疗，续服11剂。胆舒胶囊、复方消化酶胶囊继服。

三诊：2017年8月1日。体温正常，无呕吐，纳可，大便正常，2天1次。上方10剂，水煎服。胆舒胶囊、复方消化酶胶囊继服。

四诊：2017年8月25日。纳可，余无不适。因用小包装饮片，故处方剂量调整如下。

方药：生白术30g，枳壳12g，金钱草30g，香附12g，太子参15g，茯苓18g，清半夏9g，砂仁9g（另包后下），炒麦芽30g，神曲15g，鸡内金10g，炒决明子20g，炒莱菔子27g。10剂，每天1剂，水煎服。

胆舒胶囊，每次2粒，每天3次。

五诊：2017年12月26日。患者自服药以来一直未曾发病。精简处方如下，嘱患者无不适可停药一段时间后再服药。

方药：金钱草30g，生白术30g，枳壳12g，香附20g，郁金12g，乌药12g，鸡内金12g，海金沙30g，炒麦芽30g。

胆舒胶囊，每次2粒，每天3次。

六诊：2018年4月6日。患者无不适，且自服药后一直未再发作，现仅服胆舒胶囊以清肝利胆善后治疗。

【按语】本案系由胆石症引起的胰腺炎反复发作，且近1年来平均10～15天住院1次，已住院15次，每次均发高热，伴腹痛、呕吐，入院即禁食、输液治疗。近日病患再发，住院治疗3天，患者实难坚持输液便自行拔去输液针出院意欲中药治疗。为力求投之必效，本案采用中医辨证与西医辨病相结合的治法。对于本案而言，患者每次发病均为胆囊结石的不完全梗阻，使胰腺分泌物不能由胰管及时排泄，使胰管内压力增高，甚则反流入胰腺而致，为防止其复发，唯在疏利胰、胆为要。中医学认为胆内藏胆汁，由肝之余气所化生，参与消化吸收，是脾胃运化功能得以正常进行的重要条件；而肝的疏泄功能直接控制和调节着胆汁的排泄，肝疏泄功能正常则胆汁排泄畅达，脾胃运化功能亦健旺。故本案的病因虽主在"胆"，但与肝、脾、胃等脏腑有关。病发时发热、呕吐、苔薄黄腻等为肝胆郁滞化生湿热，肝气犯胃，胃失和降，胆气上逆，胃气随湿热上泛所致。现患者纳差、恶心、乏力、便秘，为脾胃气虚，肠腑不畅所致。故治疗围绕肝、胆、脾、胃、肠五脏腑，既从根源治其肝胆，又从脾胃顾及后天，还从肠道通其腑。药以生白术、太子参、茯苓健脾益气；金钱草、香附疏肝利胆；清半夏、枳壳、砂仁、炒麦芽、神曲、鸡内金和胃止呕，降逆消食；炒决明子、炒莱菔子润肠行气通腑。诸药合用，使脾气健运，胃气和降，肝木条达，胆腑不郁，肠腑得通而使病患得以控制。

为防其复发，停口服汤药后，嘱其服用胆舒胶囊以坚持利胆治疗，自此后3年随访，一直未再复发。

案5. 纳差（功能性胃肠病？）

郑某，男，93岁，2013年4月8日来诊。

主诉：纳差、无饥饿感，自觉腹中气聚半月余。

现病史：患者半个多月前出现不知饥饿，无食欲感，自觉腹中气聚，胃无胀痛，腰酸乏力，日渐消瘦，余无不适。舌淡，苔白，脉弱。

中医诊断：纳差（脾胃气虚，纳运失常证）。

西医诊断：功能性胃肠病？

治法：健脾开胃，行气消食。

方药：四君子汤合枳术消食方加味。党参10g，生白术20g，茯苓18g，生黄芪10g，生山药30g，炒枳实15g，菟丝子30g，灵芝20g，炒麦芽30g，神曲10g，鸡内金10g，炒牵牛子3g，当归10g，陈皮12g，炙甘草3g。7剂，每天1剂，水煎服。

二诊：2013年4月15日。已有食欲，知饥饿，腹中气聚感已消失，乏力稍有好转，上方加炒山楂15g，木香12g。15剂，每天1剂，水煎服。

三诊：2013年5月2日。纳食正常，形体较前有力，上方继服30剂。

【按语】本例患者高龄，脏腑机能衰减，脾虚失运，胃失受纳，中气失于运转，肾精亏虚无以充养，而致本证。

方取四君子汤合枳术消食方加味。药以党参、生白术、茯苓、生黄芪、生山药、炙甘草补脾益气，以促运化；菟丝子、灵芝、当归补肾益髓，养血补血；枳实、陈皮、炒麦芽、神曲、鸡内金、炒牵牛子降气开胃。再诊已知饥饿，有食欲，再加炒山楂、木香助运理气，和胃消食，使患者纳食复常而体力有所恢复。

由于本案患者年高体衰，病发于本虚，故用药上以培本为主，补中寓行，以促其纳化功能的恢复、气血的流畅。气聚得散，饮食复常，形体逐渐康复。

案6. 纳差（慢性胃炎）

潘某，女，52岁，2014年2月9日来诊。

主诉：纳差、胃脘不适2个月，加重1月余。

现病史：2013年11月肾结石术后输液、喝牛奶引起荨麻疹，12月因荨麻疹服抗过敏药物后胃部不适、纳差，于当地中医院就诊，服中成药（具体药物不详）后出现头晕、恶心而停药。2014年1月因胃部不适在当地就诊，经胃镜检查结果提示：慢性胃炎，服中药后胃部不适症状加重，又因发热服咳特灵、螺旋霉素等使胃脘不适更为加重。现症：纳差不思食，每天强食不足1两食物、食之恶心，嗳气，胃热烧心，平素胃脘部亦怕凉，胁肋下疼痛，服奥美拉唑胶囊等药无效，大便干稀不调，肠鸣音亢进。舌淡红，苔白，脉细。

中医诊断：纳差（脾虚胃滞，热邪郁胃证）。

西医诊断：慢性胃炎。

治法：健脾消食，清热和胃。

方药：枳术消食方合枳术止呕方加味。生白术20g，枳实15g，茯苓15g，炒麦芽30g，神曲10g，鸡内金10g，连翘15g，蒲公英18g，败酱草18g，姜半夏10g，砂仁10g，竹茹8g，生姜5片。7剂，每天1剂，水煎服。

二诊：2014年2月16日。纳食增加，恶心、胃热烧心等症减轻，仍时有胁痛。上方加金钱草15g，延胡索15g，川楝子9g。7剂，每天1剂，水煎服。

三诊：2014年2月23日。恶心、胃热烧心等症消失，纳食基本正常，偶有胁痛。上方减蒲公英、败酱草、姜半夏、竹茹。10剂，每天1剂，水煎服，巩固治疗。

【按语】对于烧心泛酸者服奥美拉唑胶囊等质子泵抑制剂常可取立竿见影之效，但临床上亦有少数患者服之不效。一般而言，烧心泛酸多为高胃酸分泌者，但也有非高胃酸分泌者，对于非高胃酸分泌者服奥美拉唑等质子泵抑制剂则无效验，此类患者临床上常有寒、热两大类，因寒者多为脾虚食积，化生酸腐；因热者则为积热而化生酸腐。因本案患者既感胃热，又有胃脘怕凉。方中连翘、蒲公英、败酱草清热；茯苓、生白术健脾以防凉药伤胃；炒麦芽、神曲、鸡内金消食除积；姜半夏、砂仁、竹茹、生姜寒热并用，降逆止呕，共奏健脾和胃，清热温中之效。临床中，对于寒热错杂者应仔细辨证偏于寒或偏于热，根据病情调整清热或温中用药的比例，方能达到预期的治疗效果。

案 7. 纳差、呕吐（胃肠功能紊乱）

李某，女，51 岁，2014 年 1 月 14 日来诊。

主诉：纳差不思食，食后即吐 3 个月。

现病史：患者于 2013 年 10 月 7 日进餐时出现背痛、胸痛、汗出、口唇紫绀，急诊入院后诊断为“主动脉夹层”，施行手术，术后 10 余天禁食，口服曲美他嗪、比索洛尔等。但此后出现恶心、呕吐，因惧于术后不久，故未服其他药物。现症：术后 3 个月体重减轻 15kg 左右，不思饮食，食后即吐，精神极度困乏，面色萎黄，胃中灼热而欲凉食，口干，无吐酸烧心，大便秘结不畅。舌质淡红，苔薄白乏津，脉细弱。1996 年因胆结石行胆囊切除术。

中医诊断：纳差、呕吐（气阴亏虚证）。

西医诊断：胃肠功能紊乱。

治法：益气养阴，兼清热邪。

方药：枳术消食方合枳术止呕方加减。生白术 20g，枳壳 15g，金钱草 15g，连翘 15g，天花粉 15g，蒲公英 15g，炒麦芽 30g，神曲 10g，鸡内金 10g，炒牵牛子 3g，姜半夏 8g，砂仁 8g（另包后下），竹茹 10g，生山药 30g。7 剂，每天 1 剂，水煎服。

兰索拉唑，每服 1 粒，每天 2 次；莫沙必利片、复方阿嗪米特片，每服各 1 粒，每天 3 次。

二诊：2014 年 1 月 22 日。食即呕吐减轻，可适量进食，精神较前明显好转。夜寐欠佳，上方加夜交藤 20g，合欢皮 20g，炒枣仁 15g，柏子仁 15g，茯神 12g。7 剂，每天 1 剂，水煎服。

三诊：2014 年 1 月 28 日。上周仅呕吐 1 次，稍有咳嗽，上方加诃子 15g，炙款冬花 15g，炙紫菀 15g。7 剂，每天 1 剂，水煎服。

四诊：2014 年 2 月 7 日。呕吐已止，饮食复常，夜寐亦可，咳嗽消失，精神状态较佳，上方去炙款冬花、炙紫菀、夜交藤、合欢皮、炒枣仁、柏子仁、茯神，加茯苓 15g。

7剂，每天1剂，水煎服。

五诊：2014年2月14日。饮食正常，诸症消失，唯时有汗出。

方药：黄芪15g，当归15g，党参15g，茯苓15g，白术15g，浮小麦30g，霜桑叶30g，麻黄根10g，山茱萸15g，炒白芍18g，川芎10g，天花粉15g，麦冬15g。7剂，每天1剂，水煎服。

【按语】患者术后因禁食及药物副作用，伤及脾胃以致呕吐，且未及时治疗，使脾胃气阴大伤而呕吐频作，食后即吐而不能食；阴虚生内热则胃中灼热而欲凉食，口干；气阴大伤，气虚动力不足，阴伤肠道失濡则便秘而排出不畅；脾胃气虚，气血化源不足，形神失养则精神极度困乏，面色萎黄。舌质淡，脉细弱乃气血亏虚之象。治疗当益气养阴兼清热邪，和胃止呕兼助消化，因患者胆囊已切除，故加用疏利胆汁之品。方中金钱草利胆以助消化；生白术、天花粉、生山药健脾益气，补益脾阴；连翘、蒲公英清胃热而生津；枳壳、炒麦芽、神曲、鸡内金、炒牵牛子运脾消食而和中；砂仁、姜半夏、竹茹醒脾和胃，清热止呕。诸药共奏健脾益阴、清热和胃、消食降逆之功。由于患者病情急重，故首诊配服适量西药，中西药同用而取效甚捷。同时，结合患者胆囊已切除而加入促进胆汁分泌的药物，如金钱草等，在辨证论治及选药中体现了中医辨证与西医辨病相结合的诊治特色。

案8. 纳差（胃癌术后）

刘某，女，70岁，2012年4月20日来诊。

主诉：胃癌术后2年，纳差3个月。

现病史：患者2年前因胃癌行胃大部分切除术，因术后化疗而体质较差，常乏力、汗出。近3个月来，极度纳差，恶心呕吐，乏力自汗，不能行走，因低蛋白血症而肢体水肿，至附近医院服中药（具体不详）无缓解。现症：面色苍白，神情疲惫，无力行走，被家人以推车推入诊室，现纳差，恶心呕吐，呕吐物为咖啡色黏液，反酸，口苦，乏力，自汗，双下肢指凹性水肿，大便秘结，排便困难，近10天来未排便。舌体胖大，苔少，脉沉细无力。

中医诊断：纳差（脾胃气虚证）。

西医诊断：胃癌术后。

治法：健脾益气，消食和胃，固表止汗。

方药：四君子汤、失笑散合枳术消食方加减。党参15g，黄芪15g，生白术15g，茯苓15g，枳实15g，炒五灵脂9g，炒蒲黄9g，炒麦芽30g，神曲10g，鸡内金10g，炒牵牛子 3g，砂仁 8g，姜半夏 8g，炒决明子 20g，炒莱菔子 30g，浮小麦 30g。7 剂，每天 1 剂，水煎服。

嘱忌食生冷、不易消化及质硬食品。

二诊：2012 年 4 月 27 日。能自行排便，2～3 天 1 次，食欲增加，反酸、呕吐减轻，咖啡色黏液消失，身感较前有力，自己稍可活动，面色仍苍白，双下肢水肿未见改善，上方加杏仁 10g，泽泻 15g，生薏苡仁 30g。7 剂，每天 1 剂，水煎服。

三诊：2012 年 5 月 4 日。尿量增多，双下肢水肿明显减轻，大便 3～4 天 1 次，稍偏干，咽部不适，面色略有泛红，自感体力略有恢复，去泽泻以防利水太过伤阴，加牛蒡子 10g 以利咽；生白术增量为 30g，党参增量为 20g。7 剂，每天 1 剂，水煎服。

根据患者病情变化，结合舌脉，随症加减治疗 2 个月后诸症消失，纳眠可，体力基本恢复，双下肢水肿消失，偶有大便干，2～3 天 1 次，嘱慎饮食、畅情志，并定期复查。

【按语】本例患者经手术、放疗后致元气亏虚，气阴不足，脾胃大伤，纳运失常，气失和降，故纳差、恶心、呕吐、反酸；脾虚不能统血，血液外溢，故呕吐咖啡色黏液；脾气虚弱，肌表疏松，腠理不固故自汗；汗出过多致气阴两伤，气虚则大肠传导无力，阴津亏虚则肠道无以濡润，故便秘而排出困难，舌脉皆气虚津亏之象。治以党参、黄芪、生白术、茯苓、浮小麦益气生津，固表敛汗；炒麦芽、神曲、鸡内金、炒牵牛子消食和胃，以促运化；砂仁、姜半夏醒脾和胃，降逆止呕；炒决明子、炒莱菔子、枳实润肠通便，消积降气；失笑散之炒五灵脂、炒蒲黄止血而不留瘀，共奏健脾生津，降逆消积，润肠止血之效。二诊因下肢水肿明显，加杏仁、泽泻、生薏苡仁宣肺淡渗，利水消肿。药证相符，故取效理想，然因患者虚弱较甚，故守法守方，持续以培补为主而收功。

案 9. 纳差（慢性浅表性胃炎；功能性消化不良）

邢某，男，27 岁，2019 年 2 月 12 日来诊。

主诉：纳食不佳 5 年余。

现病史：患者自觉 5 年前逐渐出现纳差，消化缓慢，口苦口臭，嗳气，恶心干呕，厌油腻，时有胃痛，胃怕凉且内热大，常面部生疖，肠鸣便溏，大便带有黏条，每天 2～3 次，矢气多，气味臭秽，失眠难寐。曾做胃镜检查提示：慢性浅表性胃炎。舌体稍胖，有齿痕，苔稍腻，脉稍弱。

中医诊断：纳差（脾胃阳虚，湿热内蕴证）。

西医诊断：慢性浅表性胃炎；功能性消化不良。

治法：健脾益气，清热利湿，温胃消积，养心安神。

方药：生白术20g，枳壳20g，茯苓20g，生山药20g，干姜6g，姜半夏12g，金钱草18g，佩兰10g，马齿苋20g，黄连6g，炒麦芽20g，神曲12g，鸡内金12g，夜交藤20g，合欢皮20g，茯神10g。14剂，每天1剂，天江颗粒剂冲服。

二诊：2019年2月26日。纳食较前改善，夜间偶有胃痛，时有烧心、恶心干呕，嗳气、口臭及口苦减轻，厌油腻，肠鸣未作，大便无黏液但排便不爽，每天2次，夜寐好转。舌体稍胖，有齿痕，苔稍腻，脉稍弱。上方加乌药15g。14剂，每天1剂，天江颗粒剂冲服。

三诊：2019年3月19日。纳食较前改善，夜间偶有胃痛但较前轻微，烧心、嗳气、口苦臭消失，自感口干口涩，时有恶心干呕，近几日有尿意未尽感，大便较前顺畅，成形，胃虽怕凉但上火更甚，睡眠可。舌体稍胖，有齿痕，苔稍腻，脉稍弱。上方去夜交藤、合欢皮、茯神，加北沙参15g，白茅根30g，萹蓄30g。30剂，每天1剂，天江颗粒剂冲服。

四诊：2019年4月21日。纳食基本正常，偶有消化不良，胃痛及口涩消失，晨起口干，大便每天1次、成形，小便正常，余无不适。舌体稍胖，有齿痕，苔薄黄，脉稍弱。以下方善后巩固。

方药：金钱草18g，佩兰10g，茯苓20g，生山药20g，天花粉15g，北沙参15g，生白术20g，枳壳20g，炒麦芽20g，神曲12g，鸡内金12g，炒牵牛子3g，刘寄奴15g。30剂，每天1剂，天江颗粒剂冲服。

【按语】纳差为消化病常见症状，其病因不一，病机各异。本案病久使脾胃虚弱，升降失司，胃气壅滞致饮食日渐减少，嗳气，恶心干呕，胃痛；食积不化，湿热内生，胆热携腐秽之气上熏则口苦臭，厌油腻；久之不愈复使阴阳失调、寒热错杂，而见面部易于生疖，胃脘怕凉，肠鸣便溏等症。辨析病机，当为本虚标实，寒热错杂之证；治宜补清消温并行。方以生白术、生山药、茯苓健脾益气渗湿；金钱草、佩兰、马齿苋、黄连清热利湿，化湿生津；枳壳、炒麦芽、神曲、鸡内金健胃降气消食；干姜、姜半夏温中降逆；夜交藤、合欢皮、茯神养心安神解郁。诸药合为健脾和胃、清利湿热、温中消食、安神解郁之剂。如此，脾胃健运，升降复常，积滞得消，湿热得清，寒邪得祛，则诸症得愈。

郭淑云认为，脾胃病不离纳和运、升和降、燥和湿的病机证候特点，对临床病机复杂者尤应注意脾胃气机的升降，如胃气壅滞则纳差胃胀，胃气上逆则嗳气呃逆、恶心呕吐，脾气不升无以运化水谷精微与水湿，故致腹胀腹泻。因此，治疗上要时时着眼于脾气升清与胃气和降，标本同治。当谨守其病机，各司其属，究之治疗，便可收效。

七、嘈杂

案 1. 嘈杂（反流性食管炎；糜烂性胃炎）

范某，女，50 岁，2013 年 1 月 10 日来诊。

主诉：胃脘嘈杂、胸骨后不适伴烧灼感 10 余天。

现病史：患者素有胃疾，10 余天来因饮食过量出现胃脘嘈杂，胸骨后不适伴烧灼感，烧心吐酸，恶心，纳差不思食，时有口苦，咽痛。舌质稍红，苔薄黄，脉稍数。昨日胃镜检查结果提示：反流性食管炎；糜烂性胃炎。

中医诊断：嘈杂（湿热内蕴证）。

西医诊断：反流性食管炎；糜烂性胃炎。

治法：清热利湿，和胃止呕。

方药：连翘 20g，蒲公英 25g，败酱草 25g，生白术 15g，枳实 15g，五灵脂 9g，蒲黄 9g，竹茹 10g，清半夏 8g，白及 10g，海螵蛸 15g，煅瓦楞子 15g，茯苓 10g，炒山药 12g，炒麦芽 30g，鸡内金 10g。7 剂，每天 1 剂，水煎服。

二诊：2013 年 1 月 19 日。胃脘嘈杂、食管烧灼感明显减轻，烧心吐酸、恶心、咽痛、纳差较前明显改善，仍口苦。上方加金钱草 20g。7 剂，每天 1 剂，水煎服。

三诊：2013 年 1 月 27 日。胃脘嘈杂、食管烧灼感、咽痛、恶心、吐酸等症基本消失，口苦亦减，时有纳差。

方药：生白术 15g，枳实 15g，连翘 15g，蒲公英 15g，白及 10g，海螵蛸 15g，煅瓦楞子 15g，茯苓 10g，炒山药 12g，炒麦芽 30g，神曲 10g，鸡内金 10g，金钱草 20g。7 剂，每天 1 剂，水煎服。

后随访患者已无不适。

【按语】嘈杂又名心嘈，临床以饮食不节、情志不和、脾胃虚弱者多见。本案患者因素有胃疾，加之饮食过饱，脾胃运化失常，致湿邪内生，郁而化热，湿热中阻，而致本证。方中连翘清热解毒，蒲公英清热利湿，败酱草清热化瘀，三药合用清化中焦湿热；枳术汤与炒山药、茯苓健脾气，降胃气，促进胃纳脾运，防苦寒药物损脾伤胃；五灵脂、蒲黄活血止血以治胃黏膜糜烂；竹茹、清半夏和胃止呕；海螵蛸、煅瓦楞子、白及止酸护胃；炒麦芽、鸡内金消食和胃。诸药为伍，集清利湿热、健运脾胃、消食助运等药为一炉，补消清运并施而获效。

案 2. 嘈杂（慢性食管炎；胃溃疡）

王某，女，36 岁，2019 年 10 月 23 日来诊。

主诉：胃中嘈杂不适 2 月余。

现病史：自述有胃病史，2019 年 8 月曾做胃镜示：慢性食管炎；胃溃疡。2 个多月前因过于饥饿导致胃部不适发作，现生气、熬夜、饥饿均会导致发作，呈似痛非痛状，伴有胃胀，闻及异常气味则恶心不止，嗳气，胃怕凉，内热亦大。舌质淡，苔白稍腻，脉稍弦弱。

中医诊断：嘈杂（脾虚气滞血瘀证）。

西医诊断：慢性食管炎；胃溃疡。

治法：平补脾胃，行气化瘀，和胃降逆。

方药：枳术丸、失笑散合金铃子散加减。生白术 20g，枳壳 15g，茯苓 20g，生山药 30g，五灵脂 9g，蒲黄 9g，延胡索 12g，川楝子 9g，柿蒂 20g，刀豆子 30g。14 剂，每天 1 剂，水煎服。

二诊：2019 年 11 月 13 日。胃中不适、恶心消失，胃胀减轻，尚感内热偏大。上方加连翘 15g，败酱草 15g，天花粉 15g，木香 12g。21 剂，每天 1 剂，水煎服。

三诊：2019 年 12 月 10 日。药后上述诸症消失，近 2 天大便偏干，上方去五灵脂、延胡索、川楝子、柿蒂、败酱草、木香，加炒决明子 15g，善后治疗。

【按语】嘈杂是指胃中空虚，似饥非饥，似辣非辣，似痛非痛，胸膈懊侬，莫可名状的一种病证，其诊断主要依赖于患者的主诉。病位在胃，其发病与脾、肝关系密切。其病因病机是脾胃虚弱为本，痰湿、热邪、气郁、血瘀为标，胃失和降为其发病关键。本病的治疗抓住通、降、和三字，胃腑位居中焦，胃气宜通、宜降、宜和。通则湿热、痰湿难生，降则气机调畅，和则纳运正常。正如本例以枳术丸升脾气，降胃气；同时考虑胃胀、胃溃疡等证候，采用整体辨证用药与局部微观辨病治疗相结合，联合失笑散、金铃子散以行气止血化瘀；茯苓、生山药平补气阴，养护脾胃；刀豆子、柿蒂降气止呃。脾胃纳运升降功能正常，中焦气机通畅，则嘈杂之证可愈。

案 3. 嘈杂（糜烂性胃炎，慢性食管炎，十二指肠溃疡）

罗某，男，37 岁，2020 年 6 月 22 日来诊。

主诉：自诉于前年冬天因生气等引起咽喉不适，常有胃中嘈杂，明显的饥饿感，抽烟多时更甚明显，在多家诊所服中西药物效果不佳。现仍常感胃中饥饿难受不适，难以表述，抽烟后加重，脘腹怕凉，时胃胀，时泛酸，口咽干不苦，胃怕凉。2020 年 5 月

26日查胃镜示：慢性食管炎，糜烂性胃炎，十二指肠多发霜斑溃疡。舌质淡，苔薄黄，脉稍细。

中医诊断：嘈杂（脾胃虚寒兼有湿热证）。

西医诊断：糜烂性胃炎；慢性食管炎；十二指肠溃疡。

治法：温中健脾，兼清湿热。

方药：黄芪建中汤加味。黄芪 15g，炒白芍 15g，桂枝 6g，茯苓 20g，山药 30g，蒲黄 9g，五灵脂 9g，连翘 15g，蒲公英 15g，炙甘草 6，生姜 3 片，大枣 5 枚（引）。14 剂，每天 1 剂，水煎服。

二诊：2020 年 7 月 10 日。嘈杂、饥饿感消失，时反酸，饭后自觉有气上顶，但胃胀、口干已减，纳眠可，二便调。易上火，但胃怕凉甚。上方加生白术 20g，枳壳 20g。14 剂，每天 1 剂，水煎服。

三诊：2020 年 7 月 24 日。自述除稍咽干外，已无其他不适。

方药：生白术 20g，枳壳 15g，茯苓 20g，山药 30g，蒲黄 9g，五灵脂 9g，天花粉 15g，麦冬 15g，生甘草 6。14 剂，每天 1 剂，水煎服。以善后治疗。

【按语】嘈杂病名首见于宋代，陈无择在《三因极一病证方论·痰饮》中有“痰饮病者……为泻，晕眩，嘈烦”的记载，朱丹溪在《丹溪心法》中明确提出了嘈杂之证名及治疗方法。其病机主要分为虚实两端，虚以脾气虚弱为主，包括血虚阴虚及脾胃虚寒，实证可见痰火、气郁、食郁等。张景岳认为：“嘈杂一证，多由脾气不和，或受伤脾虚而然，所以治此者，不可不先顾脾气。”本案患者因冬天生气等引起咽喉不适，胃中嘈杂，明显的饥饿感，抽烟多时更甚明显，服中西药物疗效不佳。依据患者感胃中饥饿，抽烟后加重，时胃胀，时泛酸，口咽干，不苦，胃怕凉，舌质淡，苔薄黄，脉稍细，辨证为脾胃虚寒夹热之证，故在名方黄芪建中汤的基础上，加少量的连翘、蒲公英兼清其热，辨证以治之。

八、泛酸烧心

案 1. 泛酸烧心（慢性红斑性胃底炎；糜烂性胃体炎、胃窦炎）

张某，男，51 岁，2014 年 2 月 7 日来诊。

主诉：泛酸、烧心 1 年余，加重 3 天。

现病史：1 年多以前饮酒后出现泛酸、烧心、腹胀。2012 年 12 月 4 日胃镜检查结果提示：慢性红斑性胃底炎；糜烂性胃体、胃窦炎。^{13}C 呼气试验：阳性。口服四联杀菌药物治疗后继服雷贝拉唑片效果尚可，但停服后上症反复发作。3 天前饮酒后再次出现泛酸，胃脘部灼热，腹胀，易上火，胃怕凉，饮食可，大便正常。舌质红，苔薄黄，脉滑。

中医诊断：吐酸（胃腑郁热证）。

西医诊断：慢性红斑性胃底炎；糜烂性胃体、胃窦炎。

治法：清热制酸，理气和胃。

方药：连翘 15g，蒲公英 25g，败酱草 25g，紫草 15g，玄参 10g，生白术 20g，枳实 15g，黄连 6g，吴茱萸 3g，白及 8g，浙贝母 15g，海螵蛸 15g，煅瓦楞子 15g，厚朴 15g，木香 15g，生甘草 5g。7 剂，每天 1 剂，水煎服。

二诊：2014 年 2 月 14 日。诸症明显好转，停服雷贝拉唑片后反酸、烧心未作，下午腹胀，易上火，时感咽痛。上方加野菊花 10g，冬凌草 20g，大腹皮 20g。7 剂，每天 1 剂，水煎服。

三诊：2014 年 2 月 21 日。咽痛缓解，反酸、烧心消失，仍感下午腹胀，但较前稍减轻。舌淡红，苔薄白，脉滑。

方药：枳术止酸方加减。生白术 20g，枳实 15g，白及 10g，浙贝母 15g，海螵蛸 15g，煅瓦楞子 15g，乌药 15g，木香 12g，连翘 15g，炒麦芽 30g，茯苓 15g，生甘草 5g。5 剂，每天 1 剂，水煎服。

四诊：2014 年 2 月 26 日。无明显不适，上方去木香，加厚朴 10g。14 剂，每天 1 剂，水煎服。后随访诸症未作。

【按语】《素问·至真要大论》曰："诸呕吐酸，暴注下迫，皆属于热"，说明胃经有热常会蕴酿成酸，这是关于吐酸病因的最早的理论。关于吐酸，郭淑云认为有以下几种情况：一是饮食失调，损伤脾胃，致脾胃气虚，运化无力，使食物无以腐熟运化而生酸腐；二是七情内伤，使肝气郁结，肝失疏泄，木不疏土，使脾失健运而致酸腐，亦即"木郁作酸"；亦有因酒食不节，蕴生湿热，充于胃腑等而作酸者。本案患者即因饮酒伤胃，湿热内结，酒食与湿热化为酸腐上逆而为本证。故药以连翘、蒲公英、败酱草、紫草、玄参清化湿热，以治其本；生白术、枳实与乌贝散（海螵蛸、浙贝母）、瓦甘散（煅瓦楞子、甘草）为枳术止酸方以健脾畅胃，清热制酸，以治其标；黄连、吴茱萸取左金丸义，苦辛通降，泄肝和胃（国医大师李振华老师用左金丸时，权衡寒热二者病机之侧重，寒重于热者吴茱萸量大于黄连；热重于寒者，黄连量重于吴茱萸）；白及收敛生肌；厚朴、木香理气消胀。诸药共成清热制酸、理气和胃之剂。本案在治疗过程中，逐渐减少质子泵抑制剂的用量而最终停服该药，且远期疗效稳固。

案 2. 泛酸（反流性食管炎；慢性浅表性胃炎）

王某，男，36 岁，2015 年 4 月 17 日来诊。

主诉：间断性反酸 3 年余，加重伴胸骨后灼热疼痛半个月。

现病史：3 年多以前因情志不畅出现反酸，无胃痛胃胀、恶心呕吐，在郑州某医院就诊给予口服泮托拉唑胶囊等药物。上症时轻时重，常因饮食失调或情志不畅诱发或加重。半个月前饮酒后再次出现反酸，且胸骨后灼热疼痛，2015 年 4 月 10 日在郑州某医院胃镜检查结果提示：反流性食管炎Ⅱ级；慢性浅表性胃炎，口服埃索美拉唑肠溶片效果欠佳。现症：反酸伴胸骨后灼热疼痛，时嗳气，饮食、睡眠可，大小便正常。舌质暗，苔薄黄腻，脉弦。

中医诊断：反酸（肝胃郁热证）。

西医诊断：反流性食管炎；慢性浅表性胃炎。

治法：疏肝和胃，清化湿热，和胃降逆。

方药：左金丸合枳术止酸方加减。黄连 6g，吴茱萸 1g，生白术 20g，枳实 15g，浙贝母 10g，海螵蛸 15g，煅瓦楞子 15g，炙甘草 5g，连翘 15g，蒲公英 15g，姜半夏 10g，厚朴 15g，郁金 15g，柿蒂 10g。7 剂，每天 1 剂，水煎服。

二诊：2015 年 4 月 24 日。反酸及胸骨后灼热疼痛明显减轻，嗳气消失，现纳差，口苦，上方加炒麦芽 30g，神曲 10g，鸡内金 10g，金钱草 15g。14 剂，每天 1 剂，水煎服。

三诊：2015 年 5 月 8 日。胸骨后灼热疼痛及口苦已消失，情志不畅仍有反酸，饮食可。舌质暗，苔薄白，脉稍弦。上方去金钱草，加香附 15g。30 剂，每天 1 剂，水煎服，并嘱其畅情志，忌食辛辣油腻食物。

四诊：2015 年 6 月 9 日。诸症持续减轻，反酸偶有发作，三诊方续服 30 剂。

2015 年 7 月 12 日随访，患者已无明显不适，未再出现反酸之证，舌质淡红，苔薄白，脉沉。复查胃镜结果提示：食管下段黏膜基本正常。

【按语】反流性食管炎病位虽在食管，但与肝、胃密切相关。反酸烧心、嗳气、胸骨后不适或灼热疼痛为其常见临床症状。本案主要因情志不畅使肝失疏泄，横逆犯胃致肝胃不和；饮食不节致中焦积滞，以蕴生湿热；肝郁胃滞，湿热中阻，胃失和降而上逆则致本证。以疏肝和胃，清化湿热，和胃降逆为治法。方用左金丸合枳术止酸方加减，黄连、吴茱萸辛开苦降，泄热和胃；生白术、枳实健脾降气；合海螵蛸、浙贝母、煅瓦楞子、炙甘草为郭淑云常用的枳术止酸方以收敛制酸护胃；厚朴、郁金、姜半夏、柿蒂疏肝解郁，降逆下气；连翘、蒲公英清化中焦湿热。诸药为伍，使肝气疏、湿热清、胃气和、胃酸止而诸症悉平。

案3. 反酸（慢性萎缩性胃炎）

李某，男，37岁，2018年8月22日来诊。

主诉：反酸半年。

现病史：半年前因工作劳累，加之咽痛服用抗生素后出现反酸，在进食前后明显，偶有胃脘隐痛、口苦，无恶心呕吐、胃胀等，食欲尚可。舌质红，苔白稍黄，脉细弱。胃镜检查结果提示：食管黏膜白斑，胃部局灶性萎缩。

中医诊断：反酸（脾虚肝郁，气滞络阻证）。

西医诊断：慢性萎缩性胃炎。

治法：健脾疏肝，行气化瘀为主。

方药：生山药30g，茯苓20g，生白术20g，枳壳15g，厚朴15g，郁金15g，三棱10g，莪术10g，皂角刺10g，连翘15g，海螵蛸15g，煅瓦楞子15g，炒麦芽30g，鸡内金10g。10剂，每天1剂，水煎服。

二诊：2018年9月3日。反酸、隐痛、口苦等症减轻，仍感胃胀。上方加木香15g，香附15g，乌药15g。10剂，每天1剂，水煎服。

三诊：2018年9月16日。症状基本消失，胃镜病理检查结果提示：慢性萎缩性胃炎（中度）；肠上皮化生；轻度不典型增生。上方去郁金、香附。14剂，每天1剂，水煎服。以治疗慢性萎缩性胃炎等病为主。

四诊：2018年10月30日。无特殊症状，上方去乌药。14剂，每天1剂，水煎服。

五诊：2018年11月25日。因饮食不慎，出现饭后嗳气明显，稍有反酸，偶有胃胀，纳可，自觉内热较大，大便每天1次、成形。肠镜示：肛周炎、内痔。舌质稍红，苔白稍黄，脉细数。

方药：生山药25g，生白术20g，茯苓15g，枳壳15g，厚朴15g，海螵蛸15g，煅瓦楞子15g，三棱10g，莪术10g，皂角刺10g，太子参15g，炒麦芽30g，鸡内金10g，吴茱萸1g，黄连6g。14剂，每天1剂，水煎服。

六诊：2018年12月11日。嗳气减轻，反酸消失。饭后无不适，纳眠可，胃怕凉，内热不大。上方吴茱萸加量至5g。30剂，每天1剂，水煎服。以本方为基础稍事加减再治疗3个多月后随访，诸症消失，胃镜病理复查示：萎缩、肠化消失。

【按语】反酸病位在胃，有寒热之分，《素问·至真要大论》载："诸呕吐酸，暴注下迫，皆属于热。"清代蔡玉美《新刻指迷医碑·反胃论》曰："吐酸者，胃中积寒停饮，胃阳虚惫，不能灼化，失火作酸。”临床所见，反酸以热证为多，为肝郁化热犯胃，胃失和降所致。根据寒热不同，属脾胃虚寒者当温中散寒、和胃止酸，属热者当清肝泻火、和胃降逆。本例患者为脾虚肝郁，气滞络阻证；胃镜检查示：慢性萎缩性胃炎，病非短时所致，因久病必瘀，故必兼有瘀滞。方中生山药、生白术、茯苓健脾益气，补中气之不足；三棱、莪术、皂角刺活血化瘀，通络消滞；连翘、郁金清肝泄热；枳壳、厚朴、炒麦芽、鸡内金降气消食；海螵蛸、煅瓦楞子为止酸之专药。李振华老师总结慢性胃病的病机常为“脾虚肝郁胃滞”并见，故后方加用香附、木香、乌药以健脾疏肝和胃，继之依其脉证适作调治，使诸症消失，病情好转且稳固。

案 4. 烧心（糜烂性胃炎）

吴某，女，44 岁，2014 年 2 月 21 日来诊。

主诉：烧心、胃胀 1 年余，加重 2 个月。

现病史：1 年多以前无明显原因出现烧心、胃胀、嗳气，2013 年 1 月 31 日在当地医院检查胃镜结果提示：糜烂性胃炎。入河南省某医院住院治疗，予抑酸、促消化等治疗效果不佳。2013 年 10 月前，在郭淑云处服中药 7 剂后，病证缓解遂停药。现上症再度复发已 2 个月，感烧心，胃部及左下腹感烧灼如热水淋浇，胃脘稍胀，时有嗳气，内热大，饮食可，大便正常，睡眠差。舌质红，苔黄腻，脉濡数。

中医诊断：烧心（脾胃湿热，气机郁滞证）。

西医诊断：糜烂性胃炎。

治法：清热化湿，理气消胀。

方药：连翘 20g，蒲公英 30g，败酱草 30g，佩兰 10g，藿香 10g，郁金 15g，香附 15g，紫草 15g，茯苓 15g，生白术 15g。10 剂，每天 1 剂，水煎服。

二诊：2014 年 3 月 3 日。烧心、胃胀、嗳气消失，胃部及左下腹烧灼感大减。

方药：败酱草 30g，连翘 15g，当归 12g，薄荷 10g，赤芍 15g，牡丹皮 15g，黄连 10g，茯苓 10g，生白术 10g。7 剂，每天 1 剂，水煎服。

三诊：2014 年 3 月 10 日。偶感胃部及左下腹烧灼，大便时溏，舌淡红，苔白稍腻，脉濡。上方加芡实 20g。10 剂，每天 1 剂，水煎服。

四诊：2014 年 3 月 21 日。胃部及左下腹烧灼感基本消失，大便正常，余无明显不适，舌淡红，苔薄白，脉和缓。

方药：连翘 15g，败酱草 15g，玉竹 15g，赤芍 12g，炒山药 15g。7 剂，每天 1 剂，水煎服。

【按语】患者胃病反复发作，迁延不愈，以致脾虚生湿，湿郁化热，气机郁滞，故治以清热化湿、理气消胀。方中连翘、蒲公英、败酱草清热化湿，紫草清热凉血；佐以佩兰、藿香芳香化湿；郁金、香附理气消胀；更用茯苓、生白术以健脾养胃，使本方清热化湿而不苦寒伤胃，健脾而不辛燥助热。

郭淑云认为，治疗湿热证，当遵国医大师李振华老师"湿邪源于脾虚"的学术思想，在治疗湿热证时尤须注意清热药物不可过用，以免损伤脾气，伤及脾阳，并适当加健脾祛湿药物，正如李老所言"使湿去而热无所存"，因此，治疗湿热证不可忽视脾虚的存在，当以适宜的健脾之药从根本上杜绝湿邪的化生，并防清化湿热药物再度伤脾。

在湿热较盛时，配合健脾化湿药物亦不可过于温燥，因为此时热邪较盛，过于温燥亦可助热，而当以平补为宜，使清热药不伤脾胃即可，待热邪基本清除再适当加党参之类以健脾，则脾健而不生湿，湿无而热不生。

案5. 烧心（慢性浅表性胃炎）

孟某，女，60岁，2020年6月24日来诊。

主诉：饭后烧心1年。

现病史：患者自2019年8月因腹泻在当地治疗，医者以大剂量黄芪（每剂药180g）及胎盘等药物治疗后引起烧心，随后服用雷贝拉唑胶囊、泮托拉唑胶囊、兰索拉唑片等药及中药治疗近1年效果不佳。现患者烧心终日不休，以饭后尤甚，因烧心严重影响睡眠，偶有胃痛，口稍干，稍无力，无胃胀反酸，纳可，二便调。曾于2019年9月做胃镜示：慢性浅表性胃炎。

中医诊断：烧心（气阴两虚证）。

西医诊断：慢性浅表性胃炎。

治法：平补气阴为主。

方药：枳术消食方合枳术止酸方加味。生白术20g，枳壳20g，天花粉15g，茯苓15g，知母15g，浙贝母15g，海螵蛸15g，煅瓦楞子15g，炒麦芽30g，炒神曲15g，炒鸡内金15g，炒牵牛子3g，炙甘草6g。7剂，每天1剂，水煎服。

二诊：2020年7月1日。服药1周后患者烧心明显好转，胃不胀。但饮药入胃中后有灼热感，并时有脑鸣感。上方加夏枯草15g，菊花12g，连翘15g，石菖蒲15g，川牛膝15g。7剂，每天1剂，水煎服。

三诊：2020年7月13日。患者服药后已无烧灼感，烧心感白昼已不明显，夜间较二诊时进一步减轻，脑鸣消失。此外，患者述服上方1剂后感觉饿得较快，即自行减为每日半剂，该症状消失。

方药：白术 20g，枳壳 15g，茯苓 20g，海螵蛸 20g，浙贝母 12g，煅瓦楞子 15g，甘草 6g，炒麦芽 30g，知母 12g，连翘 15g，天花粉 15g，蒲公英 15g，败酱草 12g，白及 10g。共 7 剂，每天 1 剂，水煎服。

【按语】患者因腹泻服用大剂量的黄芪（每剂药 180g）及胎盘等药物治疗后引起烧心，服用雷贝拉唑胶囊等西药及中药治疗近 1 年效果不佳。现症烧心终日不休，偶有胃痛，口稍干，稍无力等。一般而言，高胃酸引起的烧心服用雷贝拉唑胶囊等质子泵抑制剂当有立竿见影之效，而本案患者服之无效，可知其不为高胃酸分泌所致，因患者以饭后烧心为著，故治以枳术消食方合枳术止酸方加味。服药 1 周后患者反酸明显好转，但饮药入胃中后有灼热感，并时有脑鸣感，辨之有肝郁化火之象，故二诊加入夏枯草、菊花、石菖蒲等以清肝降火开窍，川牛膝以引气火下行，而使胃中的灼热感症状及脑鸣立消，同时药后证实病机为胃中有热，故三诊时伍入天花粉、蒲公英、败酱草等养阴清热，而善其后。

九、口味异常

案 1．口味异常（口味异常待查）

吴某，男，52 岁，2013 年 4 月 5 日来诊。

主诉：口中觉酸、甜、苦、辣异常感 4 年余。

现病史：患者 4 年多以来口腔常有酸、甜、苦、辣的异常感觉，以辣、黏、甜为主，饥饿时明显，不怕凉，足心发热，纳眠可，大便稍干。舌质红，苔厚腻微黄，脉稍濡。4 年前因车祸致牙齿掉落，安装义齿后出现异常的口味感。

中医诊断：口腔异味（湿热中阻证）。

西医诊断：口味异常待查。

治法：芳香化浊，清利湿热。

方药：三仁汤加减。杏仁 10g，白蔻仁 10g，生薏苡仁 30g，藿香 10g，佩兰 10g，厚朴 15g，枳壳 15g，滑石 25g，竹叶 10g，白术 20g，生山药 30g，茯苓 15g，连翘 15g。14 剂，每天 1 剂，水煎服。

二诊：2013 年 6 月 4 日。口辣、甜、黏感减轻，大便时干，足心热，苔厚腻变薄，上方加炒决明子 20g，地骨皮 30g。14 剂，每天 1 剂，水煎服。

三诊：2013 年 6 月 17 日。口中酸、甜、苦、辣、涩感又有所减轻，咽中时有干涩，大便正常。上方继服 14 剂。

四诊：2013 年 7 月 3 日。口中酸、甜、苦、辣、涩感基本消失，稍觉咽中干涩。舌质略红，苔薄黄，脉象基本正常。上方去杏仁、滑石、藿香，加天花粉 15g。14 剂，每天 1 剂，水煎服，善后治疗。

【按语】《素问·奇病论》载："津液在脾，故令人口甘也，此肥美之所发也……治之以兰，除陈气也。"明代李梴《医学入门·口病总论》亦言："胃热则口甘。"临床所见，口感黏甜为湿阻中焦，口感苦辣以热郁于内多见，本案综合辨证为脾虚失运，湿滞中焦，蕴而化热。故组方三仁汤加减治疗。方中白蔻仁、滑石、杏仁、藿香、佩兰芳香化湿，清利湿热；生山药、茯苓、白术、生薏苡仁、枳壳、厚朴健脾助运，理气和胃，以杜绝生湿之源；竹叶、连翘清散热邪。药后，患者口中异味感减轻，再诊其足心发热，为热蒸于肤，故加地骨皮以凉血退蒸。四诊时患者口中酸、甜、苦、辣、涩感基本消失，稍觉咽中干涩为阴津不足，故去杏仁、滑石、藿香，加天花粉以善其后。

案 2. 口臭（功能性消化不良）

秦某，男，23 岁，2013 年 11 月 8 日来诊。

主诉：口臭，舌苔厚腻 3 个月。

现病史：自觉口臭，舌苔厚腻已 3 个月，内热大，经常口腔溃疡，胃不怕凉，平素喜肉食，时饮啤酒，口中时有黏腻感，口涎有异味。舌红，苔黄腻，脉弦滑。

中医诊断：口臭（脾胃湿热，食滞胃脘证）。

西医诊断：功能性消化不良。

治法：清热利湿，消食化滞为主。

方药：连翘 15g，蒲公英 20g，黄连 10g，佩兰 12g，藿香 10g，茯苓 15g，苍术 15g，白术 15g，生薏苡仁 30g，白蔻仁 10g，杏仁 10g，生山药 20g，炒麦芽 30g，神曲 10g，鸡内金 10g，炒牵牛子 2g。10 剂，每天 1 剂，水煎服。

二诊：2013 年 12 月 9 日。腻苔稍退，口中异味好转，近几日未生口腔溃疡，时有汗出。上方加枳壳 15g，浮小麦 30g，麻黄根 10g。10 剂，每天 1 剂，水煎服。

三诊：2013 年 12 月 20 日。口中异味消失，腻苔已退，汗出明显减少。上方继服 7 剂以巩固疗效。

【按语】隋代巢元方《诸病源候论·口臭候》载："口臭由五脏六腑不调，气上胸膈……蕴积胸膈之间而生于热，冲发于口，故令臭也"，指出口臭由脏腑积热所致。临床中口臭较为常见，其病机多为脾胃积热、肺热、食积、脾虚，本案从饮食不节及症状所见为湿热、食积所致，结合国医大师李振华教授“湿由脾虚所致，热由湿郁而成，故祛湿不可忘记健脾”的经验，故方药以连翘、蒲公英、黄连、佩兰、藿香清化湿热；茯苓、苍术、白术、生薏苡仁、白蔻仁健脾化湿；炒麦芽、神曲、鸡内金、炒牵牛子消食化积，而使口中异味得消，苔腻得化。郭淑云认为治疗此类湿热证，用药不可过于苦寒，同时当遵李振华老师的经验，适当加入茯苓、白术、山药等健脾药物，从本治并防苦寒伤及脾胃，可为经验之谈。

案 3. 口干苦（功能性胃肠病）

傅某，女，33 岁，2014 年 2 月 20 日来诊。

主诉：口腔异味、口干、口苦 5 年。

现病史：患者自诉平素压力大，时常熬夜，饮食不规律，吃饭较晚，以致进食稍多则胃胀，5 年前出现口腔异味、口干、口苦，且日益加重，终日无休，无胃痛及吐酸烧心，易上火，怕凉，大便正常。舌脉无异常。

中医诊断：口干苦（肝胆热郁，阴津不足，胃中积滞证）。

西医诊断：功能性胃肠病。

治法：清利肝胆，滋养阴津，消食化积。

方药：金钱草 15g，黄芩 15g，知母 15g，生白术 20g，枳实 15g，天花粉 15g，厚朴 15g，木香 15g，炒麦芽 30g，神曲 10g，鸡内金 10g，炒牵牛子 2g。10 剂，每天 1 剂，水煎服。

二诊：2014 年 3 月 4 日。口干苦及口腔异味均明显好转，因熬夜及饮食不规律，现仍有腹胀，空腹胀甚。上方加茯苓 15g，生山药 30g。10 剂，每天 1 剂，水煎服。

三诊：2014 年 3 月 16 日。口腔异味、口干苦消失，腹胀明显减轻。上方去金钱草、黄芩、知母，加太子参 15g，乌药 15g。10 剂，每天 1 剂，水煎服。

四诊：2014 年 3 月 30 日。患者已无任何不适感，继服上方 10 剂善后巩固。

【按语】本案患者因长期熬夜而阴津耗损；饮食不节而损伤脾胃，脾胃运化失常，蕴生湿热，土壅木郁，使胆失疏泄则口中异味，口干口苦，胃脘胀满，故以清化湿热，养阴助运为治则。方药以金钱草、黄芩、知母、天花粉清利肝胆湿热，养阴生津；枳术丸之生白术、枳实与炒麦芽、神曲、鸡内金、厚朴、木香、牵牛子为枳术消食方加味以健脾消食，行气化湿。三诊用太子参、乌药，是因此二药不凉不热，药性平和，用以加强健脾行气之力，以促病愈。

案 4. 口咸（功能性消化不良？）

周某，女，30 岁，2018 年 5 月 25 日来诊。

主诉：口咸 3 年，加重 1 年。

现病史：患者自诉 3 年前因食不洁食物渐感口咸，无胃痛胃胀、嗳气烧心，纳食可，二便正常。舌质红，苔薄黄腻，脉滑。胃镜、彩超、Hp 检查均正常。

中医诊断：口咸（脾胃气虚，中焦湿热证）。

西医诊断：功能性消化不良？

治法：健脾化湿清热。

方药：生白术 15g，茯苓 25g，苍术 10g，清半夏 12g，蒲公英 30g，杏仁 10g，白蔻仁 10g，生薏苡仁 30g，砂仁 6g（另包后下），藿香 10g，佩兰 10g，厚朴 15g。14 剂，每天 1 剂，水煎服。

二诊：2018 年 6 月 11 日。口咸明显好转，上方加陈皮 10g。14 剂，每天 1 剂，水煎服。

三诊：2018 年 8 月 16 日。口咸基本消失，苔腻已祛。以藿香清胃胶囊、枳术宽中胶囊同服善后。

【按语】口咸属口味异常之一种，本例患者患口咸已 3 年，临床相对少见。《灵枢·五味》载："谷味咸，先走肾"，故口咸多责之于肾之阴虚、阳虚。然肾在液为唾，脾在液为涎，口咸不但与肾有关，同时与脾之运化功能亦密切相关，如《血证论·口舌》载："口咸是脾湿，润下作咸，脾不化水，故咸也。"本案因进食不洁食物损伤脾胃，使之运化失职，津液不得运化转输，湿由内生，日久从热而化，湿热上泛而致口咸，舌脉皆湿热之征。治宜健脾化湿清热法为主。方中生白术、茯苓、苍术健脾渗湿；杏仁、白蔻仁、生薏苡仁、厚朴仿三仁汤之意，加蒲公英以清利湿热，宣畅气机；砂仁、清半夏化湿醒脾，降逆和胃；藿香、佩兰芳香化湿；诸药共为健脾清热化湿之剂，脾气健运则湿无由以生，湿去热清则脾胃运化复常，故口咸消失。

口咸因肾虚、脾虚、湿热等病机不一，故临床应以辨证为核心，"观其脉证，知犯何逆，随证治之"。

十、口疮

案 1. 口疮（口腔溃疡）

肖某，女，26 岁，2019 年 7 月 30 日来诊。

主诉：口腔溃疡间歇性频繁发作一年半。

现病史：患者自诉近一年半来口腔溃疡此起彼伏，多发时口腔可同时出现 4 个溃疡，其间亦偶尔有 1 周时间的愈合，一般常在生气、紧张、失眠时发作或加重；伴有右胁下憋胀不适，嗳气唇干，手脚冰凉，炎夏之日仍穿长袜；胃脘怕凉，饮凉食品后胃脘不适；平时易上火，如口服阿胶、枸杞子等即上火，大便秘结，2～3 天 1 次。曾外涂冰硼散及在专科治疗效果不佳。近 1 个月来分别在口唇与舌尖处各出现如黄豆大之溃疡两处。舌质淡稍暗，苔薄白，脉弦细。2019 年 7 月 30 日彩超检查结果提示：肝内高回声（考虑血管瘤）；胆囊壁稍毛糙。

中医诊断：口疮（寒热错杂证）。

西医诊断：口腔溃疡。

治法：健脾和胃，温中清热，辛开苦降。

方药：甘草泻心汤加减。甘草 15g，姜半夏 12g，党参 12g，干姜 10g，黄连 6g，黄芩 12g，白术 20g，枳壳 15g，郁金 15g，香附 15g，炒决明子 20g，大枣 5 枚。14 剂，每天 1 剂，水煎服。

另予五倍子 6g，青黛 5g，冰片 2g，共研细粉，外敷患处。

二诊：2019 年 8 月 13 日。口腔溃疡消失，纳食较前增多，右胁下憋胀及嗳气减轻大半，已无唇干，手足冰凉较前改善，大便已不干，每天 1～2 次。上方姜半夏增量至 15g。14 剂，每天 1 剂，水煎服。后随访患者口腔溃疡未复发。

【按语】口腔溃疡属中医学“口疮”“口疳”范畴，其主要病机之一为脾胃升降功能失常，阴阳失和，使谷气不化，脾胃气弱，不能斡旋上下，从而使寒郁于下，火炎于上，热毒郁积而发。本案久患口腔溃疡，迭服苦寒清热之品，致中焦虚寒，胃气不和，阳气不足，虽炎夏亦重衣，手足冰凉，食寒凉而胃脘不适，胁肋闷胀，嗳气；火热内郁则见口腔溃疡日久不愈，反复发作，大便秘结；治以甘草泻心汤加味。方中甘草清上焦之火，益中焦之虚；佐以党参、白术、大枣补中益气；姜半夏、干姜辛通和胃，温中散寒；黄连、黄芩清热泻火，以化湿热；枳壳、郁金、香附行气宽中；炒决明子清热润肠通便。本方寒热并用，辛开苦降，健脾清热，温化寒邪，而使中焦健运，寒热消散，升降协和，则口腔溃疡不复发作。

在有关甘草炮制的应用上，由于本证病机为寒热虚实错杂，且常因病情、体质等不同而变化，故郭淑云在应用甘草时，偏热者用生甘草，偏虚寒者用炙甘草，但应用甘草泻心汤必具有寒热错杂的病机特点。

案 2. 口疮（口腔溃疡）

寿某，男，48 岁，2019 年 7 月 29 日来诊。

主诉：口腔溃疡时常发作近 5 年。

现病史：患者来诊治疗慢性萎缩性胃炎，自述近 5 年来口腔溃疡反复发作，胃脘胀满怕凉，神疲乏力，大便溏薄，易上火，口微苦，舌尖疼痛，口干，自感口有异味。近期照顾家中住院老人，因劳累致口腔溃疡复发，舌尖、舌下出现三处溃疡。舌质淡，苔稍厚，脉稍弱。

中医诊断：口疮（寒热错杂，上热下寒证）。

西医诊断：口腔溃疡。

治法：健运脾胃，辛开苦降，温中清上。

方药：甘草泻心汤加味。炙甘草 15g，姜半夏 10g，干姜 8g，党参 15g，黄连 6g，黄芩 9g，炒白术 15g，炒山药 20g，肉桂 3g，香附 20g，莪术 6g，三棱 6g，大枣 6g。14 剂，每天 1 剂，水煎服。

二诊：2019 年 8 月 13 日。自述服药 3 天后口腔溃疡即愈合，继之仍以治疗萎缩性胃炎为主。

【按语】宋代赵佶《圣济总录》载："又有胃气弱，谷气少，虚阳上发而为口疮者，不可执一而论，当求所受之本也。"本案久患胃疾，脾胃虚弱，健运失职，纳化失常，中阳不振，故胃脘胀满怕凉，大便溏薄；脾虚生湿，蕴而化热上蒸则口腔溃疡反复发作，口干，口有异味；舌脉皆脾胃虚弱之象。治宜温中健脾，清化湿热法；方用甘草泻心汤加减。药用炙甘草、党参、炒白术、炒山药补中益气，健运脾胃；姜半夏、干姜辛温开结，温中散寒；黄连、黄芩苦寒降泄，清热泻火；香附、莪术、三棱调理气机，开胃消积。诸药寒热并用，健脾益气，清热泻火，温中助阳，使上热得清，中寒得温，脾得健运而口腔溃疡乃愈。

综观甘草泻心汤寒热并用以和其阴阳，辛苦合用以复其升降，补泻兼施以调其虚实，具有标本兼治之功，临床对寒热错杂，上热下寒之口腔溃疡加减应用，常可应手而愈。

案 3. 口疮（口腔溃疡）

马某，女，41 岁，2019 年 8 月 9 日来诊。

主诉：胃胀痛，口腔溃疡时常发作 6 年余。

现病史：患者从事个体商业，饮食无规律，于 6 年多以前时常出现胃胀痛及口腔溃疡。近 1 个月来又出现胃胀痛，空腹时痛甚，口腔内两处溃疡如黄豆大，同时后背胀，时恶心纳差，大便干，胃怕凉，易上火。舌体胖大，苔薄黄稍腻，脉细弱。

中医诊断：胃痞；口疮（脾虚气滞，湿热内蕴证）。

西医诊断：功能性胃肠病；口腔溃疡。

治法：温中健脾，清化湿热。

方药：甘草泻心汤、枳术消食方合枳术通便方加减。炙甘草 15g，党参 12g，干姜 8g，姜半夏 15g，黄芩 10g，黄连 6g，生白术 20g，枳实 20g，香附 20g，厚朴 15g，炒麦芽 30g，鸡内金 15g，炒决明子 20g，炒莱菔子 20g，大枣 5g。21 剂，每天 1 剂，颗粒剂，温水冲服。

二诊：2019 年 9 月 2 日。服药 1 周后口腔溃疡即愈，病证减轻大半，仅偶有胃胀痛，近日口稍苦，纳少便干。

方药：枳术消食方合枳术通便方加减。生白术 20g，枳实 20g，黄芩 15g，炒麦芽 30g，神曲 15g，鸡内金 15g，炒牵牛子 3g，姜半夏 9g，厚朴 15g，乌药 15g，炒决明子 20g，炒莱菔子 20g。21 剂，每天 1 剂，颗粒剂，温水冲服。

三诊：2019 年 9 月 27 日。现口腔溃疡未再发作，胃无胀痛，大便已通，诸症消失，患者要求继服 14 剂，以巩固疗效。

【按语】本案因长期饮食不节，损伤脾胃，脾胃健运失职，中焦气机不畅而胃脘胀痛，纳差；胃失和降，浊气上逆故恶心；脾虚日久，寒热错杂，湿热上蒸而口腔溃疡，寒滞于中则胃脘怕凉，舌脉为脾虚热蕴之象。治以甘草泻心汤加减，药用炙甘草、党参、生白术、大枣健脾益胃，补中之虚，缓中之急；姜半夏和胃降逆消痞；黄芩、黄连化湿清热泻火；枳实、香附、厚朴疏肝理脾，消痞除胀；炒麦芽、鸡内金、炒决明子、炒莱菔子消食导滞，行气通便。诸药合为健脾益气、清上温下、行气消食、导滞通便之剂，如此标本兼治，使脾胃健运、寒散热清、气行滞消而使口腔溃疡等症尽失。

案 4. 口疮（口腔溃疡）

王某，男，30 岁，2019 年 8 月 21 日来诊。

主诉：舌体有裂纹疼痛、口腔溃疡时作 7 年。

现病史：患者自述平素嗜辣味食品，饮食亦不太规律。7 年来舌体部出现裂纹、疼痛，口腔溃疡时常发作。现症：舌体可见有纵行多条较深的裂纹，自觉疼痛，口腔可见多个溃疡，伴有乏力、口燥咽干，时有恶心，无胃痛、胃胀，纳眠可。舌体略胖，苔黄腻，脉细弱。

中医诊断：口疮（气阴两虚，湿热蕴结证）。

西医诊断：口腔溃疡。

治法：益气养阴，清利湿热。

方药：生甘草 15g，太子参 15g，清半夏 12g，生白术 20g，黄芩 9g，黄连 6g，北沙参 15g，天花粉 15g，大枣 6g。14 剂，每天 1 剂，水煎服。

二诊：2019 年 9 月 4 日。药后口腔溃疡愈合，仍有轻微舌体疼痛，口干，夜间睡眠稍差，苔黄腻较前减，脉稍弦细。上方天花粉加量至 20g。14 剂，每天 1 剂，水煎服。

三诊：2019 年 9 月 20 日。口腔溃疡未作，舌体裂纹基本平复，舌体疼痛消失，仍觉口干，近日大便干结，苔黄腻较前减轻，脉稍弦细。上方加蒲公英 15g，麦冬 15g，炒决明子 20g。21 剂，每天 1 剂，水煎服。

【按语】本案患者长期喜食辛辣，饥饱无常，损伤脾胃。脾胃气虚不能充养四肢，故乏力；胃气上逆则恶心时作；久服辛辣之品积热于中，阴津耗损，舌体失养则舌体裂纹、疼痛，口燥咽干；火热炎上，热盛肉腐则口腔溃疡；舌苔黄腻，舌体略胖，脉细为脾胃湿热之征。方用生甘草、黄连、黄芩清热燥湿，泻火解毒；太子参、生白术、大枣、清半夏健脾益气，祛湿降逆；北沙参、天花粉益胃生津，清热养阴，合为健脾生津，燥湿清热之剂。二、三诊口腔溃疡愈合，诸症减轻，仍口干、苔黄腻较著，故加用天花粉、麦冬、蒲公英增强养阴生津、清热利湿功用以善后。

案 5. 口疮（口腔溃疡）

华某，男，36 岁，2016 年 8 月 8 日来诊。

主诉：口腔溃疡反复发作 1 年余。

现病史：患者自述 2015 年初口服治疗慢性咽炎的中药后出现口腔溃疡，反复不愈已 1 年余。1 年多以来口腔溃疡反复发作，几乎是此起彼伏，多则 4～5 个，少则 2～3 个，大者若黄豆，小者若绿豆，口中发甜、发热，咽中异物感，时有咽痛，心情急躁，纳眠、二便可。舌质暗红，苔薄黄腻，脉弦数。

中医诊断：口疮（心脾积热证）。

西医诊断：口腔溃疡。

治法：清热解毒，凉血利咽为主。

方药：连翘 18g，蒲公英 20g，败酱草 18g，紫草 15g，紫花地丁 15g，玄参 15g，生地黄 12g，竹叶 10g，牛蒡子 10g，冬凌草 20g，佩兰 10g，茯苓 15g，麸炒山药 20g。7 剂，每天 1 剂，水煎服。

二诊：2016年8月18日。患者口腔溃疡明显减轻，大如黄豆者已近愈合，小者已愈合，咽中异物感及咽痛均减轻，口中微有发甜发热，偶有胆囊处隐痛。上方增量：蒲公英25g，冬凌草30g，紫草18g；另加金钱草30g，鸡骨草18g。7剂，每天1剂，水煎服。

三诊：2016年8月28日。口腔溃疡愈合，胆囊处隐痛亦消。1年后追访患者未再复发。

【按语】本案患者因服药不当，且素常心情不畅，时有郁怒，致心肝火旺，熏蒸于上则口腔溃疡反复发作，口中发热；郁热凝聚咽喉则咽中有异物感，时有咽痛；湿热内蕴则口中发甜，苔薄黄腻。治以连翘、蒲公英、败酱草、紫花地丁、佩兰清热泻火，化湿利湿；紫草、玄参、牛蒡子、冬凌草清热凉血，解毒利咽；生地黄、竹叶清心凉血，导心经之热从小便而出；茯苓、麸炒山药健脾益气，防苦寒之品伤胃，合为清热解毒、凉血利咽之剂。药后火热得清则口腔溃疡基本愈合，咽中异物感及咽痛均得以缓解。二诊因胆囊处隐痛，故加金钱草、鸡骨草以清热利胆，散瘀止痛。

案6. 口疮（口腔溃疡）

陈某，男，26岁，2018年8月22日来诊。

主诉：口腔溃疡3年余，加重1年。

现病史：3年多以前出现口腔溃疡，疼痛较重，每次发作时说话困难，给予对症治疗后好转，近1年来发作频繁，严重影响正常生活。现症：口腔内多处溃疡，疮面发红。舌体稍胖大，舌质红，苔黄稍厚，脉细数。

中医诊断：口疮（脾胃气虚，上焦湿热证）。

西医诊断：口腔溃疡。

治法：健脾益气，清利湿热。

方药：生山药25g，茯苓15g，玄参15g，连翘15g，败酱草15g，紫草15g，菊花15g，紫花地丁15g。12剂，每天1剂，水煎服。

服药9天后溃疡面愈合，症状消失。1个月后随访未复发。

【按语】口疮多由口腔黏膜受邪热蒸灼，或脾虚血亏失于气血荣养所致。脾开窍于口，心开窍于舌，肾脉连咽系舌本，两颊与齿龈属于胃与大肠，任脉、督脉均上络口腔唇舌，所以本病的发生与五脏关系密切。脾胃为气血生化之源、后天之本。脾胃虚弱，升降失常，清阳下陷，下焦阳气郁而化热，火热上攻于口则致溃疡形成。《素问·气厥论》有“膀胱移热于小肠，鬲肠不便，上为口糜”之论述，治宜健脾益气、清热解毒。

方中山药、茯苓、玄参、连翘健脾益气，且清上焦浮越之火；菊花、紫花地丁、败酱草、紫草清热凉血，利湿解毒。诸药合用，使中气升，热毒清，湿热去，黏膜得以荣养则溃疡愈合。

由于口疮之病机有热盛、湿热、脾虚，或寒热错杂，治疗时，即便为热盛或湿热，在治疗用药时，注意不可纯以清热、大剂清热，或过于清热，而当时刻注意顾护脾胃，勿伤脾胃，在临床上须予注意，否则，可使热退寒生，变生他病。

十一、噎膈

案 1. 噎膈（胃癌术后化疗后）

刘某，女，40 岁，2012 年 12 月 2 日来诊。

主诉：胃癌术后 2 年，吞咽困难 1 个月。

现病史：2 年前因胃癌在郑州某医院行胃 2/3 切除术，术后行化疗 6 周期并行 CIK 细胞治疗 2 周期。1 个月前出现吞咽困难，间断呕吐，不能进食，胃镜检查提示：食管胃吻合口狭窄。行支架植入术后，可进少量流食。现症：吞咽不利，仅可进少量流食，消化差，呕吐咖啡色液体，神疲乏力，多汗，面色苍白，双足浮肿，便秘，大便 9～10 天 1 次，小便正常。舌淡暗，苔薄白，脉沉细。血常规示：Hb 80g/L，WBC 3.6×10^9/L。肝功能化验（2012 年 12 月 20 日）：TP 60g/L，ALB 26g/L，余项正常。

中医诊断：噎膈（正虚瘀结证）。

西医诊断：胃癌术后化疗后。

治法：健脾和胃，化瘀消积。

方药：太子参 15g，黄芪 15g，茯苓 15g，生白术 15g，枳实 15g，五灵脂 9g，蒲黄 9g，浮小麦 30g，炒麦芽 30g，神曲 10g，鸡内金 10g，牵牛子 3g，炒决明子 20g，炒莱菔子 30g，砂仁 8g（另包后下），姜半夏 8g。7 剂，每天 1 剂，水煎服。

二诊：2012 年 12 月 9 日。精神好转，乏力及多汗明显改善，人扶可下地行走，食欲增加，吞咽不利及呕吐减轻，呕吐物为白色黏液，大便 2 天 1 行，黄软便，仍面色苍白，双足浮肿，舌脉同前。上方加泽泻 10g，生薏苡仁 30g，苦参 15g，杏仁 10g。7 剂，每天 1 剂，水煎服。

三诊：2012 年 12 月 16 日。上症明显好转，体力增强，患者可自行缓慢行走，进食已增加，日可进馒头 20～30g，呕吐已止，双足浮肿及多汗减轻，昨日再次便秘，大便干，不易排出。舌脉同前。上方黄芪减量至 10g，加肉苁蓉 15g。7 剂，每天 1 剂，水煎服。

四诊：2012年12月23日。院外输入血白蛋白注射液5g后，足肿已退，饮食增加，日可进面条10g，馒头约30g，乏力减轻，饭后口干，大便1周2次，面色仍苍白。2012年12月20日肝功能化验：ALB 26g/L。舌脉同前。上方加天花粉15g，生山药30g，菟丝子30g。7剂，每天1剂，水煎服。

五诊：2012年12月30日。精神好，乏力减轻，出汗症状已缓解，食欲明显增加，大便1周2次，不干。舌脉同前。上方黄芪加至15g。7剂，每天1剂，水煎服。

【按语】患者经手术及化疗后戕伐正气，重伤脾胃，脾失健运，湿浊内生，阻滞气机，血行不畅，脉络壅塞，痰浊与气血搏结于食管，故见吞咽不利，足肿，便秘；脾胃为气血生化之源，脾胃亏虚，气血化源不足，形体失养，故见乏力，多汗，面色苍白；舌淡暗，苔薄白，脉沉细皆正气大伤，痰瘀内结之象。

方中黄芪、太子参、茯苓、生白术益气健脾化湿；生白术与枳实等量，健脾消痞，消补并用；合炒麦芽、神曲、鸡内金、炒莱菔子配小量牵牛子为枳术消食方加味以助健运脾胃、消积化滞之用；浮小麦益气止汗；姜半夏、砂仁化痰止呕；五灵脂、蒲黄相须为用，活血祛瘀且止血；炒决明子润肠通便。全方配伍，标本同治，攻补并用，而以扶正补虚培本为主。

郭淑云在治疗此类病证时十分注重脾胃功能的调治，遵从“有胃气则生，无胃气则亡”的宗旨，总以健脾扶正培本为治疗大法，取“脾旺不受邪”“治脾胃即所以安五脏”之意，切不可一见肿瘤疾患即予大剂清热解毒，活血软坚等戕伐之品，使“胃气一败，则百药难施”。

案2. 噎膈（食管癌化疗后）

姬某，女，60岁，2013年12月20日来诊。

主诉：吞咽不利1年余。

现病史：1年多以前无原因出现吞咽不利，在当地医院经胃镜及胸部CT等检查诊断为“食管中段鳞癌并小瘘道形成”，行化疗3周期，吞咽不利减轻，为进一步治疗来诊。现症：食欲尚可，咽部异物感，吐白色黏液，吞咽不利，进固体食物有哽噎感，胸部憋闷不舒，饭后胃脘不适，大便可，不怕凉，内热不大。舌质暗，苔薄腻，脉弱。

中医诊断：噎膈（正气亏虚，痰气交阻证）。

西医诊断：食管癌化疗后。

治法：健脾理气，化痰散结。

方药：枳术化痰方加减。生白术 20g，枳实 15g，茯苓 15g，姜半夏 10g，陈皮 12g，杏仁 10g，灵芝 30g，菟丝子 30g，生山药 30g，生薏苡仁 30g，苏梗 10g，郁金 15g，炒白芍 18g，菝葜 15g，苦参 15g，炙甘草 5g。10 剂，每天 1 剂，水煎服。

二诊：2013 年 12 月 31 日。饭后胃脘不适及咽部异物感消失，吞咽不利及胸部憋闷症状明显减轻，时有嗳气，上方加厚朴 15g。10 剂，每天 1 剂，水煎服。

三诊：2014 年 1 月 10 日。胸部憋闷不舒及嗳气等症均消失，吞咽不利亦明显改善，吐白色黏液量较前减少，上方加海浮石 15g，枳壳 15g。10 剂，每天 1 剂，水煎服。

【按语】噎膈（食管癌）为本虚标实之证，正气亏虚为本，气滞、血瘀、痰浊交阻于食管为标。本案患者咽部异物感，吐白色黏液，胸部憋闷不适，辨证气滞痰阻为标，脾肾亏虚为本。故方中白术、枳实、姜半夏、陈皮、茯苓取枳术化痰方义加杏仁化痰治其标，灵芝、菟丝子、生山药、生薏苡仁脾肾双补治其本；苏梗、郁金合枳实疏其气，使气顺而有利于痰化瘀散；炒白芍、炙甘草酸甘化阴，调和肝脾，缓急解痉，具有松弛食管平滑肌的作用，可改善吞咽不利之症；菝葜、苦参解毒祛湿、抗肿瘤，二药均药性平和，无毒副作用且有抗癌之功，系辨证结合辨病而选药。

治疗恶性肿瘤当辨证与辨病相结合，可选用一些具有抗肿瘤活性的中药。但应注意中医治疗肿瘤并不仅着眼于依靠中药中的抗癌成分直接抑杀癌细胞，而是通过调整机体阴阳，平衡失调的脏腑功能，提高机体的抗病能力而达到抗癌的目的。

郭淑云认为，噎膈证以正虚为本，但早期多实，晚期多虚，但亦可由实转虚，或因虚致实，或虚实夹杂等。当在辨证的基础上分清标本缓急，以辨证为主，辨病为辅，病证合参，立方用药方能切中病机。

案 3. 噎膈（反流性食管炎）

郭某，男，67 岁，2018 年 8 月 9 日来诊。

主诉：吞咽困难 4 个月。

现病史：4 个月前进食干锅盔后出现吞咽困难，伴有腹胀、大便干。舌质淡暗，苔薄白，脉沉细。胃镜检查结果提示：反流性食管炎 D 级（食管四壁 5 条黏膜充血、糜烂、溃疡。病灶相互连接。溃疡周边黏膜粗糙，质脆易出血）；食管裂孔疝；浅表性胃炎；十二指肠炎。病理检查结果提示：食管黏膜慢性炎症伴急性活动，局部鳞状上皮增生。

中医诊断：噎膈（脾虚气滞，络伤血瘀证）。

西医诊断：反流性食管炎；食管裂孔疝；浅表性胃炎；十二指肠炎。

治法：健脾益气，活血止血。

方药：生白术 20g，枳壳 10g，茯苓 20g，厚朴 15g，木香 15g，蒲黄 9g，五灵脂 9g，仙鹤草 30g，小蓟 20g，炒决明子 15g，白及粉 2g（冲服）。7 剂，每天 1 剂，水煎服。

二诊：2018 年 8 月 16 日。吞咽不利减轻，腹胀、大便干明显好转。上方加炒莱菔子 20g。14 剂，每天 1 剂，水煎服。

三诊：2018 年 9 月 5 日。吞咽不利、腹胀消失，大便干明显好转，矢气多。上方继服。14 剂，每天 1 剂，水煎服。

后以此方加减治疗 2 月余，症状消失。

【按语】本例虽为反流性食管炎、食管裂孔疝，但其主症表现为食干锅盔后出现吞咽困难，而噎膈即以吞咽困难为主症，故亦为“噎膈”范畴。本例患者为噎膈轻症，因进食不当损伤食管黏膜，脾胃纳化失常，中焦气机不畅，气结、血瘀阻于食管而致吞咽困难，治宜健脾益气，活血通络止血为主。方中白术、茯苓健脾益气；枳壳、厚朴、木香行气降气；炒决明子润肠通便；仙鹤草、小蓟与失笑散收敛止血，化瘀通络；白及粉冲服以保护食管黏膜。诸药合用健运脾胃，通畅气机，止血化瘀而使食管通畅，吞咽困难基本消失。本案的治疗不仅重视整体的辨证论治，亦重视胃镜下的辨证论治。

案 4. 噎膈（贲门失弛缓症）

李某，男，35 岁，2015 年 1 月 2 日来诊。

主诉：吞咽困难 20 年，加重 2 个月。

现病史：20 年前无明显原因出现吞咽困难，食入即吐，饮水亦吐，在郑州某医院检查诊断为“贲门失弛缓症”，予手术治疗，术后恢复尚可，但 2 年后吞咽困难复发，间断服用奥美拉唑及多潘立酮等药效果不佳，症状一直未有缓解，2 个月前加重。现吞咽困难，进米饭等固体食物哽噎不顺，仅能进半流质饮食，形瘦神疲，反流食物，睡眠可，大便正常。平素体质差，怕凉，易感冒。舌质淡，苔白，脉细弱。1 周前胃镜复查结果提示：食管中上段黏膜粗糙，管腔扩张，可见大量食物潴留，近贲门部管腔狭窄，内镜尚能通过，胃窦黏膜充血水肿，幽门圆，开放欠佳。上消化道钡餐造影见食管下端明显变窄呈鸟嘴样，诊断为“贲门失弛缓症”。

中医诊断：噎膈（脾胃亏虚，痰瘀互结证）。

西医诊断：贲门失弛缓症。

治法：温中健脾，化痰化瘀。

方药：黄芪 12g，桂枝 5g，炒白芍 30g，炙甘草 5g，茯苓 20g，生白术 20g，生山药 30g，陈皮 12g，姜半夏 8g，郁金 15g，乌药 15g，三棱 10g，莪术 10g，炒麦芽 30g，神曲 10g，鸡内金 10g，牵牛子 2g。14 剂，每天 1 剂，水煎服。

二诊：2015 年 1 月 16 日。进食哽噎症状好转，受凉后感胃部不顺，大便稍干。上方减姜半夏，加炒决明子 12g。14 剂，每天 1 剂，水煎服。

三诊：2015 年 2 月 1 日。反流明显减轻，吞咽不利改善，上方桂枝减至 3g。14 剂，每天 1 剂，水煎服。

四诊：2015 年 2 月 15 日。纳食增加，每顿饭可进食 1 碗米饭，未再出现哽噎不适及反流。近日感内热大，睡眠欠佳，大便时干。上方减黄芪、桂枝，加太子参 20g，夜交藤 20g，合欢皮 20g，炒枣仁 15g。14 剂，每天 1 剂，水煎服。

五诊：2015 年 3 月 3 日。患者已无明显不适，吞咽困难未作。舌质淡，苔白，脉稍弱，续服上方 14 剂善后。

【按语】现代医学认为贲门失弛缓症是一种食管动力紊乱性疾病，其病因迄今未明，病程长，难以治愈。因本病主症为饮食不能顺利到达胃中，故亦属中医学“噎膈”“反胃”等范畴。其基本病机为正气亏虚，气、痰、瘀交结阻于食管、胃脘。本例患者病史 20 年，其病机由实转虚，虚实错杂，辨证为脾胃亏虚，气滞痰瘀互结之本虚标实证，治以补通并行，方中黄芪、桂枝、炙甘草、茯苓、生白术、生山药，并重用炒白芍以温中健脾，和里缓急；炒麦芽、神曲、鸡内金消食和胃；陈皮、姜半夏、郁金、乌药、牵牛子行气化痰消滞；三棱、莪术活血化瘀通络。诸药合用以健脾扶正、理气化瘀、化痰开结，体现了标本兼治的原则。

案 5. 噎膈（贲门失弛缓症）

许某，男，48 岁，2011 年 5 月 6 日来诊。

主诉：反复吞咽食物困难 20 余年，加重 2 年。

现病史：患者于 1982 年无明显诱因出现吞咽食物困难，当时未予治疗，1991 年在郑州某医院就诊，食管造影检查结果提示：钡剂通过食管时，见食管下端明显变窄呈鸟嘴样，其上段食管明显扩张，诊断为“贲门失弛缓症”，口服西药（具体药物不详）1 个月效果欠佳。1996 年至北京某医院治疗，服用西药（具体药物不详）基本无效，之后未予治疗，症状一直未见缓解。近 2 年来吞咽困难加重，进食后觉胸骨后胀闷不适，时轻时重，有时平卧位时呕吐隔夜食物，望之神疲形瘦。2011 年 4 月 30 日电子胃镜检查结果提示：食管中上段黏膜粗糙，可见大量食物潴留，管腔扩张，近贲门部管腔狭窄，但内镜能够通过，血管纹理紊乱；胃底黏膜光滑，可见食物潴留；胃窦黏膜充血水肿，可见陈旧性出血点；幽门圆，开放欠佳，诊断为“贲门失弛缓症；慢性浅表性胃炎”。现症：每天只能进食少许半流质食物，尤其进食固体食物时吞咽不畅，吞咽1次食物须饮水1口以助咽下，遇生气及饮酒后加重，伴反酸、烧心，平素不敢多食，进食后食物上涌，大便不成形，每天1次。舌质暗红，苔薄白，脉弦。

中医诊断：噎膈（肝郁气结，痰滞血瘀证）。

西医诊断：贲门失弛缓症；慢性浅表性胃炎。

治法：理气化瘀，化痰散结。

方药：金铃子散、丹参饮合芍药甘草汤加减。延胡索15g，川楝子9g，丹参25g，檀香5g，砂仁5g（另包后下），炒白芍30g，炙甘草10g，白及10g，海螵蛸15g，煅瓦楞子15g，三棱10g，莪术10g，清半夏10g。7剂，每天1剂，水煎服。

嘱情志舒畅，勿食辛辣刺激食物。

二诊：2011年5月13日。反酸、烧心消失，仍吞咽困难。上方炒白芍加量至40g，加炒牵牛子 3g。7剂，每天1剂，水煎服。

三诊：2011年5月20日。反酸、烧心未作，吞咽困难缓解不明显，进食后食物上涌有所减轻，上方继服20剂，配合中药颗粒剂以助局部温行：白蔻仁颗粒1包（1g），厚朴颗粒1包（3g），沉香颗粒1包（1g），嘱饭前冲服，每天2次。

四诊：2011年6月13日。食物下咽明显好转，能够连续进食一个馒头而不依赖用水冲送，食量有所增加，上方继服7剂。

五诊：2011年6月20日。进食吞咽明显好转，未再出现哽噎不适，上方继服30剂善后。嘱保持心情舒畅，调整生活习惯，随访至今未再复发。

【按语】贲门失弛缓症以食管体部正常蠕动消失及食管下端括约肌在吞咽时松弛障碍为特征，临床表现为吞咽困难，未消化食物反流，胸骨后不适或疼痛，可伴有体重减轻等，属于“噎膈”范畴。中医学认为其病因主要与饮食不节、七情内伤、久病年老等有关，其病位在食管，属胃气所主，与肝、脾、肾相关，基本病机为气、痰、瘀交结，阻隔于食管、胃脘。本例辨证属气机郁滞，痰阻血瘀之证；治以行气活血、降逆化痰法为主。方选金铃子散、丹参饮、三棱、莪术活血化瘀，调畅气机；芍药甘草汤调和肝脾，缓急解痉；清半夏化痰降逆，止呕散结；白及、海螵蛸、煅瓦楞子中和胃酸，保护黏膜；炒牵牛子消痰攻积。三诊时患者症状好转不明显，加用中药颗粒剂以促进局部温通，白蔻仁理气宽中燥湿；厚朴行气消积降逆；沉香善于行气降气、温中止呕，《本草经疏》认为本药“治冷气，逆气，气郁气结，殊为要药”。三种颗粒剂混同加少量温水冲服能更好作用于局部，加强行气降逆力度，配合辨证论治汤药，全方标本兼治，以斡旋升降，消痞散结，调补脾胃，疏畅肝胆，理气活血而获稳定疗效。

临床所见贲门失弛缓症病机多虚实夹杂，虚者脾胃气虚、阴虚、阳虚；实者气滞、血瘀、痰凝、热结，治疗应统筹兼顾，辨清虚实之主次而施方药，又因其多病程经久，症情顽固，故应守法守方，随症加减，有是症用是药，药随证设，方可获效。

十二、胃缓

案 1. 胃缓（胃下垂；慢性红斑性全胃炎）

李某，女，21 岁，2018 年 6 月 6 日来诊。

主诉：胃脘部胀满不适 1 年余。

现病史：1 年多以前出现胃脘部胀满不适，饭后加重，纳差食少，偶有烧心、反酸，2018 年 4 月 12 日胃镜检查结果提示：慢性红斑性全胃炎，经口服多种西药、中成药及中药汤剂效果不佳，近期因劳累致本病加重。现症：胃脘痞满不适，有沉重感至下腹部，饭后加重，纳差食少，气短乏力，体瘦神疲。大便不畅，每天 1 次。舌质淡胖，苔白滑，脉弱无力。

中医诊断：胃胀（脾胃虚弱证）。

西医诊断：慢性红斑性全胃炎。

治法：补气健脾，升清降浊。

方药：枳术消食方加味。白术 20g，枳壳 15g，炒麦芽 30g，神曲 15g，鸡内金 15g，炒牵牛子 3g，茯苓 15g，莪术 10g，连翘 15g，佩兰 10g，生薏苡仁 30g，藿香 10g，苍术 15g。7 剂，每天 1 剂，水煎服。

二诊：2018 年 6 月 14 日。胃脘胀满似有减轻，但不明显，仍饭后加重，稍食即胀，并胃脘至下腹部沉重感明显，仍纳差，反酸、烧心，大便不畅。因其服药效果几无，且有饭后明显加重、胃脘沉重感及体瘦乏力等症，建议其做上消化道造影检查。

三诊：2018 年 6 月 20 日。昨日上消化道造影检查结果提示：胃下垂至盆腔，诸症同上。

方药：生黄芪 40g，党参 20g，生白术 15g，苍术 20g，茯苓 15g，升麻 10g，柴胡 5g，陈皮 10g，厚朴 12g，木香 10g，砂仁 8g（另包后下），枳壳 15g，炒麦芽 25g，鸡内金 15g，炙甘草 5g。14 剂，每天 1 剂，颗粒剂冲服。

嘱患者少量饮食，并于两餐间适量加餐，以增加饮食营养；饭后短时半卧位；勿过劳。

四诊：2018 年 7 月 6 日。胃脘胀满减轻，食量有所增加，饭后加重程度减轻，上方继服 14 剂。

五诊：2018 年 7 月 23 日。胃脘痞满进一步减轻，食量持续增加，饭后胃脘沉重感及他症亦轻，舌苔薄白。以上方适作调整治疗 4 个月，症状消失，体重增加 4kg。

【按语】胃下垂属中医学“胃缓”范畴，首见于《灵枢·本脏》，其载：“肉䐃不称身者胃下，胃下者，下管约不利。肉䐃不坚者，胃缓。”本病多因长期饮食不节、内伤七情、劳倦太过等，使中气亏虚，脾气下陷，形体瘦削，肌肉不坚，固护升举无力而胃体下垂，出现脘腹痞满、脘腹坠沉等症。本案患者脾胃素虚，此次因劳累而诱发，中气下陷而脘腹痞满，饭后加重；脾胃虚弱则气血化源不足，故气短乏力；脾虚失运，水湿停滞则舌苔白滑，总为脾虚湿滞气陷，根据“虚则补之”“陷者举之”的原则，主以健脾升提，兼以祛湿理气消积。初诊时未效，乃病机未清，药未对证。继之在方中取补中益气汤义重用生黄芪补气升阳，升麻、柴胡以助升提之力；以香砂六君子汤义之党参、生白术、茯苓、炙甘草，加用苍术，健脾益气燥湿；陈皮、厚朴、砂仁、木香、枳壳理气化湿；炒麦芽、鸡内金消食和中。四诊主症减轻，仍以颗粒剂冲服。胃下垂为慢性疾患，临床治疗较难，非短时可愈，因而在症状减轻时，仍当悉心调治，缓缓图之，方可获效。

案 2. 胃缓（胃下垂；十二指肠壅滞）

李某，女，29 岁，2018 年 8 月 3 日来诊。

主诉：胃胀半年余。

现病史：半年多以前进食不适后出现胃胀，伴反酸、烧心，嗳气频作，站立行走时胃脘有下坠感，无胃痛、恶心、呕吐、口干苦等症。食欲可，但食量明显减少，半年来体重下降 5kg，面色萎黄，大便稍干。舌质淡，苔稍厚腻，脉细弱。2018 年 7 月上消化道造影结果提示：胃下垂；十二指肠壅滞。

中医诊断：胃缓（脾胃虚弱证）。

西医诊断：胃下垂；十二指肠壅滞。

治法：补气健脾，升清降浊，燥湿开胃。

方药：补中益气汤合枳术消食方加减。黄芪 30g，党参 15g，升麻 9g，柴胡 6g，白术 30g，苍术 15g，枳实 20g，厚朴 15g，陈皮 10g，海螵蛸 15g，煅瓦楞子 15g，炒麦芽 30g，神曲 15g，鸡内金 15g。7 剂，每天 1 剂，颗粒剂冲服。

嘱少量多餐，饮食宜容易消化吸收且营养丰富，餐后不宜马上活动等。

二诊：2018 年 8 月 10 日。胃胀减轻，站立时胃脘部仍有下坠感，反酸明显，纳差。大便 2 天 1 次，不干。舌质淡，苔厚腻。上方加黄连 6g，吴茱萸 3g。7 剂，每天 1 剂，颗粒剂冲服。

三诊：2018 年 8 月 17 日。轻微胃胀，胃脘下坠感减轻，晨起口涎多。上方加白豆蔻 6g。7 剂，每天 1 剂，颗粒剂冲服。

四诊：2018 年 8 月 24 日。饭后仍有轻微胃胀，胃脘下坠感持续减轻，口涎减少，纳差，饮食稍多时反酸。舌质稍红，苔薄腻，脉细弱。

方药：黄芪 30g，升麻 9g，柴胡 6g，莪术 10g，白术 20g，枳实 20g，茯苓 15g，陈皮 10g，黄连 6g，吴茱萸 3g，海螵蛸 20g，炒麦芽 30g，鸡内金 15g。7 剂，每天 1 剂，颗粒剂冲服。

五诊：2018 年 8 月 31 日。胃胀基本消失，胃脘下坠感轻微，食欲改善，食量增加。上方加减调治 3 个多月逐步痊愈。嘱勿饮食过饱，勿过劳及过于运动。

【按语】本案为饮食失宜，脾胃失和，《脾胃论》载："夫饮食失节，寒温不适，脾胃乃伤"，脾胃伤则升降、纳化功能受损，纳食减少，肌肉不坚而成胃缓。脾虚中气下陷，食滞湿停，胃气上逆，故见胃脘下坠感，反酸，嗳气频作，舌苔厚腻，脉细弱；辨证总属脾虚胃滞，中气下陷，湿滞于中。治以黄芪、党参、白术、苍术、柴胡、升麻益气健脾，升举清阳；枳实、厚朴、陈皮、炒麦芽、神曲、鸡内金降气除满，消食和胃；海螵蛸、煅瓦楞子收敛制酸。二诊反酸未减，加用左金丸降逆和胃，增强制酸功效。三诊口涎多为中焦湿盛，加用白豆蔻燥湿行气，使脾胃得以健运，下陷中气得以升提，中焦湿滞得以燥化，故临床症状基本消失。然胃下垂为慢性疾患，非月余治疗可收全功，故除药物巩固治疗外，饮食的调养亦甚为重要，嘱其少量多餐，同时药物煎煮的量亦当少而为宜，以免增加胃之容量而徒增胀满。

案 3. 胃缓（胃下垂）

郑某，男，59 岁，2019 年 1 月 3 日来诊。

主诉：胃脘胀满、纳差 3 年余，加重 1 年。

现病史：近 3 年每至夏季即出现水肿，天气炎热时亦无汗出，上腹胀满、腹中有振水声多年，且逐渐感腹胀加重，纳差，去年曾服苓桂术甘汤、五苓散各治疗 1 个月病未减。近 1 年来饮食量渐减，无饥饿感，胃脘痞胀怕凉，有振水声，腹胀，嗳气，胸闷，大便量少不畅，有便后未尽感，双下肢轻度水肿，面色萎黄，形体消瘦。舌质淡，苔白厚腻，脉细弱。

中医诊断：纳差（脾胃气虚，食滞中焦证）。

西医诊断：功能性消化不良？

治法：健脾益气，和胃消食为主。

方药：六君子汤合枳术消食方加减。党参 15g，生白术 20g，生山药 30g，茯苓 20g，陈皮 12g，姜半夏 10g，枳壳 20g，厚朴 15g，鸡血藤 30g，车前子 20g，炒麦芽 30g，神曲 15g，鸡内金 15g，炙甘草 5g。7 剂，每天 1 剂，水煎服。

二诊：2019 年 1 月 10 日。双下肢水肿基本消失，余症未减。考虑到患者形体瘦削，纳食不下，胃脘振水声，腹胀，建议做钡餐造影，检查结果提示：胃下垂。以健脾升举，理气和胃法治之。

方药：黄芪 15g，生白术 40g，枳壳 30g，苍术 15g，干姜 6g，炒麦芽 30g，神曲 15g，鸡内金 15g，升麻 10g。7 剂，每天 1 剂，水煎服。

三诊：2019 年 1 月 17 日。胃脘轻微胀满，振水声减少，腹胀减轻，食量增加，纳食觉香，大便顺畅，排便未尽感消失，厚腻苔已薄。黄芪增至 20g，生白术增至 50g。14 剂，每天 1 剂，水煎服。

四诊：2019 年 1 月 31 日。食量又增，腹胀、胸闷、嗳气等消失，大便不干，但排便费力，自诉大便不畅于冬天加重。黄芪增至 30g，枳壳增至 35g，加肉苁蓉 15g。14 剂，每天 1 剂，水煎服。

五诊：2019 年 2 月 21 日。现胃不胀，饭前有饥饿感，食量较过去增加约 1/2，自述已达以往正常食量，大便正常，余无不适。舌质淡，苔薄白，脉稍细弱。

方药：黄芪 15g，党参 12g，生白术 50g，枳壳 35g，苍术 10g，干姜 3g，炒麦芽 30g，神曲 15g，鸡内金 15g，升麻 10g。14 剂，每天 1 剂，水煎服。

六诊：2019 年 3 月 7 日。无胃胀，胃中仍有振水声，食量可，大便正常。上方加莪术 8g 加强消积之力。28 剂，每天 1 剂，水煎服。

七诊：2019 年 4 月 11 日。胃不胀，胃中仍有振水声，纳食可，上方加姜半夏 12g。28 剂，每天 1 剂，水煎服。

八诊：2019 年 5 月 10 日。胃中偶有振水声，阴雨天及空腹时加重，下肢轻度水肿。舌质淡，苔薄白，脉稍细弱。上方去鸡内金，黄芪加至 25g，莪术加至 10g，加泽泻 10g，苍术 20g。21 剂，每天 1 剂，水煎服。

九诊：2019 年 5 月 31 日。胃脘部偶有振水声，下肢水肿消失，面色红润，体重增加 4kg，稍有上火。舌质淡，苔薄白，脉稍细弱。

方药：黄芪 30g，生白术 50g，苍术 20g，枳壳 40g，炒麦芽 30g，神曲 15g，鸡内金 15g，升麻 10g，莪术 10g，金银花 5g。28 剂，每天 1 剂，水煎服。

十诊：2019 年 7 月 4 日。纳食可，无胃胀、乏力等不适，自述 10 余年的胃脘振水声已消失。现已天热，但未出现水肿，舌质淡，苔薄白，脉稍细弱。

方药：黄芪 20g，党参 20g，枳壳 40g，炒白术 30g，茯苓 20g，升麻 10g，柴胡 6g，陈皮 10g，炒白芍 15g，桂枝 6g，防风 9g，炒麦芽 30g，神曲 15g，金银花 5g，炙甘草 5g。14 剂，每天 1 剂，水煎服调理善后。

【按语】胃下垂可归属于中医学“胃缓”范畴，《金匮要略·痰饮咳嗽病脉证并治》“其人素盛今瘦，水走肠间，沥沥有声”之记载颇类似本病。胃缓多因饮食不节，劳倦过度，七情失调，损及脾胃，致脾胃纳化、升降功能失常。本案患者患病日久，脾胃气虚，升降无权，中气下陷，气机阻塞而胃脘痞胀，嗳气胸闷，饮食量减；脾胃阳虚，水饮内停于胃则胃中振水声，浸淫肌肤则下肢水肿；气虚令大肠传导无力则大便量少不畅；舌脉表现为脾胃气虚，湿滞于中之象。初诊以健脾和胃消食法不效，二诊以健脾升阳为主，方用黄芪、生白术、苍术健脾益气燥湿，其中生白术量大尚有利水通便之功；枳壳、炒麦芽、神曲、鸡内金理气和胃消食，现代药理研究表明，枳壳可增强胃肠运动收缩节律，提高收缩力，量大应用则效果较好；干姜、升麻温中散寒，升阳举陷。诸药共为健脾升阳，温中和胃之剂，此后数诊方药随证略作增减，坚持服药半年余，终使胃脘痞胀、胃中振水声、纳差等消失而胃缓向愈。

十三、腹痛

案 1. 腹痛（胆源性胰腺炎恢复期）

郭某，男，40 岁，2012 年 3 月 22 日来诊。

主诉：上腹痛 2 月余。

现病史：2 个多月前患者因单位聚餐后出现上腹痛，放射至后背疼痛，伴恶心、发热等，至省某医院急诊科急查血淀粉酶 1000U/L 以上（未见化验单）而立即住院，彩超检查结果提示：胆囊结石、胆囊炎、胰腺体积大，诊断为“胆源性胰腺炎”，给予抑制胰酶分泌、抗感染、改善局部血液循环等治疗 2 周，出院后仍感上腹隐痛，稍食即感腹痛加重。现症：上腹部疼痛，稍食痛甚，食欲不振（因惧怕食后腹痛而不敢进食），无发热及恶心呕吐，时感后背不适，乏力，大便干结，2～3 天 1 次，查体：上腹部压痛（+）。舌质红，舌体胖大，苔稍黄腻，脉沉滑。

中医诊断：腹痛（脾虚肝郁，湿热阻滞，气滞血瘀证）。

西医诊断：胆结石；胰腺炎恢复期。

治法：清肝利胆健脾，理气活血消食。

方药：金钱草 25g，鸡骨草 25g，败酱草 25g，郁金 15g，香附 15g，三棱 10g，莪术 10g，生白术 20g，枳实 15g，茯苓 15g，炒麦芽 25g，神曲 10g，鸡内金 10g，炒决明子 25g，肉苁蓉 15g。20 剂，每天 1 剂，水煎服。

嘱忌食油腻、肥甘厚味之品。

二诊：2012 年 4 月 11 日。上腹疼痛、稍食痛甚较前减轻，偶有右胁剧烈刺痛感，考虑与排石有关，上腹部轻微压痛，大便质软，1～2 天 1 行，舌质淡红，苔薄白稍腻，脉弦滑。上方加炒牵牛子 3g。20 剂，每天 1 剂，水煎服。

三诊：2012 年 5 月 4 日。腹痛基本未作，食饱后腹痛可自行缓解，乏力，2012 年 5 月 1 日复查上腹部 CT 结果提示胰腺炎治疗后好转，胆囊小结石，胰腺实质内未见异常密度影，胰周间隙稍模糊；血脂：TG 1.77mmol/L，血糖 6.67mmol/L。舌质淡红，苔薄白，脉弦稍滑。肝胆湿热渐去，气得行而血亦畅，胰腺功能逐渐恢复；刻下以气虚较甚，故上方加黄芪 12g，菟丝子 30g。10 剂，每天 1 剂，水煎服。

四诊：2012 年 5 月 18 日。腹痛未再发作，食欲可，自行控制不多食，彩超复查结果提示：胰腺体积正常。以间断口服清肝利胆胶囊（每次 5 粒，每天 2 次）以善其后。后复查胆囊小结石消失。

【按语】临床观察急、慢性胰腺炎配合中药治疗有见效快、疗程短、并发症少等诸多优势。本案患者来诊时胰腺炎仍未尽愈，对于胰腺炎的中医治疗有三个原则务必体现：①清肝利胆（无热邪者疏肝利胆），务使肝胆疏泄正常而不郁滞。②活血化瘀，使气血畅行，通则不痛。③通腑泻浊，有便秘者必通利大便。本案的治疗即用金钱草、鸡骨草、败酱草清肝利胆，祛瘀消肿；枳实、郁金、香附、三棱、莪术行气解郁，化瘀止痛；炒麦芽、神曲、鸡内金消食和胃；炒决明子、肉苁蓉润肠通便；同时，考虑到患者正气亏虚而乏力较甚，故以生白术、茯苓、黄芪、菟丝子脾肾双补而获标本兼治之效。

案 2. 腹痛（慢性胃炎；慢性结肠炎）

李某，女，50 岁，2019 年 9 月 2 日来诊。

主诉：腹痛 10 余年，加重 3 年。

现病史：患者自述平素喜凉饮而致腹痛，近4年来温水亦不能饮，必欲发烫烧嘴的热水或饭菜方可。自2019年6月始又感胃痛，脘腹部尤其怕凉，每当饮食稍凉、稍硬或风吹均感腹痛、胃痛、食积不消。现症：腹痛、胃痛，纳差，平时易乏力、感冒，面色萎黄，形体消瘦。舌质淡，苔薄白，脉细无力。曾做胃镜、肠镜检查提示：慢性胃炎；慢性结肠炎。既往糖尿病病史。

中医诊断：腹痛（脾肾阳虚证）。

西医诊断：慢性胃炎；慢性结肠炎。

治法：温补脾肾，散寒止痛。

方药：四逆汤、四君子汤合玉屏风散加味。淡附片15g，干姜10g，党参15g，炒白术15g，茯苓15g，黄芪20g，防风10g，桂枝10g，细辛3g，枳壳12g，炒麦芽30g，神曲10g，鸡内金10g，炙甘草6g。14剂，每天1剂，水煎服。

二诊：2019年9月16日。腹痛、胃痛明显减轻，脘腹怕凉明显改善，纳食好转，自觉体力较前有所恢复。舌质淡，苔薄白，脉细无力。上方继服7剂。

三诊：2019年9月23日。腹痛、胃痛基本消失，腹部怕凉明显好转，纳食正常，可稍进食凉物，周身尚觉怕凉，时觉口干，今早查空腹血糖8.0mmol/L。上方加天花粉15g。14剂，每天1剂，水煎服。

四诊：2019年10月8日。腹痛、胃痛消失，胃凉明显减轻，以丸药缓图善后。

方药：黄芪400g，防风200g，炒白术200g，干姜60g，天花粉100g。共研细粉，水泛为丸，每服9g，每天2～3次。

【按语】腹痛为临床常见病，首载于《内经》,《素问·举痛论》载："寒气客于肠胃之间，膜原之下，血不得散，小络急引故痛"；《灵枢·五邪》载："阳气不足，阴气有余，则寒中肠鸣腹痛"。本案即因素喜冷饮，致寒邪稽留腹中，中阳受损，运化失司；寒主收引，寒凝则气滞，脏腑经络失其温通，故脘腹冷痛，食物不消；中虚不运，化源不足，气血匮乏则面色萎黄，消瘦乏力，纳差；母病及子，肺虚卫外不固，则易感风邪而时时感冒；舌脉皆虚寒之征。治以四逆汤、四君子汤、玉屏风散合方加味。方中淡附片、干姜、桂枝、细辛补火助阳，散寒止痛；黄芪、白术、防风、党参、茯苓、甘草健脾补气，益卫固表；枳壳、炒麦芽、神曲、鸡内金行气宽中，消食和胃。诸药共奏益气温中、补血通络、祛寒止痛、行气和胃之效，使虚得补、寒得散、卫得固、积得消，则腹痛、畏寒、易感、纳差等症得以明显改善。三诊因其时感口干，虑其药有燥热伤阴之嫌，故加天花粉以生津润燥，使温润相济而病愈。

案 3. 腹痛（阑尾炎术后粘连）

刘某，女，60 岁，2019 年 3 月 11 日来诊。

主诉：脐周隐痛不适 9 年。

现病史：2010 年因“阑尾炎”术后出现脐周不适及右下腹呈间歇性隐痛，天气变化时明显，多次在当地医院诊疗效果不显。现症：仍常感脐周及右下腹痛，脘腹部怕凉，双下肢无力，偶有失眠盗汗，大便不畅。舌质淡红稍暗，苔薄白，脉细涩。

中医诊断：腹痛（中虚脏寒，脉络不通证）。

西医诊断：阑尾炎术后粘连。

治法：温中补虚，活血止痛。

方药：黄芪建中汤合丹参饮、失笑散加减。黄芪 15g，桂枝 6g，炒白芍 15g，丹参 30g，砂仁 6g（另包后下），五灵脂 9g，蒲黄 9g，郁金 15g，香附 20g，菟丝子 30g，灵芝 20g，炙甘草 5g，生姜 3 片，大枣 5 枚。14 剂，每天 1 剂，水煎服。

二诊：2019 年 3 月 26 日。脐周疼痛基本消失，自述双侧手掌小鱼际处发红，上方加紫草 10g，红花 15g。10 剂，每天 1 剂，水煎服。

【按语】临床所见本病多因外邪、饮食、情志及素体阳虚等因素致脏腑气机阻滞，气血运行不畅，脉络痹阻，不通则痛；或经脉失养，不荣则痛，对其治疗虽以“通”为大法，但须据其虚实寒热、在气在血等，辨证以治之。本例患者阑尾炎术后血络受损而致腹中血瘀，其疼痛部位固定，舌质暗，脉涩均为瘀阻之象；腹中隐痛，胃脘怕凉，为脾阳亏虚，虚寒内生，渐至气血不足，失于温养之故；双下肢乏力，加之患者年至六旬，则为肾气不足。故治以温补通络法，方以黄芪建中汤补气温中，缓急止痛；丹参饮、失笑散合香附、郁金活血通络，行气解郁；菟丝子、灵芝温补肾气，扶正培本，方证相合而病愈。

案 4. 腹痛（功能性肠病）

牛某，男，53 岁，2018 年 10 月 31 日来诊。

主诉：两下腹走窜疼痛半月余。

现病史：半个多月前出现下腹部隐痛，疼痛部位不固定，无恶心呕吐，大便不成形，黏滞不爽，无黏液脓血，伴腰酸乏力，平素工作紧张，腹部怕冷，肠镜等检查未见异常。舌质淡暗，苔薄白，脉弦涩。

中医诊断：腹痛（脾肾两虚，气血瘀阻证）。

西医诊断：功能性肠病。

治法：健脾补肾温中，行气化瘀通络。

方药：四君子汤、金铃子散合丹参饮加减。党参 15g，白术 20g，茯苓 20g，炮姜 10g，炒山药 30g，苍术 15g，菟丝子 30g，杜仲 20g，补骨脂 15g，肉豆蔻 10g，延胡索 15g，川楝子 9g，丹参 30g，檀香 5g，砂仁 5g（另包后下），木香 15g，芡实 20g。6 剂，每天 1 剂，水煎服。

二诊：2018 年 11 月 8 日。下腹疼痛减轻，腹部微有下坠感。上方加莪术 8g，槟榔 5g。6 剂，每天 1 剂，水煎服。

三诊：2018 年 12 月 3 日。下腹部隐痛未作，时有坠胀感，腰酸乏力、怕冷改善。大便不成形，每天 1 次。舌质淡，苔薄白，脉稍弦涩。

方药：党参 20g，茯苓 20g，炒山药 30g，白术 20g，菟丝子 30g，杜仲 15g，桑寄生 15g，补骨脂 12g，乌药 15g，木香 15g，槟榔 10g，枳壳 15g，延胡索 15g，丹参 30g，陈皮 12g。6 剂，每天 1 剂，水煎服。

2018 年 12 月 8 日，其家属告知现已无不适感。

【按语】腹痛是临床常见病证，其基本病机是多种病因导致脏腑气机不利。经脉气血阻滞，不通则痛，病机多见寒凝、火郁、食积、气滞、血瘀等，其治疗在治病求本的原则下以通为主。清代高秉钧《医学真传》载："通之之法，各有不同……上逆者使之下行，中结者使之旁达，亦通也，虚者助之使通，寒者温之使通，无非通之之法也"，故对腹痛之不同病因病机均采用祛邪疏导等治法。依其腹部隐痛而不固定，便溏不爽，腰酸乏力，腹部怕冷等症，辨之为脾肾阳虚，气滞血瘀证，治宜健脾温肾，行气通络法。方中党参、白术、茯苓、炮姜、山药、苍术健脾益气，燥湿止泻；炮姜、菟丝子、杜仲、补骨脂、肉豆蔻、芡实补益肾阳，温中涩肠；丹参饮、金铃子散合木香行气化瘀止痛。诸药为伍，补、行、通共用，脾、肾、肠同治，切中病机所在而治之。

案 5. 腹痛（术后粘连）

魏某，女，40 岁，2019 年 6 月 11 日来诊。

主诉：发作性左下腹胀痛 10 余年，加重 3 天。

现病史：近 10 余年来每因饮食不慎、坐卧时间较长、便秘等，即出现下腹部胀痛，矢气后稍减轻，余无不适。平素易口腔溃疡，大便干结，量少。3 天前再次腹痛，呈间歇性，程度较重。舌质稍红，苔稍薄黄，脉弦细。20 年前行阑尾切除术，曾有剖宫产史。

中医诊断：腹痛（热蕴肠腑，气血瘀滞证）。

西医诊断：术后粘连。

治法：清热行气通腑，化瘀通络止痛。

方药：枳术通腑方合小承气汤加减。生白术 50g，枳实 15g，厚朴 15g，木香 15g，乌药 15g，大腹皮 20g，炒白芍 25g，连翘 20g，紫草 20g，败酱草 20g，紫花地丁 15g，炒决明子 20g，炒莱菔子 30g，大黄 10g，炙甘草 8g。7 剂，每天 1 剂，水煎服。

二诊：2019 年 6 月 18 日。自述服药后当日下午腹痛即消失，大便已软，药已中病，上方继服 7 剂巩固。

【按语】腹痛为临床常见病证，外感、饮食、情志、外伤均可产生腹痛。针对其治疗，李东垣着重提出了“痛则不通”的病机学说，并提出了“痛随利减，当通其经络，则疼痛去矣”；明代龚信《古今医鉴》载：“是寒则温之，是热则清之，是痰则化之，是血则散之，是气则顺之，是虫则杀之，庶乎临证不眩惑矣”，说明应根据病机不同而辨证治之。本案手术致局部气滞血瘀，络脉不通，热结肠腑，腑气不畅，以致下腹部胀痛，大便干结；火性炎上而素常口腔溃疡。因本案病机为气滞血瘀热结，故治以清热行气通腑，化瘀通络止痛，使气行血行，腑气通畅，热结得清而腹痛等症消失。

案 6. 腹痛（功能性肠病）

刘某，女，26 岁，2018 年 6 月 11 日来诊。

主诉：腹痛、腹胀 3 年余。

现病史：3 年多以前饮食不适后出现腹痛、腹胀，遇冷加重，甚至出现腹泻，伴纳差食少，自觉舌涩，乏力，大便黏滞不爽等症。曾做彩超等相关检查无异常发现。舌质红，苔白黄厚，脉滑数。

中医诊断：腹痛（脾虚湿热证）。

西医诊断：功能性肠病。

治法：健脾清热，行气导滞。

方药：党参 12g，炒白术 20g，茯苓 15g，姜半夏 12g，陈皮 10g，黄连 10g，黄芩 10g，蒲公英 15g，干姜 8g，生薏苡仁 30g，炒麦芽 30g，神曲 15g，鸡内金 15g，炙甘草 5g。7 剂，每天 1 剂，水煎服。

二诊：2018 年 6 月 18 日。服药后腹痛、腹胀好转，感觉火气大，近几天出现头晕、口腔溃疡，小便色黄。舌质稍红，苔黄厚，脉滑数。上方去干姜、姜半夏，继服 14 剂。

三诊：2018 年 7 月 4 日。腹痛、腹胀改善，进食量多后仍有腹部不适，口干，头晕，身困乏力。苔厚腻，脉滑数。

方药：蒲公英 30g，黄芩 15g，茯苓 20g，姜半夏 10g，陈皮 10g，白术 20g，枳壳 15g，苍术 10g，炒麦芽 30g，神曲 15g，鸡内金 15g，炒牵牛子 3g，佩兰 10g，藿香 10g，泽泻 10g，石菖蒲 15g。14 剂，每天 1 剂，水煎服。

四诊：2018 年 7 月 19 日。进食量多后胃部不适较前好转，头晕消失，口黏，咳吐白痰。上方去佩兰、藿香、泽泻、石菖蒲，加全瓜蒌 15g，浙贝母 15g，香附 15g。14 剂，每天 1 剂，水煎服。

五诊：2018 年 8 月 6 日。口黏、胃部不适及乏力、咳痰消失，大便稍溏。上方继服 14 剂。后随访症状基本消失。

【按语】本例患者因脾虚与湿热并见，致使气机阻滞，脉络不通而致腹痛，治宜健脾清热，行气导滞。方中党参、白术、茯苓、干姜健脾温中；黄芩、黄连清热燥湿，蒲公英、生薏苡仁清利湿热；姜半夏与陈皮、茯苓燥湿行气；炒麦芽、神曲、鸡内金消食导滞。本方既有六君子汤义，又有半夏泻心汤与理中汤义。药后患者头晕，辨证为痰湿上扰清窍，加用苍术、佩兰、藿香加强化湿之功；泽泻加强利湿之能；石菖蒲化湿开胃，开窍豁痰，终使中气充，湿热去，中焦气机顺畅，脉络通畅而腹痛等症消失。

十四、腹胀

案 1. 腹胀（功能性胃肠病）

郭某，女，39 岁，2014 年 4 月 25 日来诊。

主诉：夜间下腹部胀满 4 年。

现病史：患者 4 年前开始间断出现夜间下腹部胀满且有凉感，纳可，矢气多，大便正常，周身怕冷。舌淡，苔白，脉稍弱。

中医诊断：腹胀（脾阳亏虚，气血瘀滞证）。

西医诊断：功能性胃肠病。

治法：温补中阳，行气化瘀。

方药：健脾活瘀方加减。黄芪 15g，党参 15g，茯苓 15g，白术 20g，枳壳 15g，厚朴 15g，木香 15g，柴胡 9g，吴茱萸 5g，桂枝 5g，细辛 3g，白芷 10g，三棱 10g，丹参 20g，延胡索 15g。7 剂，每天 1 剂，水煎服。

二诊：2014 年 5 月 6 日。轻微下腹胀，下腹凉感好转，上方去白芷。7 剂，每天 1 剂，水煎服。

三诊：2014 年 5 月 14 日。下腹胀及凉感消失，上方桂枝、吴茱萸各减至 3g。7 剂，每天 1 剂，水煎服。

【按语】腹部觉凉，周身怕冷乃脾阳亏虚，卫阳不足之征；夜间下腹部胀满且病已4年，郭淑云认为病久者多瘀、夜间加重者多瘀，故为气血瘀滞。方药以党参、茯苓、白术、吴茱萸温中健脾；枳壳、厚朴、木香、柴胡、三棱、丹参、延胡索行气化瘀；黄芪不但健脾益气，尚能补肺实卫治疗周身怕冷；桂枝散风寒、温心阳、振脾阳、活血脉，对于脾阳亏虚、血脉不畅而脘腹或胀或痛者亦有良效；细辛、白芷不仅散寒解表，对于腹部因冷而郁滞者效果亦佳，与桂枝同用，三者能温能散。诸药合用，以达健脾温中、理气化瘀之效。

案2. 腹胀（胃癌术后；胆结石）

贾某，女，37岁，2013年5月27日来诊。

主诉：胃癌术后时常腹胀7年，再发5天。

现病史：2006年因胃癌行胃全切除术，术后即常感消化不良，小腹胀满，时常有食物反流，稍有饮食不慎即腹泻，口腔糜烂反复发作，此起彼伏，常年不断，曾在多家医院诊疗，上述病证时轻时重。5天前复发而来诊。现症：小腹胀满，嗳气，食物反流，纳差，口腔糜烂。睡眠可，大小便正常。舌淡胖，苔薄白，脉沉细。彩超检查提示：泥沙样胆结石。胆结石病史7年。

中医诊断：腹胀（中气亏虚，食滞不化证）；胆囊砂石（胆腑郁滞，疏泄不利证）。

西医诊断：胃癌术后；胆结石。

治法：健脾益气消食，疏胆行气排石。

方药：枳术消食方加味。白术20g，枳实15g，炒山药30g，茯苓15g，炒麦芽30g，神曲10g，鸡内金10g，金钱草18g，郁金15g，香附15g，大黄6g，柿蒂10g，刀豆子25g。7剂，每天1剂，水煎服。

二诊：2013年6月4日。小腹胀、嗳气、反流、纳差均有好转。上方继服7剂。

三诊：2013年6月12日。腹胀、嗳气、反流基本消失，纳差明显好转，口腔糜烂已愈，舌脉同前，上方继服20剂。

四诊：2013年7月3日。时感稍有乏力，余无不适，舌脉同前。上方去柿蒂、刀豆子，加菟丝子30g，灵芝20g。14剂，每天1剂，水煎服。

五诊：2013年7月18日。述药后未有初诊方服之舒适，按初诊方继服善后。

【按语】胃全切除术后，受纳腐熟失司，脾气亏虚，运化失常，故时时纳差，时常反流，小腹胀满，稍有不慎即泻；加之胆腑结石，中清之府无以正常排泄胆汁以助运化，则上述病证益甚。治以枳术消食方（枳实、白术、炒麦芽、神曲、鸡内金）加炒山药、茯苓、柿蒂、刀豆子健脾益气，消食和胃，降逆止嗳；因患者有泥沙样胆结石，故用金钱草、郁金、香附、大黄一疏一通，利胆排石。四诊时诸症消失，稍感乏力，加菟丝子、灵芝补肾健体。用后患者反有不适，为补之稍有壅滞，故再以患者自感服之最为适宜之方治之。

总之，本案的治疗有三个原则：一是健运中气，二是助其消化，三是疏肝利胆排石。未用参、芪是虑其虚不受补，补而壅滞。方中金钱草作用有二：一则利其胆汁，帮助消化；一则促其利胆，以助排石。少量大黄一则可以健中气，一则可以通腑气，有助排石。由于患者胃已全切，身体甚虚，故本案用药数量宜少不宜多，用量宜小不宜大。

案3. 腹胀（冠心病；陈旧性心肌梗死；冠脉支架植入术后）

刘某，男，48岁，2013年7月3日来诊。

主诉：腹胀、乏力5年。

现病史：5年前因劳累出现心肌梗死，急诊至某医院住院治疗，冠脉植入支架两枚，同时口服抗凝、他汀类药物，症状好转后出院，此后出现腹胀、乏力、汗出、下肢酸软、失眠、泛酸、烧心、便秘等症，就诊于郑州市多家医院，服用行气、健脾、通便等中药效果不佳。现症：腹胀甚、胃怕凉，且易上火，乏力气短明显、上楼困难，头晕懒言不欲动，饮食、睡眠可，大便量少不畅。舌质淡胖，苔薄白，脉弱。冠心病病史10余年。心电图示：陈旧性心肌梗死。

中医诊断：腹胀（脾肾亏虚，气机郁滞证）。

西医诊断：冠心病；陈旧性心肌梗死；冠脉支架植入术后。

治法：益气健脾，通降胃腑。

方药：四君子汤合枳术通腑方加减。党参15g，生白术40g，茯苓20g，枳实15g，黄芪15g，菟丝子30g，灵芝20g，厚朴15g，炒莱菔子30g，炒决明子30g，连翘12g。7剂，每天1剂，水煎服。

二诊：2013年7月10日。腹胀略有减轻，欲解大便而不得，小便不畅、乏力稍有好转，上方加杜仲15g，续断15g，桑寄生15g，木香15g，大腹皮30g。7剂，每天1剂，水煎服。

三诊：2013年7月17日。腹胀基本消失，大便每天1行，乏力大为好转，精神亦佳，患者心情大好，偶觉受凉时心慌气短，舌质淡胖，苔薄白，脉稍弱。上方继服7剂。

四诊：2013年7月25日。述气候炎热稍觉乏力，偶有胸闷、心慌、汗出，余无明显不适，舌脉同前。上方去大腹皮，加丹参20g，赤芍12g，全瓜蒌15g。20剂，每天

1 剂，水煎服。

【**按语**】本例虚实夹杂，以虚为主，乃脾肾气虚，气虚推动无力而致气滞，以致上述诸症。方以参、芪、术、苓、菟丝子、灵芝补气健脾，益肾培元；枳实、白术合厚朴、炒莱菔子、炒决明子寓枳术通腑方义以补中寓行，行气润肠通便；因其心肌梗死植入支架，且胃怕凉，虽易上火，亦不宜过用苦寒，故稍佐连翘以清内热。复诊时病证微有减轻，加杜仲、续断、桑寄生、木香、大腹皮以增补肾行气之力，使正气来复，气机得行而病证大减；末诊因气候炎热而稍觉乏力、胸闷、心慌等，除热可耗气伤阴外，尚有心脉痹阻之证，故加用丹参、赤芍、全瓜蒌，仍以培补为主，活血通脉、利气宽胸为辅。

一般对于腹胀、胃胀病证，大多医者首先考虑气滞而投行气之品，本案亦是如此，故多次服药不效。来诊时患者既有腹胀，又有乏力，此为因虚致实，故治以健脾益气为主导而疗效显著。

十五、泄泻

案 1. 泄泻（慢性肠炎）

齐某，男，57 岁，2014 年 5 月 5 日来诊。

主诉：腹泻时作 10 余年，再发 1 月余。

现病史：患者自诉有慢性肠炎病史，10 余年前开始间断性腹泻，大便每天 4～5 次，便质稀溏，每因饮食不慎或稍微受凉即复发，肠鸣，腹部怕凉，食油腻及不易消化食物加重。舌质淡，苔白，脉稍弱。

中医诊断：泄泻（脾肾阳虚证）。

西医诊断：慢性肠炎。

治法：温补脾肾为主。

方药：理中汤合四神丸加减。党参 15g，黄芪 15g，炒白术 20g，茯苓 18g，炒山药 30g，干姜 10g，桂枝 5g，肉豆蔻 15g，补骨脂 15g，吴茱萸 3g，防风 10g，芡实 20g，诃子 15g，五味子 5g，金钱草 15g，香附 15g，炙甘草 5g。9 剂，每天 1 剂，水煎服。

二诊：2014 年 5 月 14 日。大便正常，时口苦，稍有失眠。上方加夜交藤 20g，合欢皮 20g。10 剂，每天 1 剂，水煎服。

三诊：2014 年 5 月 25 日。大便仍正常，失眠基本消失，上方继服 10 剂以善后治疗。

【按语】本案患病10余年之久，脾胃虚弱，中阳不振，日久肾阳虚衰不能温煦脾土，致运化失常而泄泻，稍有受凉即发，腹部怕凉，舌淡苔白等症。《景岳全书·泄泻》载："今肾中阳气不足，则命门火衰，……阴气盛极之时，即令人洞泄不止也"；又云："泄泻之本，无不由于脾胃"。治以温补脾肾为主，方中党参、黄芪、炒白术、茯苓、炒山药、干姜、桂枝、吴茱萸、防风、炙甘草健脾益气，温中升阳；肉豆蔻、补骨脂、芡实、诃子、五味子温肾助阳，涩肠止泻；因其食油腻易腹泻，又稍加金钱草、香附则为点睛之用，意在疏利胆液，以助其纳化。诸药共为温补为主，升阳固涩、疏肝利胆为辅之剂。

对于本案的治疗应注意以下几点：

（1）病已10余年则以脾虚为主，然五脏之伤，穷必及肾，且特别怕凉，故应视为脾肾阳虚而当温补脾肾，药用党参、黄芪、补骨脂、肉豆蔻、吴茱萸、桂枝等，桂枝可以温中阳，散寒邪。

（2）泄泻日久，虽无明显气虚下陷，亦当以升阳举陷药如升麻、防风等以鼓舞脾气的生发，促使清阳上升。

（3）久泻不已，可适加芡实、诃子以敛涩之，促进疗效。

对于阳虚久泻，此三者为必用之法。

（4）而对于有食油腻而泻者，为胆腑疏泄不利之故，须适当加用利胆之品。

本案尚有食油腻易发的特点，故加适量的利胆之药如金钱草、香附以促使胆汁排泄，而有助于食物的运化与吸收。

案2. 泄泻（慢性结肠炎）

李某，男，56岁，2012年11月28日来诊。

主诉：腹泻反复发作10余年，加重2月余。

现病史：患者10余年来腹泻反复发作，大便溏薄，次数增多，严重时大便清稀，日达5次以上，近2个月来因饮食稍凉后大便清稀，甚则如水样，日达4次以上，伴纳差乏力，动则气短，面色萎黄等。舌质淡，舌体胖，有齿痕，脉虚弱。肠镜检查结果提示：慢性结肠炎。

中医诊断：泄泻（脾虚湿盛证）。

西医诊断：慢性结肠炎。

治法：温中健脾，利湿止泻。

方药：理中汤、五苓散合分水神丹加减。党参15g，黄芪15g，干姜10g，炒白术20g，茯苓15g，炒山药30g，猪苓20g，桂枝6g，泽泻15g，炒薏苡仁30g，车前子30g。

7 剂，每天 1 剂，水煎服。

二诊：2012 年 12 月 5 日。自述纳食稍增，大便稍成形，每天 2 次，仍乏力，动则气短，上方黄芪加量至 20g。7 剂，每天 1 剂，水煎服。

三诊：2012 年 12 月 12 日。纳食增加，大便成形，自感较前有力，动则气短消失。上方继服 10 剂巩固疗效。

【按语】患者素体脾胃虚弱，加之饮食失宜，重伤脾胃，脾失温运，水谷精华之气及水湿无以输化，分利无权而水谷与水湿并走于大肠，遂致泄泻。脾胃虚弱，气血生化乏源，机体失于充养而见乏力，动则气短，面色萎黄。舌脉均为脾胃虚弱之象，此如《景岳全书·杂证谟》载："脾弱者，因虚所以易泻，因泻所以愈虚。"故治以党参、黄芪、茯苓、炒白术、炒山药、炒薏苡仁健脾益气以治本；干姜、桂枝温运中阳；白术、茯苓、猪苓、泽泻、桂枝合用又为五苓散以疗阳虚无以化气之水湿内停；而白术与车前子则为《串雅内编》之分水神丹，健脾以利湿，并予水湿以出路，使湿不困脾以助其脾运，亦有"治湿不利小便，非其治也"之意。泄泻的病机核心为脾虚湿盛，本方旨在健脾利湿，适用于脾虚兼有湿盛引起的泄泻，症见大便溏薄，次数增多，甚则如水样，形瘦神疲，舌淡，脉弱等效佳。

案 3. 泄泻（胆源性腹泻）

赵某，女，33 岁，2018 年 1 月 8 日来诊。

主诉：大便溏泻半年余。

现病史：患者自述不明原因引起大便溏泻，每于饭后即欲大便，便中夹杂不消化食物，无黏液脓血，每天 4 次左右，晨起口苦胁胀，头痛，痛重时恶心，晚饭多食则胃胀，无反酸烧心，易上火。现症：泄泻，每天 4～5 次，便中夹杂不消化食物，时感口苦胁胀，晚饭多食则胃胀，泄泻加重，身困乏力。舌质淡，苔薄白，脉弦细。

中医诊断：泄泻（胆失疏泄，脾虚胃滞证）。

西医诊断：胆源性腹泻。

治法：利胆和胃，健脾消食。

方药：金钱草 20g，香附 15g，郁金 15g，炒白术 20g，枳壳 15g，党参 15g，茯苓 20g，炒山药 20g，芡实 20g，炒麦芽 30g，鸡内金 15g。14 剂，每天 1 剂，水煎服。

二诊：2018 年 1 月 24 日。服药期间大便正常，纳食已可，但停药时稍溏，每天 2～3 次，口苦好转，上方去炒麦芽、鸡内金，再服 14 剂，以继续调治。

【按语】本案每天泄泻 4 次左右，每于饭后即欲大便，且多食胃胀，便中夹杂未消化之食物残渣，为脾胃虚弱失于运化，胃腐熟水谷功能受损，食滞胃肠所致；而胆腑郁滞，疏泄不利，胆汁不能助脾胃以腐熟运化，而影响食物的吸收，亦是导致本案泄泻的重要病机环节之一。故方以金钱草、香附、郁金疏肝利胆以助纳化，党参、茯苓、炒山药、炒白术、芡实健脾益气以治泄泻；枳壳、炒麦芽、鸡内金健胃消食以治食后胃胀。二诊服药时泄泻停止，纳食已可，但停药后仍有便溏，故去炒麦芽、鸡内金，继服以巩固治疗而使病愈。本案的特点在于疏泄胆腑郁滞，促进胆汁的排泄，以助脾胃的纳化吸收而恢复脾胃的功能。

案 4. 泄泻（慢性结肠炎）

李某，男，56 岁，2012 年 12 月 3 日来诊。

主诉：时常腹泻 20 年，加重 1 个月。

现病史：时常大便溏薄，次数增多已 20 年，严重时大便清稀，日达 6 次以上，以往肠镜检查结果提示：慢性结肠炎。在当地医院服用诺氟沙星胶囊等效果欠佳，腹泻反复发作。近 1 个月来因受寒致腹泻加重。现症：大便清稀，日达 4 次以上，伴纳差，乏力，脘腹坠胀，动则气短，面色萎黄等。舌质淡，舌体胖大，苔白，脉虚弱。

中医诊断：泄泻（脾肾阳虚，中气下陷证）。

西医诊断：慢性结肠炎。

治法：温中健脾补肾，升阳利湿止泻。

方药：参苓白术散、补中益气汤合五苓散加减。党参 15g，黄芪 15g，茯苓 15g，炒白术 15g，炒山药 30g，桂枝 6g，肉豆蔻 15g，补骨脂 15g，升麻 9g，柴胡 9g，猪苓 20g，泽泻 15g，炒薏苡仁 30g，炒扁豆 30g，桔梗 9g，炒麦芽 30g，鸡内金 10g。7 剂，每天 1 剂，水煎服。

二诊：2012 年 12 月 10 日。自述大便略成形，每天 2 次，纳食增加，脘腹坠胀消失，仍乏力，动则气短等，舌脉同前。上方黄芪、党参各加量至 20g。7 剂，每天 1 剂，水煎服。

三诊：2012 年 12 月 17 日。大便正常，纳食增加，形体较前有力，动则气短等症均消失。上方去泽泻、炒薏苡仁，继服 10 剂。

四诊：2012 年 12 月 27 日。大便正常，纳食可，形体有力，余无明显不适。舌脉同前。

方药：黄芪 15g，党参 15g，茯苓 15g，炒白术 15g，桂枝 4g，炒山药 30g，升麻 9g，肉豆蔻 12g，炒麦芽 30g，神曲 10g，鸡内金 10g。14 剂，每天 1 剂，水煎服。

【按语】患者泄泻病史20年，久泻则脾胃必虚，脾司运化功能减弱以致水湿不运，水湿内停，中焦清浊不分，下注肠道而为泻。清代罗国纲《罗氏会约医镜·泄泻》载："泻由脾湿，湿由脾虚。"此外，患者年逾五旬，肾气亏虚，阳气不足，脾失温运，中气下陷，亦致纳差，乏力，脘腹坠胀，面色萎黄，动则气短，感寒泄泻加重诸症；舌、脉皆脾肾阳虚，中气不足，兼有湿盛之象。本方药以党参、黄芪、茯苓、炒白术、炒山药、炒薏苡仁、炒扁豆益气健脾化湿；肉豆蔻、补骨脂、桂枝温补脾肾之阳，诸药相伍以治其本；猪苓、泽泻与方中白术、茯苓、桂枝为五苓散温阳利湿以治其标，给水湿以出路，亦有"治湿不利小便，非其治也"之意；泄泻日久往往中气下陷，故加升麻、柴胡以升阳举陷；桔梗载药上行，宣肺利气，借肺气布精微以养全身；炒麦芽、鸡内金消食和中。如此标本同治，使脾胃健运，肾阳回复，湿去食消而泻止病愈。

案5. 泄泻（功能性腹泻？）

郭某，男，64岁，2013年3月25日来诊。

主诉：大便稀溏，站立时即欲排便1月余。

现病史：患者自诉1个多月前出现大便稀溏，每天4～5次，站立时即欲大便，饮食欠佳，胃稍胀，泛酸，干呕，常感气短、嗳气，后背凉，胃怕凉，周身窜痛，时感情绪不畅，时欲恼怒及悲伤欲哭。舌质红，苔白腻，脉细弱。

中医诊断：泄泻（脾虚肝郁，中气下陷证）。

西医诊断：功能性腹泻？

治法：健脾疏肝，升举中阳为主。

方药：补中益气汤合理中汤加减。生黄芪15g，党参15g，炒白术15g，柴胡9g，升麻9g，茯苓15g，炮姜12g，陈皮15g，木香15g，炒麦芽30g，神曲10g，鸡内金10g，海螵蛸15g，煅瓦楞子15g，香附18g，佛手15g，炙甘草5g。14剂，每天1剂，水煎服。

二诊：2013年4月10日。大便已成形，站立时欲排便感明显减轻，饮食较前好转，时欲恼怒、悲伤欲哭感减轻，畏惧硬食，上方加莪术8g。14剂，每天1剂，水煎服。

三诊：2013年4月29日。大便成形，每天1次，饮食正常，站立时欲排便感已不明显，周身窜痛消失，尚感乏力、气短，以培补脾肾法为主治之。

方药：党参15g，生黄芪15g，升麻9g，柴胡9g，茯苓15g，白术18g，菟丝子30g，炒山药30g，灵芝20g，桑椹25g，炙甘草5g。7剂，每天1剂，水煎服。

【按语】脾气虚弱，中阳不足，气虚下陷，清阳之气不升，故大便稀溏，站立时即欲大便，气短；脾胃气虚，土虚木郁，肝失疏泄，气机阻滞则饮食欠佳，胃脘稍胀，嗳气，时欲恼怒及悲伤欲哭；气阻络痹则周身窜痛。治以补中益气汤、理中汤合疏肝之药加减治之，药用生黄芪、党参、白术、茯苓、炮姜、升麻、柴胡、炙甘草温中健脾，升提下陷之气；陈皮、木香、炒麦芽、神曲、鸡内金、海螵蛸、煅瓦楞子行气除胀，消食抑酸；香附、佛手合柴胡疏肝解郁，调理气机。药后诸症基本消失，唯感乏力、气短，继以补益中气，升举阳气，益肾培本善后。

案 6. 泄泻（肠易激综合征）

王某，男，37 岁，2019 年 8 月 12 日来诊。

主诉：时时肠鸣、脘腹怕凉 12 年，腹泻 1 年余。

现病史：患者时有肠鸣，脘腹怕凉多年，未曾治疗。1 年余前饮凉啤酒及凉开水后大便泄泻如水样，每天 4～5 次，便中无黏液脓血，便前脘腹疼痛，时有胃胀，饥饿较快，饿时即需加餐，脘腹怕凉，受凉后肠鸣，内热稍大，无下坠感。近半年体重下降 5kg，纳食量少，平素情绪稍有波动时亦加重。舌质淡，舌体胖大，边有齿痕，脉弦弱。

中医诊断：泄泻（脾胃虚寒，肝气乘脾证）。

西医诊断：肠易激综合征。

治法：抑肝扶脾，温中止泻。

方药：理中汤合痛泻要方加味。党参 30g，炮姜 10g，茯苓 20g，山药 30g，桂枝 6g，炒白术 20g，炒白芍 15g，防风 10g，陈皮 12g，柴胡 9g，香附 12g，芡实 20g，诃子 15g，炙甘草 6g。7 剂，每天 1 剂，颗粒剂冲服。

二诊：2019 年 8 月 19 日。自述服 1 剂药后肠鸣消失，2 剂后泄泻、饥饿较快消失，现基本上无不适。上方 7 剂，颗粒剂冲服。

三诊：2019 年 8 月 26 日。大便成形，进食生冷后肠鸣，胃脘怕凉。上方炮姜加至 15g，7 剂，颗粒剂冲服。

四诊：2019 年 9 月 2 日。停药 2 天后有意饮少量凉啤酒，第 1 次饮后腹中产气，第二次饮后无异常感觉。舌质淡红，苔薄白，脉稍弱。要求继服巩固疗效。三诊方继服 7 剂，颗粒剂冲服，巩固疗效。

【按语】脾病湿盛是泄泻发生的关键病机，《素问·脏气法时论》载："脾病者……虚则腹满肠鸣，飧泄食不化。"本案平素体虚怕冷，脾阳亏虚日久，无以运化水湿；复因情志不畅，肝木乘脾，致脾益虚，水谷不化而成泄泻，《医方考》载："泻责之脾，痛责之肝，肝责之实，脾责之虚，脾虚肝实，故令痛泻”，故以抑肝扶脾为主，方选理中汤合痛泻要方加味。理中汤之党参、白术、炮姜、炙甘草合桂枝、茯苓、山药温中健脾。痛泻要方中取白术健脾以御木乘，燥湿止泻为君药；白芍养血柔肝，缓急止痛为臣药，君臣相配可“培土抑木”。脾虚则易生湿，故用陈皮理气燥湿，醒脾和胃为佐药。配适量防风，一则辛散调肝，使肝气条达不复乘脾；二则舒脾升清，胜湿止泻；又为脾经引经之药，兼为佐使。四药合用能补脾胜湿而止泻，柔肝理气而止痛。柴胡、香附增疏肝之力。芡实、诃子收涩止泻。诸药共用温中补脾，固涩止泻，柔肝疏肝，理气止痛，使脾健肝和，水湿运化复常而痛泻自止。

案 7. 泄泻（吸收不良性腹泻）

刘某，男，67 岁，2018 年 10 月 29 日来诊。

主诉：腹泻 6 月余。

现病史：2018 年 3 月因胃癌行胃全切除术，5 月份术后化疗期间出现腹泻，诊断为真菌感染，治疗后好转，化疗结束后腹泻再次出现，饭后必泻，大便呈糊状或水样，多则每天 4～5 次，周身乏力，易疲劳，曾在多处治疗效果不佳。傍晚出现下肢及足部水肿，晨起消失，眠差，脘腹部怕凉。舌质淡，体稍胖大，脉细弱。

中医诊断：泄泻（脾阳亏虚，中气不足证）。

西医诊断：吸收不良性腹泻。

治法：健脾益气，温中止泻。

方药：四君子汤合理中汤加味。党参 15g，黄芪 15g，炒白术 30g，茯苓 20g，炒山药 25g，干姜 6g，肉豆蔻 15g，炒芡实 20g，诃子 15g，五倍子 5g，升麻 9g，炙甘草 5g。14 剂，每天 1 剂，水煎服。

二诊：2018 年 11 月 13 日。大便不成形，每天 1～2 次，乏力、便后肛周疼痛、双下肢及足部水肿消失。纳眠可。上方黄芪加量至 30g，加菟丝子 30g。14 剂，每天 1 剂，水煎服。后随访大便正常，乏力改善，病情稳定。

【按语】本案因胃全切除术及化疗药物损伤，使脾运失司，内湿由生，脾阳被遏，而致泄泻，下肢水肿，周身乏力等症。方药取四君子汤、理中汤意之党参、炒白术、茯苓、干姜、炙甘草加黄芪、炒山药健脾益气化湿；肉豆蔻、芡实、诃子、五倍子温补中阳，固涩止泻；升麻升举中焦阳气。诸药共为健脾、温中、固涩、升阳之用。对于吸收不良引起的泄泻，凡为脾肾阳虚者，健脾温肾收敛之药必不可缺。

十六、痢疾

案 1. 痢疾（慢性非特异性溃疡性结肠炎）

刘某，女，47 岁，2013 年 2 月 26 日来诊。

主诉：大便赤白黏冻脓血 4 年余。

现病史：患者 4 年余前因饮食不慎而致泄泻，经输液等治疗后症状消失，此后每因进食油腻或生冷瓜果等即复发，渐至便中夹杂黏冻，便前腹痛，里急后重，在多地服西药、中成药效果不佳。肠镜检查结果提示：溃疡性结肠炎活动期；病理：升结肠重度慢性炎伴活动性炎。现症：大便带血，便中夹杂赤白黏冻，每天 5 次左右，里急后重，小腹时有坠胀疼痛。舌质稍红，苔薄黄，脉稍弦。

中医诊断：痢疾（脾胃虚弱，气血瘀滞，兼有湿热证）。

西医诊断：慢性非特异性溃疡性结肠炎。

治法：健脾益气，调气行血，清化湿热，止血止痢。

方药：生黄芪 15g，茯苓 20g，生山药 30g，黄连 15g，马齿苋 30g，当归 10g，桃仁 8g，枳壳 15g，木香 15g，五灵脂 9g，蒲黄 9g，仙鹤草 30g，小蓟 20g，藕节 20g，白及 10g。21 剂，每天 1 剂，水煎服。

二诊：2013 年 3 月 21 日。大便每天 3 次，便中脓血减轻，上方加炒白术 20g。30 剂，每天 1 剂，水煎服。

三诊：2013 年 4 月 22 日。便血明显减少，大便每天 2～3 次，时腹胀痛，口酸，偶感胃热，夜间心慌，纳眠可。舌脉基本同上。上方加炒白芍 15g，炙甘草 5g，炒白扁豆 30g。30 剂，每天 1 剂，水煎服。

四诊：2013 年 5 月 22 日。便血消失，大便每天 2 次，便中已无黏液，小腹胀痛下坠消失，余无不适。舌质淡红，苔薄白，脉稍弦。

方药：生黄芪 15g，茯苓 20g，生山药 30g，马齿苋 30g，当归 10g，枳壳 15g，木香 15g，白及 10g。21 剂，每天 1 剂，水煎服。

五诊：2013 年 6 月 18 日。患者自诉大便基本正常，别无不适。舌质淡红，苔薄白，脉稍弦。上方继服 14 剂，以巩固疗效。

【按语】《素问·太阴阳明论》载：“饮食不节，起居不时者，阴受之，阴受之则入五脏，入五脏则䐜满闭塞，下为飧泄，久为肠澼”，揭示了痢疾有饮食不节与感受外邪两大病因，强调了“下为飧泄，久为肠澼”之由泻转痢的环节。本案因饮食不慎且泄泻又复治疗失宜，使脾胃纳化益加受损，大肠传导失司，通降不利，气血凝滞，湿热蕴结而痢疾病作,《温病条辨·中焦篇》载:“湿热内蕴,夹杂饮食停滞,气不得运,血不得行,遂成滞下,俗名痢疾”,故药以生黄芪、茯苓、生山药健脾益气,并复脾脏统血之功;黄连、马齿苋清肠中湿热;当归、桃仁、枳壳、木香行血调气,取“行血则便脓自愈,调气则后重自除”(金代刘完素《河间六书·滞下》);五灵脂、蒲黄、仙鹤草、小蓟、藕节、白及止血且不留瘀;其中黄连、木香为名医蒲辅周治疗湿热痢不愈的名方“香连丸”。诸药为伍,补脾气之虚,清肠中湿热,行气分之滞,活血分之瘀;行血而不耗血,祛瘀又可生新,使正复邪除,肠络修复而病愈。

案2. 痢疾(慢性非特异性溃疡性结肠炎)

王某,女,44岁,2012年7月20日来诊。

主诉:痢疾病史10余年,加重且便中夹杂脓血3个月。

现病史:患者溃疡性结肠炎病史10余年,平素饮食规律、清淡,偶有腹痛,大便时干时溏,每天1～3次或2～3天1次,时有黏液脓血便,无里急后重感,服美沙拉秦肠溶片可控制病情,但3个月前无明显诱因出现大便稀溏,每天5～6次,有脓血便,服用美沙拉秦等并配合激素灌肠后亦无缓解,伴有腹胀等症。现症:当日上午已大便4次,黏液脓血便,伴腹痛腹胀,里急后重,无发热、恶心呕吐,复查肠镜提示:慢性非特异性溃疡性结肠炎,未见铺路石样改变,不怕凉,内热不大,纳食一般。舌质红,苔厚稍黄腻,舌体胖大,脉沉细数。

中医诊断:痢疾(脾胃气虚,气血瘀滞,肠道湿热证)。

西医诊断:慢性非特异性溃疡性结肠炎。

治法:健脾化湿清热,调气行血止血。

方药:黄芪15g,茯苓15g,白术20g,木香12g,黄连12g,枳壳15g,马齿苋30g,炒白芍25g,白及15g,蒲黄9g,五灵脂9g,仙鹤草30g,小蓟20g,藕节20g,炙甘草6g。10剂,每天1剂,水煎服。

灌肠方:黄芪12g,白及6g,青黛3g,血竭4g,孩儿茶3g。10剂,水煎保留灌肠,每晚1次。

嘱忌食油腻、生冷食物,保持心情愉快,勿焦虑、紧张。

二诊:2012年7月31日。上症明显减轻,黏液脓血便基本消失,大便每天1～2次,有轻微肛门下坠感,眠差。上方加夜交藤25g,合欢皮25g,炒枣仁15g,茯神15g,远志15g。15剂,每天1剂,水煎服。灌肠方药同上,15剂,水煎保留灌肠,每晚1次。

三诊:2012年8月15日。黏液脓血便消失,大便时偶有轻微腹痛,无腹胀,大便干稀正常，睡眠稍有好转，上方去藕节、小蓟。15剂，每天1剂，水煎服。灌肠方药不变，8剂，改为隔日1次。

四诊：2012年9月3日。无明显不适，眠可，肛门及小腹稍有下坠感，已自行停药2天。上方去仙鹤草，加柴胡6g，升麻5g以升阳举陷。10剂，每天半剂，水煎服。灌肠药停用。

1年后随访，患者平素注意饮食、作息，保持心情愉快，病证未复发。

【按语】本案患者病史已10余年，久病脾胃已虚，湿浊留滞，郁久化热，湿热壅滞肠腑，通降不利，气滞血凝，与肠中秽浊之气相搏结，使肠络受损而痢下脓血，腹痛腹胀，里急后重，舌脉为脾虚湿热内蕴之象。明代张介宾《景岳全书·传忠录》载："痢疾之作，惟脾肾薄弱之人，极易犯之"；明代薛己《薛氏医案·明医杂著·痢疾》载："痢而便脓血者，乃气行而血止也，行血则便脓自愈，调气则后重自除"。故立法以补、通、清为治则，方药以黄芪、茯苓、白术健脾益气；香连丸（木香、黄连）、马齿苋清热化湿，行气止痛；枳壳、芍药甘草汤理气缓急，解痉止痛；蒲黄、五灵脂为失笑散，活血化瘀，通络止痛；仙鹤草、小蓟、藕节、白及凉血止血，收敛生肌。诸药共有补脾益肠、调气行血、清利湿热、收敛止血之功。另予黄芪、白及、青黛、血竭、孩儿茶水煎灌肠，是郭淑云治疗溃疡性结肠炎的有效方药，体现了整体用药与局部用药相结合的特色。

案3. 痢疾（慢性非特异性溃疡性结肠炎）

陈某，男，38岁，2013年3月12日来诊。

主诉：间断性黏液样便、小腹痛4年。

现病史：近4年间断性出现大便次数增多，每天4～5次，轻者大便稀溏，重时夹有黏液黏冻，小腹痛，便后下坠感，在当地医院做肠镜示：慢性非特异性溃疡性结肠炎，服用西药（具体不详）效果不佳，症状时轻时重，每因饮食不当或劳累过度而诱发并加重。2013年3月4日肠镜检查结果提示：慢性溃疡性结肠炎，口服左氧氟沙星片无效。现症：近3个月来大便每天4～5次，大便时溏、时有黏液黏冻，有便意未尽及肛门下坠感，且于便后加重，小腹疼痛拒按，饮食尚可。舌质淡，舌体胖大，苔白腻，脉缓无力。

中医诊断：痢疾（脾肾两虚，中气下陷，气血壅滞证）。

西医诊断：慢性非特异性溃疡性结肠炎。

治法：健脾补肾，升清固肠，佐以调气行血。

方药：党参12g，黄芪12g，炒山药30g，炒白术20g，茯苓20g，补骨脂15g，升麻 9g，柴胡 9g，五倍子 4g，芡实 20g，诃子 15g，丹参 25g，檀香 5g，砂仁 5g，当归 10g，木香 12g。7 剂，每天 1 剂，水煎服。

二诊：2013 年 3 月 19 日。腹痛消失，大便次数减为每天 1～2 次，不成形，但已无黏液黏冻，肝门下坠感明显减轻。舌脉同前。上方黄芪加至 15g。7 剂，每天 1 剂，水煎服。

三诊：2013 年 3 月 26 日。大便成形，每天 1 次，肛门下坠感等症均消失，腹痛未作，现无明显不适。舌淡胖，舌体胖大，苔薄白，脉缓。上方续服 14 剂。

【按语】本案泻痢交作，日久脾肾两虚，中气下陷；脾虚生湿，湿浊与肠中秽浊之气相搏结而为黏液黏冻；脾胃虚弱，运化失司，形体失养，则常在饮食不当或劳累后诱发或加重；而本案便意未尽及肛门下坠感，且于便后加重，是气虚下陷所致；腹痛拒按乃血瘀肠腑之证；舌脉为脾湿盛之象。治以温补脾肾、益气升阳，佐以调气行血为主。方中党参、黄芪、炒山药、炒白术、茯苓、芡实健脾补气，祛湿固涩；清代汪昂曾说："盖久泻皆由肾命火衰，不能专责脾胃"，故用补骨脂、五倍子、诃子温补脾肾，涩肠止泻；泻痢日久，中气下陷，故配升麻、柴胡益气升阳；治疗痢疾不可忽略调气行血之法，故加丹参饮、当归、木香。全方集健脾、温肾、升提、调气、行血、固涩于一炉，泻痢并治而取效。

案 4. 痢疾（慢性非特异性溃疡性结肠炎）

刘某，女，58 岁，2013 年 8 月 12 日来诊。

主诉：脓血便 3 个月。

现病史：患者自诉 3 个月前无明显原因出现大便伴有脓血，肠镜检查提示：溃疡性结肠炎。在当地医院服用美沙拉秦缓释颗粒剂及抗炎药等效果不佳。现症：大便带脓血黏冻，每天 4～5 次，伴大便不尽感，里急后重，脐周疼痛，小腹下坠，脘腹部怕冷，易上火。舌质暗，苔稍黄腻，脉弦细。

中医诊断：痢疾（脾胃虚弱，气滞血瘀证）。

西医诊断：慢性非特异性溃疡性结肠炎。

治法：健脾化湿清热，调气行血止血为主。

方药：黄芪 15g，茯苓 15g，炒白术 20g，生山药 30g，仙鹤草 30g，小蓟 20g，藕节 20g，白及 10g，当归 10g，桃仁 10g，黄连 12g，木香 12g，蒲黄 9g，五灵脂 9g，炒白芍 15g，炙甘草 5g，马齿苋 30g，柴胡 9g。10 剂，每天 1 剂，水煎服。

灌肠方：黄芪 12g，白及 8g，血竭 5g，孩儿茶 3g，马齿苋 25g。10 剂，水煎取汁

50ml，睡前保留灌肠。

二诊：2013 年 8 月 22 日。里急后重消失，脐周疼痛及小腹下坠感减轻，脓血便减少，上方去桃仁，茯苓加至 20g。10 剂，每天 1 剂，水煎服。

三诊：2013 年 9 月 2 日。大便已无脓血，仍有黏冻，每天 1～2 次，脐周疼痛及小腹下坠感明显减轻，上方加枳壳 15g。7 剂，每天 1 剂，水煎服。

四诊：2013 年 9 月 9 日。脐周疼痛及小腹下坠感均消失，大便正常，余无明显不适，舌质稍暗，苔薄白，脉稍弦细。上方去蒲黄、五灵脂、小蓟、藕节，继服 10 剂，每天 1 剂，水煎服。

【按语】慢性非特异性溃疡性结肠炎多由外受湿热、寒湿、疫毒之气，内伤饮食，导致湿热或者寒湿蕴结于大肠，腑气不利，气血与湿热、寒湿或毒邪相合，腐败而化为脓血所成，其病位虽在大肠，但病理基础为脾虚，并与肝、肾有密切关系。郭淑云根据其不同的发病阶段及主要病机关键所在，灵活运用“清、通、补、敛”等法，并常以中药内服配合灌肠治疗，疗效颇著。

本案舌苔稍黄腻为脾虚湿蕴稍有化热之征，故以黄芪、茯苓、炒白术、生山药健脾益气，补中以治本；蒲黄、五灵脂、仙鹤草、小蓟、藕节化瘀止血以治其标；白及收敛止血，可保护溃烂之黏膜；尤以黄连清热燥湿能调胃厚肠，配木香乃香连丸，为治湿热下痢之名方；马齿苋清热解毒止痢，配合香连丸以增强清化肠道湿热之功用；木香、柴胡“调气则后重自除”；当归、桃仁“行血则便脓自愈”；芍药甘草汤解痉缓急止痛。本方药标本兼治，气血共调。其灌肠的小方药是郭淑云临床治疗溃疡性结肠炎的常用方剂，用于各型痢疾，常获显效。

案 5. 痢疾（慢性非特异性溃疡性结肠炎）

潘某，男，43 岁，2015 年 3 月 3 日来诊。

主诉：间断便脓血 5 年，复发 8 天。

现病史：5 年前无明显原因出现脓血便伴腹痛，无里急后重，无腹胀及发热等，在某医院以“溃疡性结肠炎”诊治（具体用药不详）效果欠佳，2014 年 10 月 30 日做肠镜检查结果提示：慢性溃疡性结肠炎；结肠多发息肉切除术后。应用美沙拉秦治疗，上症反复发作，8 天前复发。现症：大便带黏液脓血，每天 3～4 次，伴有纳差、厌食，便时腹痛，睡眠可，小便正常。舌质淡红，苔腻微黄，脉濡。

中医诊断：痢疾（脾虚湿热证）。

西医诊断：慢性非特异性溃疡性结肠炎。

治法：益气健脾，清热祛湿。

方药：黄芪 10g，茯苓 20g，炒麦芽 30g，神曲 10g，鸡内金 10g，木香 15g，黄连 12g，炒白芍 15g，炙甘草 5g，仙鹤草 30g，藕节 20g，小蓟 20g，牵牛子 2g，马齿苋 30g，当归 12g，桃仁 10g。14 剂，每天 1 剂，水煎服。

二诊：2015 年 3 月 17 日。腹痛缓解，脓血便明显减轻，上方黄芪加至 12g，当归减至 10g，加白术 20g，白及 10g。14 剂，每天 1 剂，水煎服。

三诊：2015 年 3 月 31 日。上症已缓解，近 1 周未再出现脓血便，舌淡红，苔薄白，脉濡。上方减藕节、小蓟、牵牛子、桃仁，黄芪加至 15g。14 剂，每天 1 剂，水煎服。

四诊：2015 年 4 月 30 日。无明显不适，复查结肠镜结果提示：距肛缘 7cm 以下直肠四壁黏膜片状充血，无脓液、溃疡和出血点，肠黏膜基本愈合。

【按语】慢性非特异性溃疡性结肠炎属中医学“痢疾”范畴，因其易于反复发作而成为临床上的一种难治性疾病，早在《内经》就对本病有了一定的认识，汉代张仲景创制的白头翁汤至今仍应用于临床，金元时代的刘河间提出的“行血则便脓自愈，调气则后重自除”更在临床上沿用至今。郭淑云认为，治疗痢疾离不开调气行血的治疗大法，但应建立在辨证论治的基础上，根据病机，当遵先贤经验，根据其病机的不同环节，适时伍以调气、行血、导滞等法，祛邪而不伤正，扶正而不敛邪，尤其在有脓血便时，勿予收涩，以免闭门留寇，而加重病情。

本案依据主证舌脉，四诊合参为脾虚兼有湿热食滞。黄芪、茯苓、炒麦芽、神曲、鸡内金、牵牛子益气健脾，消食和胃以治其本。马齿苋清热祛湿，解毒止痢。仙鹤草、小蓟、藕节凉血止血，三药合用治疗各类出血均有较好疗效。木香、黄连清热化湿，行气止痛。当归、桃仁活血祛瘀。芍药甘草汤缓急止痛。全方谨守虚、滞、瘀等病机，以补、通、行等法而审慎治之。

案 6. 痢疾（慢性非特异性溃疡性结肠炎）

齐某，女，56 岁，2018 年 8 月 17 日来诊。

主诉：黏液脓血便 10 年余，再发加重 1 个月。

现病史：10 年余前因饮食不慎导致大便次数增多，未予治疗，后病情加重，大便每天 10 余次伴脓血黏液，肠镜检查结果提示：慢性溃疡性结肠炎？经口服中药症状逐渐减轻，此后症状时轻时重，1 个月前上述症状再发加重，大便每天 7～8 次伴黏液脓血，复查肠镜结果提示：溃疡性结肠炎。胃镜检查结果提示：慢性食管炎；慢性非萎缩性胃炎。现症：黏液脓血便，每天 7～8 次，伴腹部挛急性疼痛，无下坠，腹部怕冷，排尿时灼热感，自觉内热大，纳差、腹胀。舌质稍红，苔白，脉细弱。

中医诊断：痢疾（脾虚湿热证）。

西医诊断：慢性非特异性溃疡性结肠炎。

治法：健脾清热利湿，行气活血止痛。

方药：黄芪 15g，茯苓 15g，炒山药 20g，黄连 15g，黄芩 12g，马齿苋 30g，炒白芍 18g，当归 10g，桃仁 10g，仙鹤草 30g，小蓟 20g，藕节 20g，白及 6g，木香 15g，炙甘草 6g。15 剂，每天 1 剂，水煎服。

二诊：2018 年 9 月 5 日。服药 3 剂大便改善，9 月初大便次数已减为每天 1 次，腹痛明显减轻，可以忍受。仍纳差腹胀，小便色黄。舌质稍红，苔白，脉细弱。上方加炒麦芽 30g，神曲 15g，鸡内金 15g，炒牵牛子 3g，枳壳 15g，炒白术 20g。14 剂，每天 1 剂，水煎服。

三诊：2018 年 9 月 21 日。现患者大便每天 1 次，便中已无黏液脓血，腹痛腹胀消失，纳食明显好转，余无异常。

【按语】慢性非特异性溃疡性结肠炎出现黏液脓血便者中医按“痢疾”辨证治疗。清代叶天士《三时伏气外感篇》载：“痢疾一证，古称滞下，盖里有滞浊而后下也。”湿热内蕴肠腑，腑气壅滞，气滞血阻，气血与肠中秽浊之气相搏结，使脂络肠腑受损，腐败而化为黏冻脓血。本例病程日久，中气必虚，更易致湿热等邪留滞肠腑，以致症状反复发作。治宜健脾清热利湿，行气活血止血为主。方中黄芪、炒山药、茯苓健脾益气，从本论治；黄连、黄芩、马齿苋清热利湿；当归、桃仁、木香活血行气；仙鹤草、小蓟、藕节清热凉血止血；白及收敛止血；炒白芍、炙甘草缓急止痛。二诊仍见腹胀纳差，故加炒麦芽、神曲、鸡内金、炒牵牛子消食以助运化，白术、枳壳健脾行气，调畅气机。诸药合用，使中气足、湿热去、气机畅、腹痛止、脓血去而病愈。

十七、便秘

案 1. 便秘（慢性功能性便秘）

徐某，男，50 岁，2018 年 1 月 5 日来诊。

主诉：大便秘结 20 年余。

现病史：患者长期工作、生活不规律，多年来因业务四处奔波，大约在 20 年余前即出现便秘，终日无便意，常需服泻下通便剂，近 2 年需服用莫沙必利片和芦荟胶囊、麻子仁丸方可排便，但近来服用此类药物疗效亦逐渐欠佳，此次欲服中药以图根治。现症：服上述三种药物仍无便意，大便2～3天1次，排便不畅，便质不干，大便黏滞不畅，自感排便不净，每次排便需等待20分钟以上方可艰难排出，伴有腹胀。舌质淡红，苔薄白，脉细。

中医诊断：便秘（血虚气滞证）。

西医诊断：慢性功能性便秘。

治法：养血润肠，降气通便。

方药：当归30g，枳实25g，炒莱菔子30g，杏仁10g，厚朴15g，槟榔10g，炒牵牛子5g。10剂，每天1剂，天江颗粒剂冲服。

嘱多饮水，多食蔬菜，时常按揉腹部，养成定时排便的习惯。

二诊：2018年1月15日。大便可，1天1次，排便较前顺畅，但需等待15分钟左右。

方药：当归40g，枳实30g，炒莱菔子30g，杏仁10g，厚朴20g，槟榔10g，炒牵牛子5g。12剂，每天1剂，天江颗粒剂冲服。

三诊：2018年1月26日。排便较前顺畅，等待10分钟即可排出，大便黏滞消失，上方当归加量至50g。20剂，每天1剂，天江颗粒剂冲服。

四诊：2018年2月16日。排便进一步顺畅，现等待4～5分钟即可排出，稍活动或揉腹后即有便意，上方加桃仁10g，鸡内金12g。20剂，每天1剂，天江颗粒剂冲服。

五诊：2018年3月12日。排便顺畅，5分钟即可结束排便，因患者近日繁忙，生活、饮食无规律，胃偶有不适感，在此期间常因繁忙未顾及服药，大便亦可顺利排出。上方加炒麦芽30g，嘱患者逐步减少药量。

方药：当归40g，枳实30g，炒莱菔子30g，郁李仁10g，桃仁10g，杏仁10g，厚朴18g，槟榔10g，炒牵牛子6g，炒麦芽30g。20剂，每天1剂，天江颗粒剂冲服。

2018年4月27日随访，患者自诉时常不服药，大便亦可顺利排出，并且由于大便通畅，体重亦明显减轻，运动轻快，特别是腹围较前缩小，余无其他不适。

【按语】本案患者便秘多年，因工作性质常年异地奔波，饮食不节，且久服泻下通便之剂，耗伤阴血，使肠道失润，腑气通降不利，而致排便不畅、腹胀日益严重，舌淡，苔白，脉细。病机总由阴血亏虚，气机壅滞。故本案君药当归合杏仁以养血润肠，降气通便；枳实、炒莱菔子、厚朴、槟榔、炒牵牛子下气消滞，通腑除胀。在复诊中当归加量，与桃仁、郁李仁、鸡内金、炒麦芽以增润肠消积之力，使肠道阴血充足，腑气通降无滞，则大便通畅，腹胀消失而远期疗效巩固。

值得指出的是，当归润肠通便的前提是量需重用，因当归汁液浓厚，养血的同时还能生津润肠，中医学认为津血同源，而当归养血生津，故对津血亏虚之便秘效佳。现代名家岳美中在其所著《岳美中老中医治疗老年病的经验》中亦云："血虚津少者可用《沈氏尊生书》润肠丸，方中当归是治老人便秘养血润肠的好药。"

案2. 便秘（慢性功能性便秘）

杨某，女，67岁，2018年10月16日来诊。

主诉：便秘40余年。

现病史：患者自述便秘已40余年，多年来需依赖通便药方可排便，稍有腹胀，肠镜检查提示：结肠冗长。现大便4～5天1次，无便意，且无力排便，大便秘结难下，需依赖泻药与开塞露以行大便，时常腹胀。舌质淡，苔薄白，脉细。

中医诊断：便秘（气虚血亏，肠腑失濡，气机郁滞证）。

西医诊断：慢性功能性便秘。

治法：益气养血，导滞通便。

方药：生白术60g，黄芪12g，枳实15g，乌药15g，厚朴15g，玄参10g，生地黄10g，麦冬10g，炒白芍15g，当归15g，桃仁10g，炒决明子15g，炒莱菔子20g，紫菀15g，肉苁蓉20g。10剂，每天1剂，水煎服。

二诊：2018年10月26日。服药后次日大便每天1次，仍时有排便不畅，腹时胀。

方药：生白术70g，黄芪15g，枳实18g，乌药15g，厚朴15g，玄参15g，生地黄15g，麦冬15g，炒白芍18g，当归20g，桃仁12g，炒决明子25g，炒莱菔子30g，紫菀15g，肉苁蓉30g，生甘草6g。10剂，每天1剂，水煎服。

三诊：2018年11月7日。大便每天1次，较为通畅。上方生白术减为60g。8剂，每天1剂，水煎服。并嘱患者仍以上方视大便情况，逐步改为1剂服2天，疗效尚好时改为3天1剂。而后，在药物逐步减量的同时，告诫患者多饮水，多食果蔬之品，并注意揉按腹部，按时登厕，养成定时排便的习惯，乃至逐步停药。

【按语】《岳美中老中医治疗老年病的经验》一书载："老年人大便秘结是相当多见的，多为气血不足所致，气虚则大肠传送无力，血虚则少津不能滋润大肠。也有年高体衰肾阳衰微而为寒秘、冷秘的。"本例患者年逾六旬，便秘数十年，气阴两虚，阳气不足，肠道传送无力，失其温润，而致便下无力，大便燥结艰涩，气机不利则见腹胀等症。治以补、虚、通并行，以补为主。方中以大量生白术及黄芪补益脾肺之气；玄参、生地黄、麦冬、当归、炒白芍、桃仁为增液汤加味以滋阴养血润肠；肉苁蓉温补肾阳，润肠通便；枳实、乌药、厚朴、炒决明子、炒莱菔子、紫菀降气导滞通便。诸药为伍，补中寓通，补而不滞，通不伤正。

关于生白术通便的作用，《伤寒论》第174条曰："若其人大便硬，小便自利者，去桂加白术汤主之"，大便坚硬反加白术，且用量四两，提示了白术具有通便作用；此外，《本草通玄》载白术为"补脾胃之药，更无出其右者，土旺则清气善升，而精微上逢；浊气善降，而糟粕下输"；《本草崇原》载："白术作煎饵，则燥而能润，温而能和"。由此可见，白术能升清降浊，可润可温而无伤阴之弊，故为通便良药，然量大效果始显。

案3. 便秘（慢性功能性便秘）

张某，男，80岁，2019年2月18日来诊。

主诉：大便不畅近40年。

现病史：患者年轻时曾在湖北宜昌做水利工程，历经10年，因生活不规律、饮食失宜，而渐至大便不畅，间断服用通便药仅可稍得缓解。现大便量少，艰涩不畅，自觉有便但无力排出，故常在3天未排便时急用泻药以治之。平素脘腹怕凉，遇冷后小便频数，小便急迫，洗碗时即欲小便，面色萎黄，形体消瘦。舌质淡红，苔白略厚，脉细弱。

中医诊断：便秘（气血亏虚，肾阳不足证）。

西医诊断：慢性功能性便秘。

治法：益气养血，温阳通便。

方药：黄芪20g，附子10g（另包先煎），生白术60g，当归20g，肉苁蓉30g，枳实15g，厚朴10g，槟榔10g，乌药10g，炒莱菔子30g，杏仁10g，紫菀15g。7剂，每天1剂，水煎服。

二诊：2019年2月26日。大便排出困难及脘腹怕凉好转，矢气频，尿频尿急遇冷时加重。上方炒莱菔子减量为15g。14剂，每天1剂，水煎服。

三诊：2019年3月12日。便秘、尿频明显好转，排便顺畅，成形，每天2次，脘腹怕凉亦有改善，自述病情已减大半。上方去炒莱菔子。7剂，每天1剂，水煎服。

四诊：2019年3月26日。停药1周，大便无服药时爽快，脘腹怕凉基本消失，小便次数由原来的1小时1次延长至3小时1次。

方药：黄芪20g，附子10g（另包先煎），生白术50g，肉苁蓉30g，当归20g，枳实10g，槟榔10g，金樱子20g，菟丝子30g，锁阳15g。7剂，每天1剂，水煎服。

2019年4月3日追访，患者告知二便基本正常。

【按语】本案患者年已八旬，肾阳不足，阴寒偏盛，大肠传导失常；气血亏虚，失于润养，大肠干涩失濡；且因便秘数十年致大肠气机郁滞，通降失利，以致糟粕内停。治应以补为主，以行为辅，方以黄芪、附子、生白术、当归、肉苁蓉健脾益气，温补肾阳，养血润肠以治便秘；枳实、厚朴、槟榔、乌药、杏仁、紫菀降气润肠，宣上开下，行滞畅腑。诸药共为益气养血、温阳行气之剂。方中枳实、厚朴、炒莱菔子等行气降气药，虽有荡涤肠道积滞之功，然多服久服易辛散耗气，故对高龄患者中病即减量，或依病情之向愈而逐步停服。

案4. 便秘（慢性功能性便秘）

罗某，男，45岁，2014年3月10日来诊。

主诉：排便时间长（每次排便需等待约半小时以上）10年余。

现病史：患者10年余前开始出现排便困难，无便意，每次需服泻药可获短时之效，未服泻药时4～5天亦不排便，每次排便需等待约半小时以上，但大便并不干硬，肠镜检查未见异常，小便次数多，怕冷，不易上火，时感腰酸，曾服健脾补肾或单纯补肾、健脾等中药无效。舌质淡红，苔薄白，脉细弱。

中医诊断：便秘（虚秘证）。

西医诊断：慢性功能性便秘。

治法：益气温阳，佐以行气导滞。

方药：肉苁蓉30g，黄芪40g，生山药20g，茯苓15g，生白术40g，当归12g，菟丝子30g，灵芝20g，木香10g，乌药10g，枳实15g。14剂，每天1剂，水煎服。

二诊：2014年3月24日。晨起即有便意，10分钟内可排便，不成形，小便频数基本消失。上方去当归。14剂，每天1剂，水煎服。

【按语】中医临证将慢性便秘分为热秘、气秘、虚秘（气虚、血虚、阴虚、阳虚）、冷秘之不同。但临证中，慢性功能性便秘者，单一证型者少见，往往几种病机兼见而需多种治则同施。本案患者大便并无燥结，然排便困难，等待时间过久，且尿频怕冷，舌淡脉弱，此为气虚、阳虚并见之象，因肺脾气虚，大肠传导无力，故虽努挣而难以排出；肾阳不足，寒自内生，肠道传送无力亦致大便艰涩不畅，又因病程已久，肠道传导失常，则气滞不行；故方药中重用黄芪取黄芪汤义峻补肺脾之气，加生山药、茯苓、生白术更增健脾益气之力；肉苁蓉、当归仿济川煎意温补肾阳、润肠通便；加菟丝子、灵芝增强补益肾气之力；佐以木香、乌药、枳实含六磨汤意行气导滞通腑。诸药共为补气温阳、行气通便之剂。

临床体会：黄芪、白术同用，对于气虚便秘者效佳；肉苁蓉既可温肾阳以补肾虚，又善润肠通腑以治便秘，对于阳虚便秘者效果尚好。

案5. 便秘（慢性功能性便秘）

徐某，男，50岁，2013年8月9日来诊。

主诉：便秘5年，加重伴口疮1周。

现病史：患者自诉年轻时嗜辛辣食物，因工作繁忙，生活亦不规律。近5年来常大便秘结，服三黄片、酚酞片可取一时之效，未服时便秘越发加重。1周前出现口疮，口渴，纳差，大便干结，艰涩难下，4～5天1行，小便不利，有溺意未尽感。舌红，苔薄黄，脉数。腹部彩超示：肝、胆、脾、胰未见明显异常。

中医诊断：便秘（燥热内结，阴津亏虚证）。

西医诊断：慢性功能性便秘。

治法：清热导滞，滋阴通便。

方药：连翘15g，蒲公英20g，紫草15g，紫花地丁15g，生白术20g，枳实15g，厚朴15g，玄参15g，生地黄15g，麦冬15g，炒决明子20g，炒莱菔子25g，白茅根30g，瞿麦30g，炒麦芽30g，鸡内金10g。10剂，每天1剂，水煎服。

二诊：2013年8月20日。便秘、口疮及小便不利等诸症均消失，食欲好转，无明显不适。予润肠通便丸，每次5g，每天2次巩固疗效。

【按语】本案患者素体阳盛，加之嗜食辛辣厚味，导致肠胃积热，耗伤阴津，燥结成实而便秘不下，此如明代虞抟《医学正传·秘结》所载："房劳过度，饮食失节，或恣饮酒浆，过食辛热，饮食之火起于脾胃，淫欲之火起于命门，以致火盛水亏，津液不生，故传道失常，渐成结燥之证。"此外，燥热内结，糟粕不行，日久致大肠气机郁滞，传道失职。故方中以连翘、蒲公英、紫草、紫花地丁泻热解毒；生白术、枳实、厚朴、炒决明子、炒莱菔子为枳术通腑方以益气润肠，降气通腑；玄参、生地黄、麦冬即增液汤以滋阴生津；炒麦芽、鸡内金消食导滞；白茅根、瞿麦清热通淋以治小便不利。诸药为伍，具补泻兼施，寓泻于清火之中，清热通便而不伤正，滋阴润燥而不留滞的特点。

第二节　肝胆系统病证

一、胁痛

案1. 胁痛（胆结石）

许某，男，50岁，2019年3月18日来诊。

主诉：胁痛2月余。

现病史：患者2个多月前感胁痛，后背痛甚，胁胀，恶心欲呕，当地医院彩超检查提示：胆结石。静脉滴注药物（不详）后疼痛缓解，但医者建议手术取石以防日后复发。1个月前胁痛又作，复查彩超结果提示：结石较前增大。胆红素有所升高，ALT 50U/L。今日彩超复查结果提示：胆囊轮廓欠清晰，大小约50mm×14mm，壁厚4mm，囊内透声差，可见强回声光斑，较大者约5mm×3mm，另胆囊内可见范围约11mm×4mm胆泥回声沉积，胆总管内径5mm。现症：患者胁肋及后背痛甚，伴上腹痛。有肝硬化病史。舌质暗红，苔薄黄腻，脉弦数。

中医诊断：胁痛（肝胆湿热，气血瘀滞证）。

西医诊断：胆结石。

治法：清利肝胆湿热，行气化瘀排石。

方药：金钱草45g，海金沙30g，鸡骨草30g，黄芩12g，茵陈30g，延胡索12g，川楝子10g，茯苓18g，生白术20g，枳壳20g，郁金12g，香附20g，乌药12g，鸡内金12g，炒白芍15g，甘草5g。21剂，每天1剂，水煎服。

予金黄利胆片2盒，按说明服用。

二诊：2019年4月10日。患者自述胁肋、后背及上腹疼痛依旧，小便色黄。2019年4月8日在当地复查，肝功能：TBIL 71.9μmol/L，IBIL 50.8μmol/L，ALT 92U/L，AST 50U/L，GGT 100U/L。血常规正常。彩超检查结果提示：胆囊大小约113mm×39mm，胆囊体积增大，壁毛糙，胆囊底部及颈部均可见强回声光斑，后伴声影，以颈部为著，颈部较大者范围约15mm×8mm，底部范围约11mm×5mm，胆总管上段内径约9mm，近胰头部似可见大小约5mm×5mm强回声团，后伴淡声影。CT提示：肝硬化；胆囊体积增大，胆囊结石；胆总管内径增宽并其内强回声（胆总管结石可能，建议进一步检查）。当地医院考虑“胆道结石梗阻”，建议手术治疗，患者到省某医院入住外科准备手术，除在术前几天患者仍服初诊方药外，未作其他治疗。复作彩超、磁共振已未见结石，胆红素下降至31μmol/L，胁肋、后背及上腹疼痛亦大减，患者遂不再手术而出院。

三诊：2019年4月22日。偶有右侧后背不适，无反酸烧心等症，服药期间口不苦，停药9天后稍感口苦，入睡难，纳可，二便可。

方药：金钱草30g，海金沙30g，茵陈30g，黄芩12g，生白术20g，枳壳20g，鸡骨草30g，延胡索12g，川楝子10g，郁金20g，香附20g，茯苓18g，鸡内金12g，炒白芍15g，炙甘草5g。21剂，每天1剂，水煎服。

予鳖甲煎丸2盒，以丸药缓图肝硬化的长期治疗。

【按语】本例患者素有肝积（肝硬化）宿疾，日久伤及脾胃而使脾失健运，水湿不化，气机不利，郁而化热，湿热蕴结；肝胆失其疏泄条达，气血不畅，胆汁瘀积，复因湿热煎熬，化为胆囊砂石，症见胁肋、后背及上腹疼痛，其舌质暗红为经络瘀滞之象，脉弦数为肝胆湿热、气机郁滞之征。方中以金钱草、海金沙、茵陈、黄芩、鸡骨草清利肝胆，渗利湿热；生白术、枳壳、茯苓、鸡内金健脾消食，行气化湿；川楝子、延胡索、郁金、香附、乌药疏肝泄热，行气止痛，活血通络；白芍、甘草调和肝脾，缓急止痛。诸药合用，为清利湿热、健脾消积、行气活血、化石排石、缓急止痛之剂；药后脾得健运，湿热得清，气郁得行，胆石得排，经络得畅而疼痛遂止。

案 2. 胁痛（胆结石）

闫某，女，71 岁，2012 年 5 月 4 日初诊。

主诉：右胁隐痛 10 余年，加重 1 个月。

现病史：10 余年前，患者因突发右胁疼痛，于当地医院检查确诊“胆结石”，给予利胆排石类药物间断服用，有时配服中药（具体不详）治疗，但病证时常发作。最近 1 个月右胁隐痛再发并加重，服上药后反而疼痛更甚，大便偏干，1～2 天 1 次。复查彩超提示：胆结石 5mm×6mm，胆囊息肉 5mm×4mm。现症：右胁隐痛，时有绞痛，口干苦，胸闷，纳食一般。舌质偏红，苔黄厚腻，舌体稍胖大，脉弦滑。冠心病病史 20 余年。

中医诊断：胁痛（肝胆湿热，气滞血瘀证）。

西医诊断：胆结石。

治法：清肝利胆，理气止痛，佐以排石。

方药：金钱草 30g，鸡骨草 20g，黄芩 15g，海金沙 20g，生白术 20g，枳实 15g，延胡索 15g，川楝子 9g，郁金 15g，香附 15g，茯苓 15g，厚朴 15g，乌药 15g，莪术 10g，鸡内金 20g。7 剂，每天 1 剂，水煎服。

嘱忌过食油腻、肥甘之品。

二诊：2012 年 5 月 11 日。右胁隐痛明显减轻，偶有阵发性剧烈刺痛，大便偏稀，口干苦减轻，胸闷未减，舌质偏红，苔稍黄厚腻，舌体稍胖大，脉弦滑。上方加茯苓 15g，炒山药 15g，藿香 10g，佩兰 10g。10 剂，每天 1 剂，水煎服。

三诊：2012 年 5 月 21 日。偶感右胁针刺疼痛，程度减轻，发作时间短暂，口干苦消失，胸闷有所减轻，大便不成形，每天 1～2 次，舌苔薄稍黄，肝胆湿热渐去，仍有胸阳不振。上方去藿香、佩兰、黄芩，加薤白 10g。15 剂，每天 1 剂，水煎服。

四诊：2012 年 6 月 8 日。诸症消失，复查彩超未提示胆囊结石；胆囊息肉缩小为

3mm×2mm。仍以上方加减治疗近3个月复查：胆囊壁毛糙，未查见胆囊结石与息肉。

【按语】当胆结石引起疼痛时属于中医学“胁痛”范畴，病因多为感受外邪、七情内郁、恣食肥甘厚腻致肝胆郁结或中焦湿热，肝胆疏泄失常，致胆汁郁结久熬成石。本案见右胁隐痛，时有绞痛、刺痛为脾虚气滞血瘀所致；口干苦、苔黄厚腻、脉弦滑为湿热蕴结肝胆之故。故方用金钱草、鸡骨草、黄芩、海金沙清利肝胆湿热，化石排石；生白术、茯苓健脾益气化湿；延胡索、川楝子为金铃子散，合枳实、郁金、香附、厚朴、乌药、莪术行气化瘀止痛；鸡内金消积化石。临床以本方为基础加减治疗胆结石常可获一定疗效。

郭淑云认为，治疗胆结石之方药应注意以下两点：①因胆附于肝，胆汁源于肝之精气，其储藏、排泄受肝气疏泄的调节，肝与胆在生理、病理上密不可分，相互影响，肝失疏泄，气机郁滞可使胆腑通降功能失常，胆汁流通不畅，甚至瘀滞，而形成结石。故治疗胆结石不能忽视治肝，根据病情治以疏肝、清肝、养肝、柔肝，正本清源。②脾虚运化乏力，可致土壅木郁，肝之疏泄不利，胆汁亦瘀积，而致胁痛、结石，故应注意无论有无脾虚见证，均应加入白术、茯苓等健脾益气药，使脾气健旺，气血生化充足，则肝之体用滋养有源，胆汁排泄通畅，此为“不治已病治未病”“见肝之病，知肝传脾，当先实脾”等中医之理论要旨。

案3. 胁痛（Barrett食管？慢性非萎缩性胃炎伴胆汁反流）

管某，女，60岁，2018年7月18日来诊。

主诉：两胁疼痛2年余。

现病史：2年余来时常感到两胁下胀痛，时有刺痛感，多次服药治疗可缓解。近来因饮食不节致胁肋胀痛复发，时若针刺，伴有口苦，咽痛，反酸，烧心，烦躁易怒，夜寐易醒。舌质稍红，苔薄黄，脉稍弦。胃镜检查结果提示：Barrett食管？慢性非萎缩性胃炎伴胆汁反流。

中医诊断：胁痛（肝胆湿热，气滞血瘀证）。

西医诊断：Barrett食管？慢性非萎缩性胃炎伴胆汁反流。

治法：清利肝胆湿热，理气化瘀止痛为主。

方药：金钱草30g，黄芩12g，炒栀子10g，郁金12g，香附20g，青皮10g，丹参30g，延胡索15g，川楝子10g，陈皮10g，清半夏10g，炒白芍18g，夜交藤30g，合欢皮30g，茯神10g，生山药15g，茯苓15g。7剂，每天1剂，水煎服。

二诊：2018年7月25日。两胁胀、刺痛感、咽痛减轻，反酸消失，夜寐改善，仍时有急躁、心慌。舌质稍红，苔薄黄，脉稍弦。

方药：金钱草 30g，郁金 12g，香附 20g，黄芩 12g，炒栀子 10g，炒白芍 15g，柴胡 10g，青皮 10g，丹参 30g，太子参 15g，麦冬 15g，五味子 15g，乌药 15g。14 剂，每天 1 剂，水煎服。

三诊：2018 年 8 月 8 日。两胁胀、刺痛感明显减轻，咽痛消失，偶有急躁易怒，夜寐可，下午时有口苦，偶有心慌。舌脉基本同上。

方药：金钱草 30g，黄芩 12g，炒栀子 10g，郁金 12g，香附 20g，炒白芍 15g，柴胡 10g，青皮 10g，丹参 30g，太子参 15g，麦冬 15g，五味子 15g，乌药 15g。21 剂，每天 1 剂，水煎服。

四诊：2018 年 8 月 29 日。患者偶感两胁胀，刺痛感消失，偶有急躁易怒，夜寐可，下午时有口苦，心慌消失，饮食稍减。上方去郁金、麦冬、五味子，加炒麦芽 30g，神曲 15g，鸡内金 10g，诃子 12g。21 剂，每天 1 剂，水煎服。

五诊：2018 年 9 月 19 日。患者两胁胀痛消失，饮食不慎则大便次数增多，时感内热。上方去炒栀子、神曲。

以上方加减调治，患者于 2018 年 11 月 30 日来诊述无明显不适。

【按语】本例两胁胀、刺痛为肝郁日久，损伤胁络，气血运行不畅，瘀血停滞所致。热蕴肝胆，胆火上乘则口苦咽痛；肝火犯胃，郁热蕴结胃腑，胃失和降则反酸、烧心；肝郁化火，上扰心神则烦躁易怒，夜寐易醒，舌脉皆肝胆郁热之象。治以金钱草、黄芩、炒栀子、郁金清利肝胆；香附、青皮、炒白芍疏肝柔肝，行气止痛；金铃子散合丹参活血化瘀，通络止痛，使血行则气畅；陈皮、清半夏和胃降逆；夜交藤、合欢皮、茯神养心安神；生山药、茯苓为防苦寒之品伤胃而用。诸药合为清热利胆、和胃降逆、安神助眠之剂。复诊时根据病情变化予以加减，如心慌加生脉饮益气养心，饮食不佳增炒麦芽、神曲、鸡内金等健胃消食，但总以清利肝胆为主，患者坚持服药，终使肝胆郁热得清，气血瘀滞得散而胁痛消失。

对于本案的治疗应注意的是：①疏肝理气药大多偏燥，故中病即止，不可过用；②对于清利或清化湿热的药物如金钱草、黄芩、炒栀子的应用应注意剂量，不可苦寒太过以伤脾损胃，同时酌用生山药、茯苓等药以顾护脾胃。

案 4. 胁痛（慢性胆囊炎）

宋某，男，32 岁，2014 年 2 月 20 日来诊。

主诉：胆囊炎反复发作 5 年，再发伴右胁疼痛 20 天。

现病史：5 年来慢性胆囊炎反复发作，胁痛时不能活动，不能行走，夜间痛甚，去年曾在当地医院住院治疗 1 个月，药用泮托拉唑、奥硝唑、头孢他啶等，症状缓解后出院。20 天前因饮食不慎再次出现胆囊炎急性发作，在当地医院住院治疗，入院彩超检查提示：胆囊大小 120mm×32mm，经对症治疗症状无明显缓解。现症：右胁痛甚，恶心，厌油腻，口干苦。舌质红，苔稍黄腻，脉弦。脂肪肝病史 5 年。

中医诊断：胁痛（肝胆湿热，气滞血瘀，胃失和降证）。

西医诊断：慢性胆囊炎。

治法：清肝利胆，疏肝化瘀，和胃降逆。

方药：金钱草 20g，鸡骨草 20g，生白术 20g，枳壳 15g，郁金 18g，香附 18g，姜半夏 9g，砂仁 9g，茯苓 15g，佛手 15g。14 剂，每天 1 剂，水煎服。

二诊：2014 年 3 月 6 日。偶有右胁下疼痛及口干苦，厌油腻及恶心减轻，胃胀，纳可。上方加厚朴 15g，延胡索 15g，川楝子 9g。15 剂，每天 1 剂，水煎服。

三诊：2014 年 3 月 24 日。偶感两胁隐痛不适，稍胃胀，嗳气，偶有恶心，饮食稍差。上方金钱草加量至 25g，加连翘 20g，蒲公英 25g，败酱草 25g，青皮 15g，炒麦芽 30g，神曲 10g，鸡内金 10g。14 剂，每天 1 剂，水煎服。

四诊：2014 年 4 月 15 日。两胁稍有隐痛不适，胃胀，嗳气，恶心等症基本消失。上方金钱草、鸡骨草各加量至 30g，香附加量至 20g。15 剂，每天 1 剂，水煎服。

五诊：2014 年 5 月 5 日。偶有两胁不适，当地医院复查彩超结果提示：胆囊大小 70mm×27mm。上方去蒲公英、败酱草、半夏、砂仁。14 剂，每天 1 剂，水煎服，巩固善后治疗。

【按语】慢性胆囊炎属中医学“胁痛”范畴，《灵枢·胀论》载：“胆胀者，胁下痛胀，口中苦，善太息。”胁为肝胆经脉循行之处，故胁痛主要责之肝胆功能失常，如肝气郁结、瘀血阻络、肝胆湿热、肝之阴血不足等，均可导致“不通则痛”或“不荣则痛”的病理变化。本案依据其右胁痛甚，恶心厌油腻，口干苦，舌红苔黄腻，脉弦等症辨为肝胆湿热，气滞血瘀，胃气上逆。方以金钱草、鸡骨草清利肝胆湿热；香附、佛手、郁金疏肝活血止痛；枳壳、姜半夏、砂仁和胃降逆止呕；生白术、茯苓健脾益气，且防苦寒之药伤胃，其中白术生用补而不燥。余诊加金铃子散、连翘、蒲公英、炒麦芽、鸡内金等加强行气化瘀、清热化湿、消食开胃之功效。

郭淑云认为，对于本证的治疗应注意：①由于肝胆相表里，胆依附于肝，胆汁的分泌依靠肝的疏泄方得畅利，故治疗胆囊疾患在利胆时必须施以疏肝的药物。②本病主证在肝胆，但与脾胃密切相关，因肝胆之气横逆，则“木旺乘土”，致伤脾胃而成脾胃病证，故须重视脾胃的证候而施药。

案 5. 胁痛（慢性乙肝）

李某，男，46 岁，2014 年 3 月 25 日来诊。

主诉：肝区隐痛伴大便溏薄 1 年。

现病史：患者 1 年前开始出现肝区时有隐痛，偶有刺痛，大便溏薄，每天 4 次左右，脘腹怕凉。手足心汗多如水洗样已 2 年。舌质暗，苔薄白，脉弱。乙肝病史 20 年，糖尿病病史 13 年。

中医诊断：胁痛（气滞血瘀，脾肾阳虚证）。

西医诊断：慢性乙肝。

治法：疏肝理气化瘀，健脾温肾固涩。

方药：金铃子散合四君子汤加减。延胡索 15g，川楝子 9g，郁金 15g，香附 15g，佛手 15g，党参 15g，炒白术 20g，茯苓 25g，炒山药 30g，芡实 20g，诃子 15g，肉豆蔻 15g，补骨脂 15g。7 剂，每天 1 剂，水煎服。

二诊：2014 年 4 月 4 日。肝区疼痛减轻，大便成形，每天 2 次，时有乏力，手足心汗多不减。上方继服 14 剂。

外用方：黄芪 40g，葛根 40g，白矾 10g，五味子 20g，五倍子 10g，山茱萸 20g。5 剂，水煎取汁 2000ml 左右，放温浸泡手足，每晚 1 次，每次 20～30 分钟。每剂药可用 3 次。

三诊：2014 年 4 月 18 日。右胁偶有不适，手足汗出减少。脚麻，嗳气，气温下降时头痛乏力。上方加鸡血藤 30g，土元 15g，香附加至 18g。14 剂，每天 1 剂，水煎服。外洗方同上。

四诊：2014 年 5 月 5 日。右胁不适及便溏、手足汗多、脚麻等症均基本消失。

【按语】胁痛久延可由实转虚或虚实夹杂，本案患者患乙肝 20 年，肝郁伤及脾胃，日久累及肾，致脾肾阳虚；气滞而脉络不畅，使瘀血停着，故见胁肋隐痛，或有刺痛，怕凉便溏，舌暗脉弱等症，为虚实兼夹之候。治以延胡索、川楝子、郁金、香附、佛手疏肝理气，化瘀通络；党参、炒白术、炒山药、茯苓、肉豆蔻、补骨脂健脾益气，温补脾肾；芡实、诃子涩肠以固大便。诸药合为以补为主，以通为辅之剂。因本案乙肝为慢性之疾，故药证相符宜守法守方，方可取较为巩固之效。此外，本案外洗方为经验用方，临床应用于手汗、足汗、头汗、腋窝汗等局部汗出者均可。

案 6. 胁痛（慢性乙肝；慢性胆囊炎）

魏某，男，34 岁，2014 年 10 月 10 日来诊。

主诉：肝区疼痛 5 年，加重 3 天。

现病史：5 年前出现肝区疼痛，乙肝五项检查结果提示为“慢性乙肝”。此后，肝区疼痛偶有发作，未予系统性治疗。3 天前肝区疼痛加重，复查乙肝五项：HBsAg 阳性，HBcAb 阳性，抗 HBe 阳性，余项阴性。肝功能：ALT 50U/L，余项正常；HBV-DNA：未检出。彩超示：胆囊壁毛糙。现症：肝区疼痛，乏力，足麻，饮食、睡眠可，大便溏薄，每天 3～4 次。舌质淡，苔薄白，脉弦细。慢性乙肝（小三阳）病史 20 余年；糖尿病病史 13 年，现服用二甲双胍缓释片，血糖控制较好。

中医诊断：胁痛（肝郁脾虚证）。

西医诊断：慢性乙肝；慢性胆囊炎。

治法：行气活血，健脾止泻。

方药：金铃子散加味。延胡索 15g，川楝子 9g，郁金 15g，香附 15g，佛手 15g，金钱草 15g，茯苓 20g，炒白术 20g，炒山药 25g，芡实 20g，诃子 15g，鸡血藤 30g，土元 15g。7 剂，每天 1 剂，水煎服。

二诊：2014 年 10 月 18 日。肝区偶有疼痛，大便成形，足麻、乏力均减轻，上方去诃子。14 剂，每天 1 剂，水煎服。

三诊：2014 年 11 月 2 日。诸症消失，无明显不适。上方继服 14 剂。

【按语】胁痛的病位主要在肝胆，但肝与脾在生理上相互协调，在病理上互为影响，故临床对于肝病的治疗应注重调补脾脏，实脾以防木乘，脾实可滋肝木。肝病无论虚实，均应遵循“治肝不可忽视治脾”之义，肝脾同治，并将其贯穿于肝病治疗始终。

本案主要因肝失疏泄，气滞血瘀，木不疏土，脾失健运，脾阳不振所致，为肝郁脾虚之证，治当培土抑木，治肝补脾。方中延胡索、川楝子、郁金、香附、佛手、金钱草行气活血、疏利肝胆，为治肝之法；茯苓、炒白术、炒山药、芡实、诃子益气健脾、温中止泻，为治脾之法；鸡血藤、土元化瘀通络，以行脉络之瘀。本案中，治肝与治脾有机结合，脾气健旺，可达到预防传变和治疗肝病之目的，亦合《金匮要略》“见肝之病，知肝传脾，当先实脾”之旨。

案 7. 胁痛（肝血管瘤）

党某，女，38 岁，2015 年 4 月 28 日来诊。

主诉：肝区疼痛 2 月余。

现病史：2 个多月前无明显原因出现肝区疼痛，无黄疸、发热及腹泻，入住河南省某医院，2015 年 2 月 28 日彩超检查结果提示：肝血管瘤，大小约 4cm×5cm。胃镜检查结果提示：慢性红斑性胃窦炎，经治疗（具体用药不详）症状无明显改善。现症：肝区不适，阵发性疼痛，口干，口苦，大便干，1～2 天 1 次。肝区叩击痛阳性。舌质暗，苔黄腻，脉弦。

中医诊断：肝积（气滞血瘀，湿热内蕴证）。

西医诊断：肝血管瘤。

治法：行气化瘀，清利湿热。

方药：生白术 20g，枳实 15g，白芍 20g，炙甘草 6g，郁金 15g，香附 20g，青皮 15g，佛手 15g，丹参 30g，红花 12g，金钱草 20g，鸡骨草 20g，天花粉 15g，炒决明子 15g。10 剂，每天 1 剂，水煎服。

二诊：2015 年 5 月 8 日。肝区不适消失，口干苦明显减轻，肝区偶有隐痛，大便正常，舌质暗，苔白稍腻，脉弦，上方继服 14 剂。

三诊：2015 年 5 月 25 日。口干苦等症均消失，肝区隐痛未作，现无明显不适，去炒决明子。7 剂，每天 1 剂，水煎服。

【按语】“肝血管瘤”为常见的肝脏良性肿瘤，以海绵状血管瘤最为多见，当血管瘤直径大于 5cm 时可出现右上腹隐痛、不适，恶心、呕吐等消化道症状，西医治以微创术、射频、微波等。本病属于中医学“胁痛”“积聚”“肝积”等范畴，多因情志不畅，肝气郁结而成气滞血瘀；或因肝郁不疏，肝气乘脾，脾虚失运，水湿不化，聚而成痰，痰湿凝结，与血气相结聚积而成。临床单一证型者少见，多为气滞、血瘀、痰湿兼夹为病，病久则常为虚实夹杂之证。本案肝区疼痛，口干苦，舌质暗，苔黄腻，脉弦，为气滞血瘀兼湿热内蕴之象，故以疏肝理气、祛瘀通络、清热利湿法为主治之。方中枳实、郁金、香附、青皮、佛手疏肝理气开郁；丹参、红花活血祛瘀通络；白芍、炙甘草为芍药甘草汤缓急止痛；金钱草、鸡骨草清利肝胆湿热；生白术健脾化湿；口干为湿热内蕴耗伤津液，辅以天花粉清热生津；炒决明子润肠通便。诸药相伍，共成行气化瘀、清利湿热之剂。

二、胆胀

案. 胆胀（胆囊结石、息肉）

夏某，男，46 岁，2015 年 12 月 23 日来诊。

主诉：胆囊结石 8 年，右胁不适，时有胀感 1 个月。

现病史：8年前发现胆囊结石，未作系统性治疗，曾服熊去氧胆酸效果不佳。2015年12月21日彩超检查结果提示：脂肪肝；胆囊壁毛糙；胆囊结石大小为0.8cm×0.9cm；胆囊息肉大小为0.8cm×0.6cm。近1个月来右胁不适，时有胀感，平素易上火，余无特殊不适。舌质暗，苔黄腻，脉滑数。

中医诊断：胆胀（湿热壅阻证）。

西医诊断：胆囊结石；胆囊息肉。

治法：疏肝利胆，理气化瘀。

方药：金钱草40g，海金沙30g，枳实20g，郁金15g，香附20g，乌药15g，三棱15g，莪术15g，皂角刺12g，茯苓20g，鸡内金15g，乌梅12g。15剂，每天1剂，水煎服。

二诊：2016年1月8日。药后大便次数增多，余无特殊不适。上方加芡实15g。15剂，每天1剂，水煎服。

三诊：2016年1月25日。无特殊不适。上方继服15剂。

四诊：2016年2月10日。胃稍有反酸、烧心。余无特殊不适。更方如下。

方药：白术20g，枳壳15g，金钱草50g，海金沙30g，鸡骨草30g，郁金20g，香附30g，乌药15g，青皮15g，海螵蛸15g，鸡内金15g。30剂，每天1剂，水煎服。

五诊：2017年4月18日。复查彩超结果提示：胆囊结石变为小颗粒，息肉消失。患者自诉无不适感。

方药：金钱草60g，海金沙30g，鸡骨草30g，白术20g，枳实20g，郁金20g，香附30g，乌药15g，青皮15g，海螵蛸15g，鸡内金15g。30剂，每天1剂，水煎服。

后复查彩超胆囊已无结石。

【按语】胆囊结石、胆囊息肉多属于中医学“胁痛”“胆胀”等范畴，当以疼痛为主要表现时，李时珍称之为“胁痛”，当以胁胀为主证表现时，诊断为“胆胀”；其发生多由于情志不舒，肝失条达；气郁日久，血行不畅；脾虚失于运化，湿热蕴结肝胆等，以致肝络失和，胆汁疏泄不畅，瘀积于胆囊之内，渐积而成。本案患者自觉右胁时胀，易上火，舌质暗，苔黄腻，脉滑数为湿热壅阻，气血不畅之证。方中重用金钱草、海金沙清利肝胆湿热；香附、乌药、郁金、枳实疏利肝胆之气；三棱、莪术、皂角刺、鸡内金活血化瘀消癥；取茯苓增强利湿功效，且防苦寒伤胃；乌梅，《神农本草经》中记载其“主蚀恶肉”，在此为治疗胆囊息肉而设。全方以清利湿热、行气活血、消癥化石为主导治疗。

三、黄疸

案 1. 阴黄（肝炎肝硬化；慢性乙肝失代偿期）

李某，女，53 岁，2013 年 8 月 29 日初诊。

主诉：上腹胀痛半年，黄疸 2 个月。

现病史：半年前无明显诱因出现上腹胀痛，纳差，2 个月前在当地医院就诊，诊断为“乙肝肝硬化”。给予干扰素针抗病毒治疗，自觉病证加重，出现黄疸，颜面、双下肢水肿，1 个月前转入郑州某医院，诊断为“肝衰竭（急性）；肝炎肝硬化；乙肝失代偿期”。给予保肝降酶、利尿、退黄、促肝细胞生成、激素冲击、抗感染及人工肝治疗 3 次，自觉效果不佳，出院后停用西药而转诊于我处。现症：极度乏力，家人背至门诊，纳差，不能进食，恶心，时有呕吐，上腹胀痛，巩膜及全身皮肤黄染，黄色晦暗，颜面、双下肢水肿，怕冷，大便干，小便黄。舌质淡，舌体胖大，苔白腻，脉细弱。

2013 年 7 月 25 日肝功能：TBIL 137.5μmol/L，DBIL 122.4μmol/L，IBIL 15.1μmol/L，ALB 27.5g/L，ALT 156U/L，AST 163U/L，GGT 185U/L。HBV-DNA 8.19×10^9U/ml。

中医诊断：阴黄（脾胃阳虚，气滞水停，胃失和降证）。

西医诊断：肝炎肝硬化；慢性乙肝失代偿期。

治法：温中健脾，行气利水，和胃降逆。

方药：茵陈五苓散合四君子汤加减。茵陈 30g，党参 15g，黄芪 15g，生山药 30g，茯苓 20g，炒白术 25g，生白术 25g，赤小豆 30g，姜半夏 10g，砂仁 8g（另包后下），大腹皮 30g，郁金 15g，香附 18g，车前子 30g，泽泻 15g，丹参 30g，炒麦芽 30g，神曲 10g，鸡内金 10g。14 剂，每天 1 剂，水煎服。

二诊：2013 年 9 月 13 日。仅服 2 剂，呕吐消失，能稍进食，诸症亦减。14 剂后纳食好转，腹胀、乏力明显好转，颜面、双下肢水肿、巩膜及全身皮肤黄染等症较前减轻。上方姜半夏、炒白术、生白术各增至 30g，继服 15 剂。

三诊：2013 年 9 月 30 日。患者纳食可，腹胀等症消失。上方稍作调整治疗 2 个多月，黄疸等症均消失。

2013 年 11 月 5 日复查肝功能：TBIL 19.5μmol/L，DBIL 11.4μmol/L，IBIL 8.1μmol/L，ALB 34g/L，ALT 36U/L，AST 34U/L，GGT 110U/L。HBV-DNA 8.19×10^8U/ml。

此后复查 ALT 轻度波动，嘱口服恩替卡韦，每次 1 粒，每天 1 次，后 HBV-DNA 检测阴转，肝功能持续正常。

【按语】患者系乙肝肝硬化，肌内注射干扰素等药后引起肝衰竭，经保肝降酶、利尿、退黄、促肝细胞生成、激素冲击、抗感染及人工肝等多种措施及时救治，虽症状未能缓解，但病情的发展已得到控制。来诊时患者极度虚弱，仅靠输液维持生命，已10余天未进食水谷，食即呕吐，上腹胀痛，黄疸，水肿，怕冷，大便干，小便黄。舌淡胖，苔白腻，脉细弱。四诊合参，中医辨病辨证为阴黄，其病机复杂，但核心以脾胃阳气虚损为主，兼肝郁、湿邪内盛等。以茵陈五苓散合四君子汤加减治疗。其茵陈、茯苓、白术、泽泻取茵陈五苓散意以利湿退黄；党参、白术、茯苓取四君子汤意加黄芪、山药、赤小豆以健脾益气；郁金、香附、大腹皮、车前子、泽泻、丹参以行气利水，稍佐以化瘀则更有利于气畅血行水亦行；姜半夏、砂仁化湿止呕；炒麦芽、神曲、鸡内金消食和胃。观其脉证，本案以脾胃虚损为主，引起黄疸的病位虽在肝胆，但不离乎脾胃，且往往由脾胃而至肝胆，故治疗时重在顾护脾胃，当使患者能食则气血生化有源，肝得其养则病情稳定。

案2. 黄疸（肝癌介入术后）

王某，男，45岁，2013年10月14日来诊。

主诉：确诊肝癌9个月，黄疸1个月。

现病史：2003年1月体检时发现转氨酶偏高（具体不详），后在当地医院行上腹CT检查结果提示：肝右叶占位，考虑原发性肝癌。遂住入河南省某医院，行肝动脉介入化疗及栓塞治疗3周期，末次介入时间：2013年5月。1个月前出现黄疸，腹胀，再次住入该院，检查结果提示凝血功能、肝功能异常（但具体化验结果患者现记忆不详）；腹部MRI检查结果提示：肝内多发灶。给予保肝、营养支持及输血浆、输血小板等对症治疗效果不佳，昨日在当地医院化验血小板偏低：26×10^9/L。现症：腹胀，全身皮肤及巩膜黄染，色泽鲜明，口舌糜烂，内热大，乏力，纳差，睡眠可，小便黄，大便干。舌质红，苔白腻，脉滑。乙肝病史（小三阳）20年，肝硬化病史10年。血常规示：WBC 3.0×10^9/L，PLT 26×10^9/L，余项正常。TBIL 154.50μmol/L，DBIL 92.40μmol/L，ALT 84U/ml，AST 60U/ml，ALB 23g/L，余项正常。10月4日在河南省肿瘤医院行上腹CT检查结果提示：①原发性肝癌介入术后改变，栓塞剂沉积松散，较前变化不大。②肝脾周围液性密度影，较前变化不大。③肝硬化、脾大及门脉高压，较前变化不大。④肠系膜脂肪间隙密度增高，较前减轻。⑤右肾低密度灶，较前变化不大。⑥双侧胸膜略增厚，较前变化不大。

中医诊断：黄疸（脾虚气滞，肝胆湿热证）。

西医诊断：肝癌介入术后。

治法：清热利湿，健脾理气。

方药：茵陈蒿汤加味。茵陈蒿 35g，栀子 10g，生大黄 10g（后下），赤芍 30g，郁金 18g，香附 15g，生白术 25g，枳壳 15g，生山药 30g，仙鹤草 30g，小蓟 20g。7 剂，每天 1 剂，水煎服。

二诊：2013 年 10 月 25 日。腹胀、口舌糜烂症状缓解，大便正常，黄疸减轻，仍感食欲不振，乏力。上方加党参 12g，灵芝 25g，茯苓 15g，生薏苡仁 30g，炒麦芽 30g，炒神曲 10g，鸡内金 10g，赤小豆 30g，苦参 20g。30 剂，以增强健脾消食和胃之功。

三诊：2013 年 11 月 26 日。食欲改善，体力恢复，黄疸进一步减轻，自感火气较大。舌红，苔白腻，脉滑数。上方去党参，加连翘 15g，白花蛇舌草 25g，半枝莲 20g。15 剂，每天 1 剂，水煎服。

四诊：2013 年 12 月 18 日。一般情况好，火气已不大，黄疸明显减轻，余无不适。肝功能：TBIL 70.3μmol/L，DBIL 32.3μmol/L，ALT 48U/ml，AST 37U/ml，ALB 26.2g/L。上腹 MRI 检查结果提示：①肝右叶前上段及肝右叶后下段异常信号，血供不明显，考虑栓塞术后改变。②肝内多发不典型增生结节（DN）。③肝硬化，肝内弥漫性再生结节（RN），脾大。上方茵陈蒿、生薏苡仁各加至 40g，生白术加至 30g，并加炒白术 30g。20 剂，每天 1 剂，水煎服。

五诊：2014 年 1 月 10 日。一般情况好，黄疸进一步减轻，余无不适。肝功能：TBIL 35.1μmol/L，DBIL 18.2μmol/L，ALT 42U/ml，AST 33U/ml，ALB 29.2g/L。上方续服 20 剂。后复查肝功能基本正常，病情稳定。

【按语】肝癌病机常因虚而致实，或因实而致虚；虚者多为肝脾两虚、脾肾亏虚，实者多因气滞血瘀、湿热痰阻交结，终为虚实错杂之证；同时，在疾病的不同阶段，或以虚者为主，或以邪实为急，或虚实夹杂并重，治疗当以具体病情辨证而治。结合本案患者，辨证为肝胆湿热、脾虚气滞；治法当清热利湿、健脾理气；方用茵陈蒿汤加味。方中茵陈蒿、栀子、生大黄清利湿热，茵陈蒿配栀子，使湿热从小便而去，茵陈蒿配大黄，使瘀热从大便而解；同时以生白术、生山药、枳壳、赤芍、郁金、香附健脾理气活血，因患者凝血功能差，血小板偏低，故加仙鹤草收敛止血，小蓟凉血止血，且具有提升血小板、改善凝血功能的作用。药后黄疸明显减轻，肝功能改善，复查上腹 MRI 提示肝内病灶稳定，说明中医药治疗恶性肿瘤具有稳定瘤体、改善临床症状等优势。总之，无论机体何处的癌症，治疗时均须注意以下几点：①治疗方药的应用不可背离祖国医学辨证论治的基本原则。②治疗时要尤重脾胃，因有胃气则生，无胃气则亡。对于癌症患者尤需脾胃所化生的气血充养身体，故当时刻注意饮食情况，务使脾胃功能健运以化生气血，充养机体以抗癌御病。③某些具有抗癌作用的药物应注意选用，如生薏苡仁、苦参等，对于治疗十分有益。

四、臌胀

案. 臌胀（乙肝肝硬化失代偿期并腹水）

李某，女，46岁，2012年9月18日来诊。

主诉：腹部胀满不适5月余。

现病史：5个多月来腹部胀满不适伴双下肢水肿，在当地治疗（具体不详）效果欠佳。现症：腹部胀满，纳差乏力，面色萎黄，动则气短，双下肢水肿，按之凹陷，大便基本正常，小便量少。舌质淡，舌体稍胖，脉弱。乙肝五项提示大三阳；PCR-HBV-DNA：阳性；肝功能：TP 54g/L，ALB 33g/L；B超：肝硬化腹水。慢性乙肝肝硬化病史20年余，现服用拉米夫定及鳖甲煎丸。

中医诊断：臌胀（脾虚肝郁，湿邪困阻证）。

西医诊断：乙肝肝硬化失代偿期并腹水。

治法：健脾理气，利水消胀。

方药：自拟健脾行气利水汤加减。黄芪15g，党参15g，茯苓20g，白术50g，猪苓20g，赤小豆30g，泽泻15g，车前子30g，香附15g，厚朴15g，木香15g，大腹皮18g，丹参30g，炒麦芽30g，神曲10g，鸡内金10g。7剂，每天1剂，水煎服。

二诊：2012年9月25日。腹胀大、双下肢水肿、乏力较前减轻，纳食增加，面色稍红润，尿量较前增多。上方继服15剂。

三诊：2012年10月10日。腹胀大、双下肢水肿基本消失，周身较前有力，纳食正常，尿量又增。上方加炒山药30g，菟丝子30g。20剂，每天1剂，水煎服。复查肝功能：TP 58g/L，ALB 36g/L。

四诊：2012年11月2日。腹已不胀，双下肢水肿及乏力消失，纳食及小便正常。复查彩超：肝硬化、脾大，未探及腹水。肝功能：TP 59g/L，ALB 38g/L。上方去泽泻、车前子、大腹皮，黄芪、党参各加量至25g，继服21剂巩固。

【按语】患者感受疫毒之邪，蕴结于肝，损及脾胃，使肝失疏泄，脾失运化，肾失开阖，气、血、水停聚而不行，以致脘腹胀满，双下肢水肿，按之凹陷，纳差乏力，小便量少；脾失健运，气血生化乏源，四肢肌肉及容颜失养则乏力，面色萎黄，动则气短。舌质淡，舌体稍胖，脉弱均为脾虚之象。

方中黄芪、党参、茯苓、白术健脾益气利水为君，猪苓、泽泻、车前子、赤小豆利水渗湿为臣药，助君药以健脾利水；佐以香附、厚朴、木香、大腹皮理气消胀以助水行血畅；丹参活血化瘀以利气行水；炒麦芽、神曲、鸡内金消食和胃，使脾胃纳化正常而气血生化有源。综观该方药健脾促运扶正而不碍邪，行气化瘀利水而不伤正。健脾行气利水汤主要适用于脾虚所引起的水肿、臌胀，症见面部、肢体水肿，或腹部胀大，按之如囊裹水，面色萎黄，神疲乏力，临床应用效果较为理想。

五、积聚

案 1. 聚证（功能性胃肠病？）

胡某，女，24 岁，2019 年 4 月 24 日来诊。

主诉：腹中气聚半年余。

现病史：患者自述半年余前因生气引起腹中气聚，腹胀有包块，时聚时散，至去年底腹中撑胀难以忍受，甚则时感两侧腹部有胀裂感，初服行气药有效，继服则无效。现时感腹胀，触之有包块，按压则嗳气，胃脘部有气体堵塞感，腹部怕凉，情绪不畅时加重，晨起口涎多，胸闷气短善太息，情绪不畅后加重，眠差梦多，纳可，二便调。舌质淡，苔白，舌体稍胖大有齿痕，脉弦细。

中医诊断：聚证（肝气逆乱，乘脾犯胃证）。

西医诊断：功能性胃肠病？

治法：疏调肝气，健脾和胃为主。

方药：枳术行气方、理中汤合芍药甘草汤加味。生白术 20g，枳壳 15g，郁金 15g，香附 20g，厚朴 15g，木香 15g，乌药 15g，柴胡 9g，党参 15g，干姜 10g，茯苓 15g，苍术 15g，炒白芍 30g，百合 15g，合欢皮 30g，炙甘草 6g。7 剂，每天 1 剂，水煎服。

二诊：2019 年 5 月 3 日。腹部、胃脘基本不胀，胸闷气短消失，口涎减少，时多梦，平素胃怕凉，亦易上火。上方减干姜为 4g。14 剂，每天 1 剂，水煎服。

三诊：2019 年 5 月 17 日。患者脘腹部未再有胀满之感，更方如下以善后治疗。

方药：枳实行气方加味。生白术 20g，枳壳 15g，郁金 15g，香附 20g，木香 15g，乌药 15g，柴胡 9g，生山药 30g，茯苓 15g，炒白芍 30g，百合 15g，炙甘草 6g。14 剂，每天 1 剂，水煎服。

【按语】本案初因情志不畅，致脏腑失和，气机阻滞，日久而腹中包块，腹胀难忍，胸闷，善太息；腹部怕凉，晨起涎多乃寒湿中阻之象；肝气郁结，心神失养则眠差梦多；舌体胖大有齿痕，苔白乃中焦阳虚，脉弦细为肝郁脾虚之征。治应疏肝解郁，健脾温阳，消聚安神。方用枳壳、郁金、香附、厚朴、木香、乌药、柴胡疏肝解郁，行气消聚；党参、生白术、茯苓、苍术健脾益气，芳香燥湿；炒白芍、炙甘草、合欢皮、百合柔肝缓急，解郁安神，其中百合为清润之品，可防疏肝理气之品辛香温燥损耗阴津之弊；少佐干姜温中以助脾胃阳气。诸药共为疏调肝气，解郁消聚，健脾畅胃之剂，药证相符则奏效甚速。

《金匮要略·脏腑经络先后病脉证》载："见肝之病，知肝传脾，当先实脾"，因肝脾二脏关系密切，故治疗聚证时应"治实当顾其虚"，通过健脾益气以使脾运化功能健旺，则有助于肝的疏泄功能复常。

案 2. 聚证（反流性胃炎伴糜烂；肝囊肿）

丁某，女，59 岁，2020 年 4 月 17 日来诊。

主诉：脘胁、腹部走窜样疼痛，胸骨后胀闷 2 月余。

现病史：2 个多月前无明显诱因出现脘胁、腹部走窜样胀痛，时感气聚不行而结块，但时可消散，胸骨后胀闷，心慌，行走 100m 后即感心慌胸闷，时恶心，稍有口干苦，无反酸烧心，纳眠一般，大便每天 1 次，量少，矢气难出，小便调，胃怕凉，但不易上火。曾做胃镜示：反流性胃炎伴糜烂；肝囊肿。舌质淡，苔薄白，脉弦稍弱。

中医诊断：聚证（气机郁滞，心脾亏虚证）。

西医诊断：反流性胃炎伴糜烂；肝囊肿。

治法：行气消聚为主。

方药：金铃子散、失笑散、枳术汤合生脉饮加味。延胡索 15g，川楝子 9g，五灵脂 9g，蒲黄 9g，枳实 15g，白术 15g，党参 15g，麦冬 15g，五味子 10g，菟丝子 30g，灵芝 20g，郁金 15g，木香 15g，白及 10g。14 剂，每天 1 剂，水煎服。

二诊：2020 年 4 月 29 日。现脘胁、腹部走窜样胀痛及胸骨后胀闷稍好转，口干苦缓解，行走 100～200m 后仍心慌胸闷，但较前减轻，纳眠一般，食欲不佳，中午 12 点左右两胁窜胀，伴小腹坠胀，矢气后缓解，胃怕凉，不易上火。便出不尽，便后仍有便意，1 天 1 次，成形。上方加乌药 15g，继服 14 剂，每天 1 剂，水煎服。

三诊：2020年5月14日。现脘胁、腹部走窜样胀痛及胸骨后胀闷明显好转，行走后心慌胸闷已消失，纳眠一般，食欲时不佳。上方加炒白芍25g，炙甘草6g。继服14剂，每天1剂，水煎服。

四诊：2020年5月29日。偶有脘胁、腹部走窜样胀痛及胸骨后胀闷，纳眠一般，食欲时不佳。上方加炒麦芽30g，神曲12g，鸡内金15g。继服14剂，每天1剂，水煎服，以此方加减调治3个多月，诸病证消失。

【按语】积聚是腹内结块，或痛或胀的病证。积属有形，结块固定不移，痛有定处，病在血分；聚属无形，包块聚散无常，痛不定处，病在气分。《灵枢·五变》说："脾胃之间，寒温不次，邪气稍至，精积留止，大聚乃起。"《金匮要略·五脏风寒积聚病脉证并治》曰："积者，脏病也，终不移，聚者，腑病也，发作有时。"积聚的病机主要是气机阻滞，瘀血内结。病位主要在肝脾。本案脘胁、腹部走窜样胀痛，时感气聚不行而结块，但可消散，为中医之聚证，治以行气消聚为法。结合患者反流性胃炎伴糜烂，方以金铃子散、失笑散、枳术汤等方药加味治疗。同时治疗积聚，"治实当顾其虚，补虚勿忘其实"，方中又以生脉饮加菟丝子、灵芝养心益肾，顾护正气，使祛邪而不伤正。

案3. 肝积（原发性肝癌介入化疗及栓塞治疗）

李某，女，26岁，2013年1月3日来诊。

主诉：确诊肝癌3个月，右胁不适20余天。

现病史：患者素有乙肝病史（小三阳10年），平时思想压力较大。3个月前彩超检查结果提示肝占位，入住河南省某医院，经腹部CT、血AFP等检查确诊为"原发性肝癌"，行肝动脉介入化疗及栓塞治疗两个疗程，20余天前出现右胁不适，乏力。现症同前，舌质暗，苔薄白，脉弦。

中医诊断：肝癌（脾虚肝郁，邪毒内结证）。

西医诊断：原发性肝癌。

治法：健脾疏肝，解毒散结为主。

方药：炒白术15g，茯苓15g，炒山药30g，菟丝子30g，灵芝15g，生薏苡仁30g，延胡索15g，川楝子9g，丹参25g，檀香5g，砂仁5g，杏仁10g，苦参15g，菝葜15g，藤梨根20g。7剂，每天1剂，水煎服。

二诊：2013年1月10日。3天前行第三疗程介入化疗及栓塞治疗，现右胁不适已缓解，仍乏力，纳差，大便溏薄，每天3～5次。舌脉同前。上方去延胡索、川楝子，加芡实20g，诃子15g，炒麦芽30g，神曲10g，鸡内金8g。7剂，每天1剂，水煎服。

三诊：2013 年 1 月 17 日。自诉服上药后消化道不良反应较第二疗程介入化疗明显减轻，现乏力明显好转，右胁无明显不适，饮食正常，大便略溏，每天 2～3 次。上方加泽泻 15g。14 剂，每天 1 剂，水煎服。

四诊：2013 年 1 月 31 日。乏力消失，现无明显不适，舌质暗，苔薄白，脉沉。上方去炒麦芽、神曲、鸡内金、泽泻，加炒白芍 15g。20 剂，每天 1 剂，水煎服。

【按语】本病患者平素性情郁闷，致肝郁气滞，久之横逆乘脾，使脾失健运，聚湿生痰；同时，肝郁气滞，久之血瘀，终致气血痰交互搏结，蕴结成毒，阻于肝脏发为本病。其病位虽在肝脏，但与脾、胆、胃密切相关；正气亏虚为发病之本，气血痰毒蕴结乃病之标。方中炒白术、炒山药、菟丝子、灵芝、茯苓、薏苡仁健脾补肾，扶正固本；延胡索、川楝子合为金铃子散，丹参、檀香、砂仁合为丹参饮，活血祛瘀，疏肝泄热；杏仁、苦参、菝葜、藤梨根化痰解毒散结。本方药性平和，共奏健脾益气、扶正固本、疏肝行气、解毒散结之功。

总之，治疗癌症，始终应把健脾养胃，保证饮食的摄入放在首位，因“脾胃为气血生化之源”“有一分胃气，便有一分生机”。治疗本案亦是如此，化疗最易出现的毒副作用就是食欲下降，食量减少，损及正气，故在治疗时尤应注意顾护脾胃，保证饮食的摄入与营养物质的吸收，使之顺利度过化疗阶段。另外，治疗本证亦应辨证施治与专方专药相结合，方中生薏苡仁、苦参、菝葜、藤梨根等均是药性平和、无毒副作用而具有一定抗癌功能的中药。

无论何种癌症，在放化疗的同时或放化疗后辨证运用中药，可使血常规中的红细胞和白细胞上升，减轻乏力感，预防和缓解恶心呕吐等常见的西药副作用，调整机体的营养失衡，提高和恢复患者的抗病能力，达到协同化疗药物抗癌的作用，从而改善患者的生活质量，延长生存时间。

案 4. 肝积（肝硬化并结节；胆囊壁毛糙；胆囊息肉）

朱某，男，36 岁，2018 年 12 月 31 日来诊。

主诉：发现肝硬化半个月。

现病史：患者自幼患乙肝，半个月前彩超检查提示：肝硬化。现无明显不适，纳可，眠差易醒，形体偏瘦，二便正常。舌质淡，苔薄白，脉弦细。2018 年 12 月 31 日彩超检查结果提示：左叶纵切 66mm×56mm，右叶斜径 110mm，后径 75mm，被膜不光滑，肝实质光点粗大，回声增强，分布不均匀，肝内管道纹理不清，肝内可见多个低回声结节，较大者 12mm×6mm，门静脉主干内径 12mm。胆囊：大小 65mm×25mm，壁毛糙，囊壁可见一 5mm×5mm 略高回声区，后方不伴声影，不随体位改变移动。脾脏：厚 32mm，长 102mm。肝功能正常。乙肝五项提示：HBsAg 阳性，HBcAb 阳性，余均阴性。HBV-DNA 8.94×10^4U/ml。

中医诊断：肝积；胆积（血瘀阻络，正气亏虚证）。

西医诊断：肝硬化并结节；胆囊壁毛糙；胆囊息肉。

治法：化瘀软坚，扶正消积。

方药：鸡内金 30g，生牡蛎 30g，莪术 30g，乌梅 30g，醋山甲 25g，太子参 30g，枸杞子 20g。共研细末，每次 5g，每日早、晚各服 1 次。

予富马酸替诺福韦二吡呋酯片、鳖甲煎丸，按说明同服。

二诊：2019 年 1 月 15 日。服上方药无不适感。继服 15 天。

三诊：2019 年 1 月 30 日。服上方药仍无不适感。上方鸡内金、生牡蛎、莪术、乌梅、太子参各加量至 60g，醋山甲加量至 55g，枸杞子加量至 40g，制法、服法同上。富马酸替诺福韦二吡呋酯片、鳖甲煎丸继服。

四诊：2019 年 2 月 27 日。患者无不适感。今日彩超检查结果提示：肝被膜不光滑，肝实质光点粗大，回声增强，分布不均匀，肝内管道纹理不清，肝内可见多个低回声结节，较大者 8mm×6mm，门静脉主干内径 12.5mm。胆囊：大小为 64mm×28mm，壁厚 3mm，毛糙，囊壁未见明显异常回声。脾脏：厚 33mm，长 95mm，提示肝硬化并低回声结节形成；肝源性胆囊炎。三诊中药粉剂继续按原量服用；富马酸替诺福韦二吡呋酯片 1 次 1 片，每天 1 次口服；停服鳖甲煎丸。

五诊：2019 年 6 月 14 日。患者自述近段作息不规律，时感胃胀嗳气，偶有烧心反酸。昨日胃镜检查结果提示：慢性食管炎；慢性非萎缩性胃炎伴糜烂。

方药：黄芪 15g，生白术 20g，枳壳 15g，郁金 15g，香附 15g，木香 15g，厚朴 12g，五灵脂 10g，蒲黄 10g，白及 8g，旋覆花 30g。14 剂，每天 1 剂，颗粒剂冲服。

六诊：2019 年 6 月 28 日。五诊颗粒剂服完胃脘症状消失而停服，中药粉剂继续服用。今日彩超复查结果提示：肝被膜不光滑，肝实质光点粗大，回声增强，门静脉主干内径 11mm，呈入肝血流。肝内多个低回声结节已消失。三诊中药粉剂继续按原量服用；富马酸替诺福韦二吡呋酯片，1 次 1 片，每天 1 次口服。继续抗肝硬化及抗病毒治疗。

【按语】本案为外染邪毒，内蕴于肝胆，日久血行不畅，瘀血内停，脉络受阻，凝聚成块而为积证。《素问·至真要大论》载："坚者消之""结者散之"，故用鸡内金、生牡蛎、莪术、乌梅、醋山甲活血化瘀，软坚散结，通络消癥；又因积证之形成与人体正气之强弱密切相关，体弱正虚者则气血运行迟缓，外邪易侵则郁滞为患，且正气愈虚则使气血运行愈发迟缓而病趋日甚，此如《素问·经脉别论》所载："勇者气行则已，怯者则着而为病也"，故以太子参、枸杞子益气扶正，补益肝肾，合为消补之剂。因本案几无临床症状，故制为散剂冲服，以攻消缓治，除邪养正，并配合抗病毒药物，坚持服用，使肝内结节渐磨渐消而病情趋于好转稳定，对于本案的治疗，西药富马酸替诺福韦二吡呋酯片等抑制病毒，促使其转阴方面有显著的疗效，而中医药在调整整体机能，改善肝硬化等方面则有确切的疗效，故在病毒复制猖獗、肝功能异常、肝纤维化等方面，中西医结合，各取其所长而治之，收效颇佳。